# ケトン食の基礎から実践まで

改訂第2版

〜ケトン食に関わるすべての方へ〜

編集
藤井達哉　滋賀県立小児保健医療センター病院長

編集協力
永井利三郎　桃山学院教育大学教育学部教授

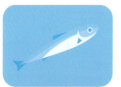 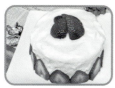 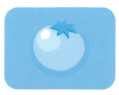 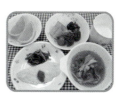 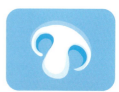
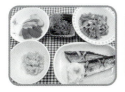 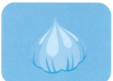 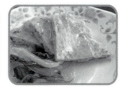 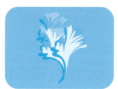 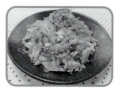

診断と治療社

# 改訂第2版によせて

　本書の初版が出版されてから早7年が経ちました．本書は，ケトン食治療の適応判断・導入・管理を行う医師，医師のケトン食処方のもとにレシピを作成し栄養指導を行う栄養士，そしてその指導に従って日々様々な状況のもとでケトン食を調理しケトン食治療を実践する患者・患者家族，これら3者のいずれにも役立つ本格的な専門書を目指して作成されました．しかし出版から7年の間に，ケトン食治療の効果発現メカニズムの解明，適応疾患の選択に関する研究，より適切かつ実践しやすい治療方法に関する研究など，ケトン食治療に関する基礎および臨床の研究はめざましく進歩しています．一方で，近年ダイエットを目的としたケトン食への注目が高まり，ネット上で減量目的のケトン食治療の情報や本の宣伝を目にすることが非常に増えてきました．しかしこれらの情報にはエビデンスの乏しいものも少なくなく，ケトン食治療を必要とする患者・患者家族がこういった情報だけを参考に安易にケトン食を開始し，その結果，場合によっては重大な健康被害を受けることも懸念されるようになりました．このような状況のもと，最新の知見を盛り込んだ本書の改訂版発行の必要性は非常に高くなったと考えられ，ここに改訂第2版を刊行いたします．

　今回の改訂では，主として医師を対象として書かれたケトン食各論の内容を最新の知見や医療状況を鑑みて大きく改訂しました．また今回はQ&Aを充実させるため，glut1異常症患者会に依頼し，ケトン食に関する多岐にわたる多くの質問を新たに集めていただきました．これらの質問は医学的なことだけでなく，実践的な内容も多く，質問を分類・編集した上で本書の執筆者達による回答を掲載いたしました．

　冒頭に述べましたように，本書は医師，栄養士，患者・患者家族の3者を対象とした本ですので，患者・患者家族の方々には前半の医師・栄養士向けの内容は難しいと感じられるかもしれません．しかしこれらの部分も，執筆者はケトン食に関しては初心者である医師・栄養士を想定して記載しております．従いまして，ご自身が現在受けている種類のケトン食や治療対象の疾患について目を通していただくと参考になると思いますので，是非一度お読み頂ければと存じます．この改訂版が我が国のケトン食治療の正しい理解と普及に役立つことを，執筆者を代表して願います．

2018年3月　　藤井達哉

# 初版　はじめに

　ケトン食は，てんかんの治療法として 1920 年代から考案されたものですが，近年，難治性て
んかんの治療法として再び脚光を浴びるようになりました．さらに，ケトン食が唯一のしかも極
めて有効な治療手段であるグルコース・トランスポーター（glucose transporter：GLUT）1 型欠損
症の存在が知られるようになり，ケトン食療法のニーズはますます高まっています．ところが，
いざケトン食療法を受けようとしても，医師の側にケトン食の知識や処方経験がなかったり，医
師が処方しても栄養士にケトン食の献立作成の知識や経験がなかったりで，ケトン食療法を受け
ることができない例が多いのが実情です．その原因の一つは，専門家向けの日本語で書かれたケ
トン食の参考書が極めて少ないことです．1973 年に丸山博が「小児けいれん治療のためのケト
ン食の手引き」を出版していますが，それ以来 1980 年代半ばまでに数編の論文が出たのみとい
う状況が長く続いていました．医師向けも含めて欧米の参考文献は多数あり，それらは容易に入
手できますが，食文化を考慮しない食事療法は実施が困難であり，欧米の文献に従ったケトン食
はそのままでは日本人には合いません．2010 年になり，丸山博らによって新たにケトン食の本
が出版されましたが，それは患者家族および栄養士向けであり，医師向けの日本語で書かれたケ
トン食の専門書は現在も皆無に等しい状況です．そこで本書は，まずケトン食を初めて処方する
医師が，ケトン食の理論と実践を理解することを第一の目的にしました．そもそも医師がケトン
食を処方できなければ，ケトン食を栄養士が作ることも指導することもできないからです．その
一方で，栄養士と患者家族にとっても役立つ実践的な本にすることも重要であり，後半はそこに
重点を置きました．ケトン食は，食事である以上おいしくなければ成り立たず，日々 3 食作るの
ですから調理も簡単でなければ長続きしません．その点に関して，すでにケトン食を家庭で実践
している患者家族の方々による工夫や意見も掲載しました．薬物療法と食事療法の大きな違いは，
前者は医師が処方さえすれば終わりであるのに対し，後者は医師が処方し，栄養士が献立や栄養
の指導を行い，患者家族がそれに従って調理をして初めて成り立つという点です．つまり，医
師・栄養士・患者家族の 3 者がケトン食に精通し，協力し合わなければならないのです．本書が
そのためにお役に立つことを切に願います．

　最後に，本書を手に取る患者家族の方々へのお願いですが，主治医に相談なく本書等を参考に
して，決して独断でケトン食を始めないでください．ケトン食は薬物療法のような副作用がない
というコメントが時に見受けられますが，基礎疾患や併用薬によっては重篤な副作用がでる可能
性もある療法なのです．ケトン食に精通した医師の管理下でなければ，安心できるケトン食は続
けられません．本書が，医師，栄養士，患者家族それぞれにとって有用となり，安全で有効でか
つおいしく食べられるケトン食が普及することを，著者一同を代表して願います．

2011 年 3 月　　藤井達哉

# 執筆者一覧

## 編集

藤井　達哉　　　　滋賀県立小児保健医療センター病院長

## 編集協力

永井利三郎　　　　桃山学院教育大学教育学部教授

## 執筆者・団体（五十音順，敬称略）

熊田　知浩　　　　滋賀県立小児保健医療センター小児科

glut1 異常症患者会

下野九理子　　　　大阪大学大学院連合小児発達学研究科

高田　美雪　　　　滋賀県立小児保健医療センター栄養指導科

青天目　信　　　　大阪大学大学院医学系研究科小児科学

西本裕紀子　　　　大阪母子医療センター栄養管理室

光　真理子　　　　滋賀県立小児保健医療センター薬剤科

平田　隆司　　　　大阪大学医学部附属病院栄養マネジメント部栄養管理室

藤井　達哉　　　　滋賀県立小児保健医療センター小児科・病院長

柳原　恵子　　　　大阪母子医療センター小児神経科

山道　祐子　　　　大阪大学医学部附属病院栄養マネジメント部栄養管理室

和田　崇男　　　　大阪大学医学部附属病院栄養マネジメント部栄養管理室

# 目　次

改訂第 2 版によせて ———————————————————————————— iii

初版　はじめに ————————————————————————————— iv

## 第 1 章　ケトン食：総論

**A　ケトン食とは** ———————————————————————————— 2

1　歴史 ……………………………………………………………… 2

2　ケトン体の生化学 ……………………………………………… 4

3　ケトン比とは …………………………………………………… 7

4　ケトン食の適応疾患と効果 …………………………………… 11

5　ケトン食の禁忌 ………………………………………………… 12

6　副作用 …………………………………………………………… 13

**B　種々のケトン食療法の概略** ———————————————————— 16

1　古典的ケトン食 ………………………………………………… 16

2　MCT ケトン食 ………………………………………………… 16

3　修正アトキンズ食 ……………………………………………… 17

4　低グリセミック指数食 ………………………………………… 17

## 第 2 章　ケトン食：各論

**A　古典的ケトン食** ————————————————————————— 20

1　導入 ……………………………………………………………… 20

2　維持 ……………………………………………………………… 32

3　中止 ……………………………………………………………… 35

4　合併症 …………………………………………………………… 35

5　評価（モニターすべき評価項目・検査項目） ……………… 44

6　乳児期のケトン食 ……………………………………………… 46

**B　MCT ケトン食** —————————————————————————— 50

1　特徴 ……………………………………………………………… 50

|   |   |   |
|---|---|---|
| 2 | メリットと限界 | 51 |
| 3 | 適応と禁忌 | 52 |
| 4 | 計算 | 52 |
| 5 | 開始 | 53 |
| 6 | 調整 | 54 |
| 7 | 古典的ケトン食から MCT ケトン食への変更 | 54 |
| 8 | 終了 | 55 |

**C 修正アトキンズ食** — 56

|   |   |   |
|---|---|---|
| 1 | 概念 | 56 |
| 2 | 導入 | 57 |
| 3 | 維持 | 58 |
| 4 | 合併症 | 62 |
| 5 | 評価 | 62 |

**D 低グリセミック指数食** — 64

|   |   |   |
|---|---|---|
| 1 | 概念 | 64 |
| 2 | 導入 | 67 |
| 3 | 維持 | 68 |
| 4 | 合併症 | 69 |
| 5 | 評価 | 70 |

**E 各種ケトン食の比較と使い分け** — 72

|   |   |   |
|---|---|---|
| 1 | 各種ケトン食の有効性と副作用の比較 | 72 |
| 2 | 各種ケトン食の特色を活かした使い分け | 72 |

## 第3章 疾患ごとのケトン食

**A てんかん** — 76

|   |   |   |
|---|---|---|
| 1 | 適応基準 | 76 |
| 2 | ケトン食の抗けいれん作用 | 78 |
| 3 | 抗てんかん薬との相互作用，併用の注意点 | 80 |
| 4 | 効果に関する最新の知見 | 81 |
| 5 | ケトン食療法の継続期間 | 85 |
| 6 | 抗てんかん薬の減量・中止 | 86 |

**B GLUT1 欠損症** — 88

vii

|  | 1 | GLUT1 欠損症とは | 88 |
| | 2 | ケトン食の実施 | 89 |

**C** **ピルビン酸脱水素酵素複合体欠損症** ──────────── 93
　　1　ビタミン $B_1$ 大量療法 ……………………………… 93
　　2　ジクロル酢酸ナトリウム（DCA） ………………… 93
　　3　ピルビン酸 …………………………………………… 93
　　4　ケトン食 ……………………………………………… 94

**D** **ケトン食が有効とされるその他の疾患** ───────── 95
　　1　脳の悪性腫瘍 ………………………………………… 95
　　2　糖原病 ………………………………………………… 95
　　3　アルツハイマー病，パーキンソン病，脳卒中などを原因とする
　　　　脳神経細胞障害の進行抑制 ………………………… 95
　　4　偏頭痛 ………………………………………………… 95

**第4章　ケトン食の献立の実践と対応の実際**

**A** **難しくないケトン食** ──────────────────── 98
　　1　ケトン食とは ………………………………………… 98
　　2　簡単です‼ ～ケトン比の算出方法～ ……………… 98
　　3　どれくらいの栄養が必要なの？ …………………… 98
　　4　何を準備したらよいの？ …………………………… 98
　　5　ケトンフォーミュラ®，MCT オイル（中鎖脂肪酸オイル）って
　　　　なに？ ………………………………………………… 98
　　6　ケトン比を気にせずに簡単に使える食品はあるの？ ………… 99

**B** **おいしい献立** ───────────────────── 101
　　1　初級編 ………………………………………………… 101
　　2　中級編～食品構成表をもとに献立を作る～ ……… 102
　　3　応用編～市販の加工食品や菓子などを利用したい場合～ ……… 114
　　4　おいしくする工夫 …………………………………… 115
　　5　修正アトキンズ食によるケトン食の 1 例 ………… 116
　　6　低 GI 食によるケトン食の 1 例 …………………… 117
　　7　古典的ケトン食，修正アトキンズ食，低 GI 食のレシピ集（献立）
　　　　………………………………………………………… 118

**C 家族と違うメニューを特別に作ることの工夫** ——— 160

   1 1人だけさらに別の調理をする面倒をなくす工夫 ………… 160

   2 自分だけ違うものを食べることをどう納得させるか ……… 162

**D 外食するときの工夫(旅行も含む)** ——— 163

   1 外食のときの下調べ ………… 163

   2 旅行のときの工夫 ………… 163

   3 修学旅行・宿泊学習などの対応 ………… 164

**E 給食への対応** ——— 165

   1 弁当のみの場合 ………… 165

   2 一部給食を利用する場合 ………… 166

**F 体調不良時の対応** ——— 167

   1 この問題に関する研究 ………… 167

   2 外来での診療方針 ………… 168

   3 救急外来・入院での診療方針 ………… 169

   4 重症化したとき,絶食時 ………… 170

   5 その他,気をつけるべきこと ………… 170

**G 処方された薬の糖分について** ——— 171

   1 熱量の測定方法について ………… 171

   2 薬剤投与量の記載方法 ………… 172

   3 表の活用方法 ………… 172

   4 各薬効別薬剤処方の注意点 ………… 173

## 第5章 Q&A／付録

**Q&A** ——— 188

**付録** ——— 203

**索 引** ——— 208

# 第1章

## ケトン食：総論

第1章 ケトン食：総論

# A ケトン食とは

藤井達哉

　ケトン食とは，体内でケトン体が多く産生されるように考案された食事であり，それによって難治てんかんや，ケトン食が有効な先天代謝異常症（グルコース・トランスポーターI型（glucose transporter 1：GLUT1）欠損症など）の改善が可能となる．この食事療法で難治てんかんの発作頻度の低下や完全消失に成功すれば，抗てんかん薬を減量や場合によっては中止することすら可能となる．その結果，多剤併用で治療を受けてきたてんかん患者の場合，多剤による副作用から開放されるメリットがある．その一方で，それまでは内服だけで済んでいたのに，ケトン食を連日調理しなくてはならない家族の負担が増えるというマイナス面もある．またケトン食特有の副作用にも注意が必要であり，ケトン食療法を成功させるためには，医師，栄養士，患者家族がそれぞれ次のことを理解しマスターしていなければならない．

## a 医師

(1) 効率よくケトン体を産生するためのケトン食の理論の理解
(2) ケトン食の効果のメカニズムの理解
(3) ケトン食が有効な疾患とケトン食が禁忌である疾患の理解
(4) 起こりうる副作用の理解と，その予防，さらにモニタリングすべき項目の理解
(5) 栄養学的諸問題の理解

## b 栄養士

(1) ケトン体産生の理論の理解
(2) 設定したケトン比のもとでの適切なカロリー量・蛋白質量の理解
(3) 患者ごとにケトン食の栄養学的問題を評価し，必要なサプリメントを提言する能力
(4) 食べやすいケトン食の献立を立案する能力
(5) 患者家族と密接な情報交換をし，指導する能力

## c 患者家族

(1) ケトン食のメリット・デメリットの理解
(2) 副作用の理解
(3) 栄養士と情報交換しつつ日々の献立をおいしくしかも簡単に作る工夫

　ケトン食は，このような3者の努力と協力の上で初めて成り立つ療法である．繰り返すようだが，ケトン食は治療食であると同時に日常の食事であり，したがって楽しく楽に調理ができ，かつ一家団らんおいしくいただけるものでなければ続けられない点も医療者は理解すべきである．本章では，ケトン食の理論を中心に総論を述べる．

# 1 歴史

## a ケトン食の発案と盛食

　絶食がてんかんの発作を減らすことは，古

来から経験的に知られていたが，てんかん発作への絶食の効果が客観的に評価され，論文として発表されるようになったのは1920年代になってからである。さまざまな研究のもと，脱水，ケトーシス（血中のケトンが増加した状態），そしてアシドーシス（血液が酸性に傾いた状態）などが絶食療法の効果の機序として考えられるようになった。

一方，糖尿病患者の食事療法についての論文が1921年にアメリカのWoodyattによって発表された[1]。彼は，健康人においても絶食や高脂肪・低炭水化物の食事でケトン体が産生されることを示し，糖尿病患者に対してケトアシドーシスを起こさない食事療法を考えて行く上で，どのような組成の食物を摂取すればよいかを論理的に考察した（詳細は**P7，3 ケトン比とは**，で述べる）。同じころ，メイヨークリニックのWilderは，てんかんを治療するために何らかの方法でケトン血症を作ることができれば，絶食と同様の効果が達成できるのではないかと考えた。Woodyattの論文では，脂肪酸やケト原性アミノ酸（代謝されるとケトン体を産生する能力のあるアミノ酸）が完全に酸化されるには，一定量のブドウ糖が必要であり，その比率が崩れるとケトン血症となることが示されていた。Wilderはこの理論を参考に，脂肪が多く炭水化物の少ない食事を摂れば，絶食と同等の効果が生まれると考えた。実際彼は3例のてんかん患者にこの食事療法を行い，劇的な発作軽減を確認した。こうして，絶食という大変負担の多い治療に代えて，より負担の少ない食事療法が生み出された。Wilderはこの特殊な食事をketogenic diet（ケトン食）と呼んだのである[2]。この当時，抗てんかん薬はブロム製剤とフェノバルビタールしかなく，そのためケトン食は新たな治療法として注目される

こととなる。しかし，1938年に新しい抗てんかん薬であるフェニトインが開発されると，医療界は食事療法から新たな抗てんかん薬による薬物療法へ興味を移行していった。その後1971年にアメリカ・シカゴ大学のHuttenlocherが中鎖脂肪酸（MCT）を用いることによって，より少ない脂肪で効率的にケトン産生ができるケトン食を考案した。わが国でもケトン食が注目されるようになったのは，ちょうどこのころである。しかし，MCTオイルは下痢などの副作用が多く，実際には古典的ケトン食とケトン産生に差がないという報告もあり，次々と開発される新しい抗てんかん薬の出現のもと，ケトン食は次第に廃れていった。

## b ケトン食のリバイバル

アメリカにおいて，再びケトン食が脚光を浴びたのは1994年のテレビ番組によってである。この番組はチャーリーという名の難治てんかんの幼児の実話を報道したものだが，あらゆる手段を講じても頻回の発作が止まらず発達も遅れていたチャーリーが，ジョンス・ホプキンス病院でケトン食療法を受けたところ，発作が完全に消失し発達も伸びたという内容であった。これをきっかけに，チャーリーの父親は，ケトン食の研究と普及を促す目的でチャーリー基金（http://www.charliefoundation.org/）を立ち上げ，これは現在も活動している。

こうして，アメリカではケトン食の再評価が行われ，ジョンス・ホプキンス病院をはじめとして，その臨床効果や効果発現の機序に関する基礎的な研究が進み始めた。時を同じくして，1991年にコロンビア大学のDe VivoらがGLUT1欠損症を初めて報告した[3]。この疾患の唯一の治療法はケトン食であり，こ

の疾患が広く知られるにしたがい，ケトン食への関心もさらに高まり，2008年には，国際抗てんかん連盟（ILAE）の公式雑誌であるEpilepsiaにケトン食の特集号が組まれるまでになったのである．

## 2 ケトン体の生化学

### a ケトンとは何か？

ケトンとは，R−C(＝O)−R'（Rはアルキル基など）の構造を持つ有機化合物の総称である（図1）．生体内におけるケトン体とはβ-ヒドロキシ酪酸（BHB），アセト酢酸（ACA），そしてアセトンの3つを指す．このうちBHBは，化学構造上はケトンではないが，3-ヒドロキシ酪酸脱水素酵素（3HBD）の働きで酸化還元反応によってACAに可逆的に変換されるため，医学・生化学の世界では慣習的にケトン体の一員として呼ばれている．

### b ケトン体は何をするのか？

グルコース由来のエネルギー代謝が不足状態に陥ると，ケトン体は第2のエネルギー源として代謝される．エネルギー源以外の作用については不明なことも多い．詳細は各論の章に譲るが，抗けいれん作用については，ケトン体そのものが直接に作用していると考えられるもの（アセトンに抗けいれん作用があるとされる）と，ケトン体が産生されるような条件下でのさまざまな代謝の変化の総和として作用すると思われるものがある．

### c ケトン体の生合成と代謝

ケトン体は，主として肝臓のミトコンドリアにおいて，2分子のアセチル−CoAから1分子のアセトアセチル−CoA，さらに3−ヒドロキシ−3−メチルグルタリル−CoA（HMG-CoA）を経て，ACAとBHBが合成されることに

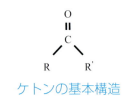

ケトンの基本構造

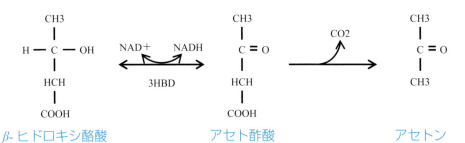

β-ヒドロキシ酪酸　　　　アセト酢酸　　　　アセトン

図1　ケトン体の構造と相互関係
β-ヒドロキシ酪酸はケトンとしての構造を持たないため，化学的にはケトンではない．しかし，生体内では，3-ヒドロキシ酪酸脱水素酵素（3HBD）の働きでアセト酢酸と双方向性に変換されるので，ケトン体の一員とみなされている．アセトンは，アセト酢酸が酵素を介さずに分解して産生される．

よって産生される(図2).前述のようにACAとBHBは,双方向性に変換されるが,BHBとACAの関係は乳酸とピルビン酸の関係と相似しており,BHBはACAに変換されて初めてエネルギー代謝に使用される.アセトンはACAが酵素を介さずに自然に分解されて作られるが,ACAやBHBが脳において第2のエネルギー源になるのに対し,アセトンはエネルギー源にはならない.肝臓で作られたケトン体は,血液と共に必要な組織に運ばれ,そこのミトコンドリア内で代謝される.

栄養素のうち,ケトン体の原料になるのは,脂肪と蛋白質である.脂肪は,グリセロールと脂肪酸に分かれて代謝されるが,脂肪酸は炭素鎖の長さによって,極長鎖脂肪酸,長鎖脂肪酸,中鎖脂肪酸,および短鎖脂肪酸に分類される.極長鎖脂肪酸はペルオキシゾームで代謝されるが,長鎖脂肪酸はカルニチンの働きでミトコンドリア内に運ばれて代謝される.中鎖脂肪酸と短鎖脂肪酸はカルニチンの助けなしでミトコンドリアに入る.ミトコンドリアに入った脂肪酸は$\beta$-酸化を受けてアセチル-CoAとなる.こうして産生されたアセチル-CoAの一部はTCAサイクルに入ってエネルギー産生に使われるが,残りはケトン体産生に向かう.グルコースからの解糖系で産生されるアセチル-CoAは主としてTCAサイクルに入って酸化されていくのに対して,脂肪酸酸化で産生されたアセチル-CoAは,ケトン体産生の方におもに振り分けられる性質があり,とくに脂肪酸の異化が亢進して脂肪酸由来のアセチル-CoAの産生が多くなるとケトン体産生が主体となる.

ケトン体合成のもう1つの原料は,蛋白質であるが,蛋白質はアミノ酸に分解されてから代謝される.アミノ酸ごとに代謝経路が異なるので,蛋白質の代謝は非常に複雑である.アミノ酸のうち,脱アミノを受けた後に,その炭素骨格部分が脂質代謝経路を経由して,主として脂肪酸やケトン体合成に利用される

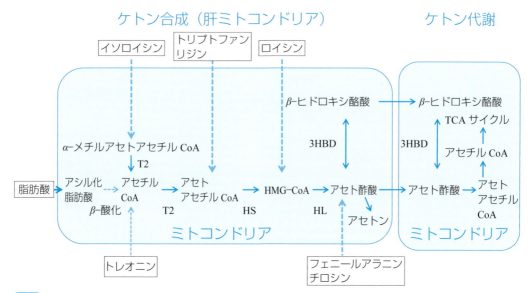

図2 ケトン体の生合成と代謝
T2:アセトアセチルCoAチオラーゼ,HS:HMG-CoAシンターゼ,HL:HMG-CoAリアーゼ,HMG-CoA:ヒドロキシメチルグルタリールCoA,3HBD:3-ヒドロキシ酪酸脱水素酵素.

ものをケト原性アミノ酸(ketogenic amino acid)と呼ぶ．一方，TCAサイクルに入って，糖産生に利用されるものを糖原性アミノ酸(glucogenic amino acid)と呼ぶ(図3)．ケト原性アミノ酸のうち，ロイシンとリジンはアセト酢酸やアセチル-CoAだけになる完全なケト原性アミノ酸であるのに対し，トレオニン，イソロイシン，チロシン，フェニールアラニン，トリプトファンの5つは，2つの代謝経路を持ち，糖原性とケト原性の両方の要素を持つ．

このように，ケトン体は，脂肪酸と一部のアミノ酸から生合成されるが，それぞれが実際にケトン体産生にどれくらい寄与するかは，条件によって変わる．成人の食事中の全カロリーのうち30%が脂肪(パルミチン酸)で，20%が蛋白質であった場合で，しかも必要カロリーが満たされていると，計算ではアセト酢酸として1,000 mmolが脂肪から，そして115 mmolが蛋白由来のHMG-CoAを経由して産生されるが，このHMG-CoAはロイシン由来が60 mmol，トリプトファン由来が10 mmol，リジン由来が45 mmolと計算される．他の経路からフェニールアラニンとチロシン由来でさらに40 mmolのアセト酢酸が産生され，さらにアセチル-CoAを産生するイソロイシン，トレオニンなどのアミノ酸も多少の寄与をする(図2，3)．しかし，この計算で示した各栄養素のケトン体産生への寄与率は，脂肪異化，蛋白異化の状態や，摂取食物の内容によって変わっていく[4]．ケトン体が多く産生されるのは，飢餓で脂肪異化が亢進したときや，後述するように糖質，脂肪酸，アミノ酸代謝のバランスがある条件に

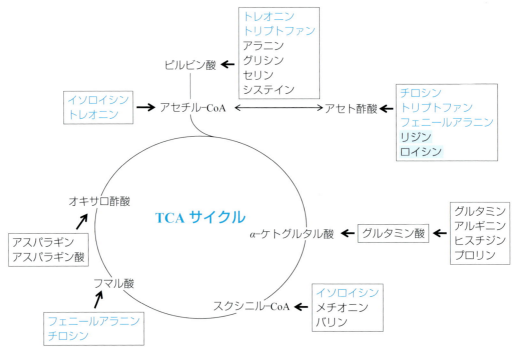

図3 アミノ酸の代謝マップ
糖新生に使われない純粋なケト原性アミノ酸は■で，糖新生にもケトン合成にも使われるものを青で，ケトン合成にはほとんど使われない糖原性アミノ酸を黒で示した(□内)．

> ### 極長鎖脂肪酸とは
>
> 極長鎖脂肪酸とは炭素鎖が 22 を超える長さの脂肪酸，長鎖脂肪酸は炭素鎖 12 を超え，中鎖脂肪酸は 6 〜 12，短鎖脂肪酸は 6 未満とされるが，厳密な境界の定義はあいまいで，文献によって多少異なる.

なった時であり，ケトン食はその条件を考慮して処方される.

# 3 ケトン比とは

　ケトン食を処方する上でもっとも基本となる概念として，ケトン比がある．しかし，このケトン比という言葉の定義に現在大きな混乱がある．その最大の原因は，ケトン比の定義が欧米においては 1920 年代と 1990 年代以降で大きく変わったのに対し，わが国では現在も 1920 年代の定義がしばしば使われていることにある．さらなる混乱は，ケトン比（ketogenic ratio）という言葉と，ケトン指数（ketogenic index）という 2 つの言葉が併存し，その定義も文献によってまちまちなことである．Wilder によって初めて考案された 1920 年代のケトン食は，Woodyatt の理論に基づいており，その理論は向ケトン物質（K）と反ケトン物質（AK）の重量比をもってケトン比としているのだが，1990 年代以降にリバイバルした欧米のケトン食では，ケトン比は単純に脂肪と非脂肪（炭水化物＋蛋白質）の重量比と定義されている．したがって，現在国際的な医学雑誌，国際学会等で発表されているケトン食の論文は，すべて脂肪対非脂肪重量比と定義したケトン比に基づいたものといって過言ではない．この結果，初めてケトン食を処方する若手医師が参考として読む最近の英文の文献が新しいケトン比の定義で書かれ

ているのに対し，栄養士がケトン食を学ぼうとして読む日本語の栄養士向けの参考書には，現在も K/AK がケトン比の定義として書かれてあるため，互いに知らずして医師と栄養士が異なった定義のケトン比を使っているという状況が臨床現場で起こっている．つまり主治医が考えて処方したケトン比と，栄養士が主治医の指示のもとに献立したケトン比が異なるのである．また，ケトン比とケトン指数という言葉にも混乱がある．最近出版された日本語のケトン食の本[5]には，「アメリカではケトン比という言葉はなく，すべてケトン指数（ketogenic index）と表現される」と記載されているが，実際にはアメリカから出た英文論文や英語によるネット検索では ketogenic index という言葉はほとんど使われておらず，ketogenic ratio（ケトン比）が一般的である．さらにどちらの言葉が K/AK を意味するのか，ケトン比とケトン指数の定義にも混乱があるのが現状である．**本書では，現在国際的にもっとも一般的に使用されているケトン比（ketogenic ratio）という言葉を使用し，その定義を脂肪と非脂肪（炭水化物＋蛋白質）の重量比と定義した．また，Woodyatt, Wilder らの K/AK を指す場合は，ケトン指数（ketogenic index）あるいは K/AK と表記する．**なお，厳密には炭水化物のうち食物繊維はほとんど消化吸収されないので差し引いて計算すべきであるが，実際的ではないので，食物繊維を含んだ炭水化物をそのまま計測している.

第1章 ケトン食：総論

## a Woodyatt の理論

　ケトン比の問題を理解するためには，Woodyatt による K/AK の理論を理解する必要がある．しかし，これだけ広く使われていながら，Woodyatt の式がどのような理論で作られ，その式の係数がどういう意味があるのかを詳しく述べている参考書や文献は，日本はおろか欧米にもほとんどない．そこで，本書では Woodyatt の理論[1]を詳しく解説したい．I 型糖尿病患者ではグルコース（ブドウ糖）が利用されず，その結果としてケトン体が大量に産生されて血液が酸性に傾くケトアシドーシスとなる．Woodyatt は，糖尿病の治療食として，ケトアシドーシスを起こさない制限食の組成を生化学的理論から論じた．その理論の元となったのは，Zeller によって示されたアセトンが出現するときの脂肪：炭水化物の比率のデータ，さらにそれを再計算した Lusk の理論，さらに実験と臨床から計算した Shaffer の理論である．

　Shaffer の計算では 1 分子のアセト酢酸を完全に酸化するためには，1 分子のグルコースが必要とされる．1 分子のアセト酢酸は，1 分子の高級脂肪酸（長鎖脂肪酸とほぼ同義語．原著では higher fatty acid と記載されているので，ここでは原著通り高級脂肪酸と表記する）から産生される*．高級脂肪酸にはオレイン酸，パルミチン酸などがある．オレイン酸の分子量は 284**でパルミチン酸は 256 であり，高級脂肪酸の平均分子量をその 2 つの平均分子量と仮定すると，270 となる．グルコースの分子量は 180 なので，高級脂肪酸 1 分子とグルコース 1 分子の重量比は，270 対 180，すなわち 1.5 対 1 となる．この理論が正しければ，高級脂肪酸とグルコースの比が 1.5：1 を超えると，ケトアシドーシ

スになることになる．次に，3 つの栄養素である，炭水化物，脂肪，そして蛋白質が，どのようにケトン産生に寄与するかを Woodyatt は計算した．

### 1）炭水化物

　炭水化物は消化されるとすべてがグルコースになる．したがって，100 g の炭水化物がすべて消化吸収されれば，100 g のグルコースが産生される．ここで注意すべきことは，Woodyatt 自身も原著の脚注に述べているように，炭水化物がすべて消化吸収されるわけではないことである．炭水化物とは糖質と食物繊維の総和であり，食物繊維の多くは消化吸収されない．したがって，食物繊維のかなり多い炭水化物を摂取している場合は，100 g の炭水化物から 100 g よりかなり少ないグルコースしか産生されないことになる．

### 2）脂肪

　脂肪はグリセロールと脂肪酸に分解されてから代謝される．グリセロールはそのまま糖代謝系に入り，1 g のグリセロールからほぼ 1 g のグルコースが産生される．トリステアリンやトリオレインといった脂肪は，その重量の約 10% がグリセロールとなる．このことから，食事中の脂肪 100 g が完全に消化吸収されて代謝された場合，約 10 g のグルコースと 90 g の高級脂肪酸が産生される．

### 3）蛋白質

　蛋白質の代謝は複雑である．蛋白質はまずアミノ酸に分解されてから代謝されるのだが，アミノ酸はグルコースに転換されうる糖原性

---

* 原著では，1 分子の高級脂肪酸（オレイン酸，パルミチン酸など）から，1 分子のアセト酢酸が産生されるとしているが，1 分子のパルミチン酸から 8 分子のアセチル-CoA が作られ，2 分子のアセチル-CoA を使って 1 分子のアセト酢酸が合成される．

** 原著では 284 と記載されているが現在の知見では 282.46 である．従って脂肪酸の平均分子量も 269 になるが理論に影響のない誤差である．

## A　ケトン食とは

---

### 炭水化物とは

炭水化物の定義は複雑である．IUPAC-IUBMB Joint Commission on Biochemical Nomenclature（JCBN）による定義（http://www.chem.qmul.ac.uk/iupac/2carb/）では，炭水化物とは，単糖，オリゴ糖，多糖に加えて，単糖からカルボニル基が還元，1つ以上の末端基がカルボシル酸に酸化，あるいは1つ以上のヒドロキシ基が水素原子，アミノ基，チオール基あるいはそれに類似のヘテロ原子基に置換することによって誘導される物質を包括したものであり，これらの物質の誘導体も含むと定義されている．一方，わが国の栄養表示基準による定義では，ある食品に含まれる炭水化物の量とは，食品重量（例えば100 g）から，蛋白質，脂質，灰分および水分の量を控除して算定した値と規定されているので，その規定で測定した炭水化物には生化学的に炭水化物と定義される物質とは異なる物質（たとえばクエン酸等）も含まれることになる．炭水化物は糖質と食物繊維に分かれるが，糖質とは糖類とデンプンなどの和である．糖類とは単糖類あるいは二糖類であって糖アルコールでないものと定義される．しかし，糖質の定義も，食品表示基準の定義では，食品の重量から，蛋白質，脂質，食物繊維，灰分および水分の量を控除して算定した値と規定されている．

---

アミノ酸と，脂肪酸やケトン体に転換されうるケト原性アミノ酸，さらにその両方の特性を持つアミノ酸に分類される．それらのアミノ酸の組成は，当然のことながら蛋白質ごとに異なるのであるが，一般的な食物蛋白質100 gから，いったいどれくらいのグルコースが産生されうるのであろうか．

Woodyatt は，当時のさまざまな報告や，Lusk の行った動物実験の結果を総合して，100 gの蛋白質から約58 gのグルコースが産生されると計算した．それでは，ケトン体産生はどうであろうか．この当時，ケトン体を産生することが知られていたアミノ酸は，ロイシン，チロシン，そしてフェニールアラニンの3つであった．現代の知見では，そのうちロイシンが純粋なケト原性アミノ酸で，チロシンとフェニールアラニンはケト原性と糖原性の両方を持つアミノ酸である．ケトンの生合成の説明で述べたように，実際にはチロシン，フェニールアラニンと同様にケトンと糖の両方の合成に関与するアミノ酸はさらに3つあり（イソロイシン，トリプトファン，トレオニン），ロイシンのようなケト原性アミノ酸としてはリジンがある．Osborne らの

行った研究結果から，当時知られていた3つのケト原性のアミノ酸が牛肉100 gに0.16グラム分子（原著ではグラム分子と表現されているのでそのまま記すが，mol のことである）含まれていると計算された．さて，これら3つのアミノ酸がそれぞれ1分子につき1分子の ACA や BHB を産生するとしよう．一方，1分子の高級脂肪酸（オレイン酸やパルミチン酸）もまた1分子の ACA や BHB を産生する[*]．したがって，ケトン体を産生する能力としては，この3つのアミノ酸1分子は，各々高級脂肪酸1分子と等価であるといえる．今，牛肉100 gにケトン体を産生する3つのアミノ酸が合計0.16グラム分子含まれているのだから，これは高級脂肪酸0.16グラム分子が含まれているのと同じと考えられる．高級脂肪酸の代表をオレイン酸にすると，オレイン酸の分子量は284[**]であるので，オレイン酸の重量としては，0.16×284＝45.44 gのオレイン酸となる．つまり，牛蛋白100gはオレイン酸45.44 g（約46 g）と同じと考えられる．

### 4)　計算方法

以上をまとめると，グルコースをG，高級

第1章　ケトン食：総論

脂肪酸(脂肪酸と等価のケト原性アミノ酸を含む)をFAと略した場合，食事中の栄養素から次の量のGとFAが産生されると計算される．

(1) 100gの炭水化物から100gのGと0gのFA(炭水化物はすべて消化吸収されると仮定)

(2) 100gの脂肪から10gのGと90gのFA

(3) 100gの蛋白質から58gのGと約46gのFA等価物

さて，この理論値からケトン体の産生を抑えたダイエットをするには，どのような組成がよいのかを計算したのが，Woodyattの式である．まず，炭水化物をC，蛋白質をP，中性脂肪をF，グルコースをG，高級脂肪酸をFAとする．前述の計算式を使うと，

① 　FA = 0.46P + 0.9F

② 　G = C + 0.58P + 0.1F

そして，前述のShafferの理論では，FA：Gが1.5：1を超えるとケトン体が出現するので，糖尿病患者には比率がそれ以下になるように栄養を考えればよいことになる．Wilderがケトン食を考案したとき，まさにこの理論を利用したのである．つまり，前述の式①のFAを向ケトン物質(K)，②のGを反ケトン物質(AK)とし，Woodyattが目的にしたのとは逆にK：AKが1.5を超えるような食事(できれば2以上，通常は3～4)にすれば，てんかんの治療として使えると考えたのである．

$$\frac{K}{AK} = \frac{0.46P + 0.9F}{C + 0.58P + 0.1F}$$

注意すべきは，蛋白にかかる係数はグルコース換算とケトン換算を独立に計算したものであり，2つの係数の合計は1.0にならない．

## b　Woodyattの式か，脂肪：非脂肪比か？

Woodyatt自身，この式は大まかな計算であると記述しており，とくに蛋白質の高級脂肪酸への変換係数である0.46は，原著においても(？)がつけられている．実際，この理論の基となる仮説にはいくつかの問題がある．1つは，蛋白質100g中に含まれるケト原性アミノ酸をロイシン，チロシン，フェニールアラニンの3つとして計算していることである．ケト原性アミノ酸であるリジンが含まれず，またあと3つあるケト原性かつ糖原性であるアミノ酸が考慮されていない(ケトン体産生におけるリジンやトリプトファンの寄与率については，**P4，2 ケトン体の生化学**の項参照)．さらに，これら3つのアミノ酸1分子がそれぞれ1分子のケトンを産生すると仮定して計算されているが，これが成り立つのは純粋なケト原性アミノ酸であるロイシンだけであり，チロシンとフェニールアラニンの1部は糖新生にも使われてしまう．したがって，0.16グラム分子のこれら3つのアミノ酸が高級脂肪酸換算として0.16グラム分子になるという計算には変更が必要なはずである．さらに，0.16グラム分子の高級脂肪酸をオレイン酸1つだけを代表として重量計算しているが，FA：G比が1.5までならケトン体が産生されないとする計算では，高級脂肪酸をオレイン酸とパルミチン酸の平均重量で計算している．また，前述したように，食物繊維の多い炭水化物を多量に摂取すれば，AKの項目にあるCの係数も1.0より小さくなる(無視できる誤差範囲であろうが)．このように，Woodyattの式の係数の中で，とくに蛋白質にかかる係数は，厳密性という意味において現在の知見をもとに再計算されるべき係数で

**表1** 実際に栄養士が作った K/AK 3：1 の献立表

| カロリー(kcal) | 脂肪(g) | 蛋白質(g) | 炭水化物(g) | K/AK | 脂肪/非脂肪 |
|---|---|---|---|---|---|
| 917 | 88.8 | 15.7 | 11.5 | 2.96 | 3.26 |
| 917 | 87.3 | 20.5 | 10.0 | 2.87 | 2.86 |
| 932 | 90.3 | 16.9 | 11.6 | 2.93 | 3.17 |
| 949 | 91.4 | 18.8 | 11.5 | 2.88 | 3.02 |
| 948 | 91.0 | 18.5 | 11.7 | 2.87 | 3.01 |
| 946 | 90.8 | 17.6 | 12.8 | 2.80 | 2.99 |
| 938 | 91.0 | 17.1 | 11.3 | 2.96 | 3.20 |

あろう．このような事実と，計算の煩雑さから，現在の欧米では単純に脂肪対非脂肪をケトン比の定義として採用されているのである．では，両者には実際どれだけの差があるのであろうか．仮に脂肪を300 g，非脂肪を100gとすれば，欧米で現在使われているケトン比でいうと3：1である．これを Woodyatt の K/AK 比で計算すると，非脂肪のうち蛋白質がどれだけを占めるかで結果は異なる．通常はあり得ないが，蛋白質をゼロ(炭水化物を100g)にすると，K/AK は2.1となり，逆に炭水化物をゼロにすると3.6になる．蛋白質が70gだと3.1となって，脂肪：非脂肪とほぼ同じになる．では，現実のケトン食の献立ではどうであろう．**表1**は，ある患者に医師がケトン比3：1の処方をし，それを受けて栄養士が K/AK が3：1となるように実際に作った献立のいくつかの表である．これで，K/AK 比と脂肪/非脂肪比を比較した．

**表1**のように一般的なケトン食であれば，その差は著しいものではなく，臨床上の使用においてはほとんど同じと考えてよい．なお，上記では K/AK の方が低くなっているが，組成によっては逆になることもある．

また，ケトン指数を論じる場合に注意すべき点としてカロリー制限がある．Woodyatt の式は，体重が維持されるカロリーでの計算である．もしも体重が減少するようなカロリー制限を加えていると，カロリー不足のた

め体脂肪が燃焼することになり，その結果，体内における実際のケトン指数は，ケトン食のケトン指数よりも高値になってしまう[6]．

結論としては，蛋白質の割合がよほど偏っていない限り，脂肪：非脂肪の比と，K：AK の比は臨床的にはほぼ同じと考えてよく，それならば単純な脂肪：非脂肪比をケトン比として採用する方が計算は容易であり，ケトン比という言葉が海外とわが国で異なるという状況を打開する意味でも好ましい．さらに言えば，3：1という表記よりも，脂肪の割合が75％という表記の方が実際はわかりやすいのだが，本書でも伝統的な3：1という表記に従うこととした．なお家庭で献立を考える上で便利なように K：AK 比をもとにしたケトン食食品交換表が考案されているが[5]，すでにこの交換表を日常使用しているなら，前述の理由で，脂肪：非脂肪のケトン比の指示をもとにこの交換表を使用しても大きな問題はないであろう．

## 4 ケトン食の適応疾患と効果

ケトン食の適応疾患は，その患者数が多いという意味において，第1が難治てんかんである．難治てんかんとは，てんかんの専門医が適切な抗てんかん薬を2剤以上適切な量で処方しても発作が消失しないものをいう[7]．

第1章　ケトン食：総論

元来，てんかんの過半数は抗てんかん薬で発作を完全にコントロールできるものであり，適切な抗てんかん薬を適切に使用すれば，副作用も通常はあまりない．その一方，ケトン食は，栄養学的にはやはり偏った物であり，内服薬での治療に比べると患者家族の負担も大きい．したがって，抗てんかん薬の副作用を過剰に恐れて，抗てんかん薬だけで治療可能あるいはすでに発作がそれでコントロールされているてんかんを，ケトン食で治療するのは合理的でない．それでは，難治てんかんに対して，ケトン食はどれくらい有効なのであろうか．もっとも信頼性の高いとされるランダム化比較試験（RCT）を行った研究によると，難治てんかん患者でケトン食によって50％以上発作が減少したのが38％で，非ケトン食群では6％であった．また90％以上発作が減ったのは，ケトン食群で9％，非ケトン食群では0％であったとのことである[8]．このように50％弱の患者で改善がみられる．逆にいえば，50％強はケトン食でも残念ながら改善しないか，わずかしか改善しないのであり，てんかんに関してケトン食は決して「奇跡」の療法ではないことも理解すべきである．てんかんの治療にケトン食を行うべきか否かは，医師あるいは家族の独断ではなく，てんかんの治療に精通した専門医と家族との間で十分相談の上で決定すべきである．

第2の適応疾患は，GLUT1欠損症である．第2と述べたが，それはてんかん患者に比べて圧倒的にその数が少ないからであり，ケトン食の有効性という意味では，この疾患は第1に挙げられる．詳細は**P88，第3章　B GLUT1欠損症**の章で述べられているが，この疾患は全例ケトン食で症状の改善が著明にみられ，早期診断されて早期にケトン食が始められると，神経学的な予後もよいと考えら

れる．なお，この疾患ではかなり低いケトン比でも症状の改善があるが，脳の発達という意味ではてんかんの治療と同様のケトン比が望ましいと考えられる．しかし，どの程度のケトン比（あるいは血中ケトン体濃度）が脳の発達に寄与するのかは不明である．

第3の適応は，ピルビン酸脱水素酵素欠損症である．残念ながらGLUT1欠損症に対するほどの効果は期待できないが，一定の効果がみられる．

これらの適応疾患と効果については**P20**からの**各論**で詳細に述べる．

# 5 ケトン食の禁忌

## a 脂肪酸代謝異常

ケトン食が重篤な事態を招く疾患としてもっともよく知られているのが，先天性の脂肪酸代謝異常症である．長鎖脂肪酸はアシル-CoAとなってからカルニチンと結合してミトコンドリアに取り込まれ，再びアシル-CoAとなって$\beta$-酸化される．最終的にアセチル-CoAとなって，TCAサイクルに入るかケトン体産生に使われる．長鎖脂肪酸からアセチル-CoAに至るまでのいずれかの酵素の先天的な異常があれば，脂肪酸の代謝がとどこおる．この場合の代替エネルギー代謝は炭水化物や糖原性のアミノ酸から得られる．このような病態の患者に高脂肪，低蛋白，低炭水化物のケトン食を行えば，重篤な状態となる．

## b カルニチン欠乏症

脂肪酸代謝経路に先天性の異常がなくても，抗てんかん薬であるバルプロ酸や，有機酸代謝異常症でカルニチンが消費されている状況

では，脂肪酸代謝異常症と同様の状況が二次的に作られる．したがって，このような状態でのケトン食はカルニチンの補充などを行いつつ，厳重な管理のもとで行わなければならない．

### c ケトン体産生異常

脂肪酸からアセチル-CoA までの代謝は正常であっても，アセチル-CoA からケトン体産生に至る経路に異常がある場合も問題である．ケトン体は脳神経細胞の第 2 のエネルギー源であり，ケトン食に切り替えると，第 1 のエネルギー源であるグルコースからケトン体への依存が高まる．ところが，ケトン体の産生ができないのであるから，当然のごとく脳神経細胞のエネルギー不足が引き起こされてしまう．

### d ピルビン酸カルボキシラーゼ欠損症

ピルビン酸カルボキシラーゼは，ピルビン酸から糖新生に必要な酵素である．この酵素が欠損すると糖の産生は低下し，またアセチル-CoA が TCA サイクルに利用されずケトン産生が亢進する．その結果この酵素欠損患者に対してケトン食を始めると，著明な低血糖とケトアシドーシスが予測される．

### e ポルフィリア

まれな疾患としてポルフィリアもケトン食は禁忌である．この疾患はヘムの生合成異常症であるが，その中でももっとも多い急性間欠性ポルフィリアは飢餓で惹起され，発作の治療は炭水化物の投与である．したがって，ケトン食はポルフィリアの発作を悪化させる．

### f 薬剤

薬剤でケトン食と併用することが絶対に禁忌であるものはないと思われる．しかし，前述のバルプロ酸など，注意を要する薬剤はある．注意すべき抗てんかん薬については，**P76，第 3 章 A てんかん**の章で詳細に記載する．利尿薬はアシドーシスを助長するので，この点を注意しながら投与すべきであろう．

# 6 副作用

ケトン食に精通した医師や栄養士のもとでしっかりと管理されていれば，ケトン食は通常は大きな副作用の心配はない．しかし，前述のように，ある種の先天代謝異常症や，薬物の併用によっては重篤な副作用のリスクがある．また，年余にわたり長期にケトン食を行った場合の長期的な副作用に関しては，データが少ない．なぜなら，もっとも多くケトン食が行われているてんかんの治療においては，発作が改善すれば数年でケトン食をやめていくのが一般であるからで，GLUT1 欠損症のように生涯ケトン食が必要な例の長期的なデータが少ないからである．

副作用には，ケトン食導入時の一過性の（しかし重篤になりうる）副作用，導入後一定期間を経てから出現する副作用，そして併用薬との関連で出現する副作用がある．

### a 導入時の副作用

導入時の副作用は，通常の食事からのエネルギー代謝がケトン食によるエネルギー代謝へシフトして行く過程での代謝上の適応不良や消化管の適応不良などによって出現するものと，ケトン食導入に際して絶食期間を設けた場合に，絶食そのものが症状を起こす場合とに分かれる．ケトン食導入に際しての絶食期間の設定の必要性の有無については，各論

で述べられているが，ケトン食の適応疾患の中でとくに注意を要するのはGLUT1欠損症である．この疾患はグルコースが脳内へ輸送される部分の異常症だが，この疾患であっても，血糖値を上昇させればある程度は脳内へグルコースは輸送される．ケトン食は，グルコースの代わりにケトンを脳へ輸送することを目的に行う治療であるが，ケトン体が産生されるには一定の時間がかかる．したがって，いきなり絶食から導入すると，ケトン体がまだ充分に産生されていないのにグルコースの供給が減るため，GLUT1欠損症の症状がただちに悪化してしまい，危険である．またGLUT1欠損症などの代謝異常がなくても，乳幼児の場合低血糖のリスクが高い．低血糖は，絶食期間を設けなくともケトン食導入初期には起こりやすく，傾眠状態となった場合，低血糖の可能性があるので注意を要する．また，嘔吐・下痢，とくに嘔吐は頻度が多い副作用の1つである．これらの一過性のケトン食の適応障害ともいえる副作用は，ケトン比を低くして副作用の消失を確認し，その後にゆっくりとケトン比を上げることで解決することが多い．一方で，禁忌の項に記載した代謝疾患が潜んでいる場合もあるので，ケトン食導入に際しては，厳重な注意が必要である．このため，筆者の施設では，ケトン食導入は原則として入院の上で行っている．

## b ケトン食を維持している時点での副作用

血液検査上の異常としては，アシドーシス，高尿酸血症，低カルシウム血症（尿では高カルシウム尿），高コレステロール血症，低カルニチン血症などがある．そのほか，セレンなどの微量元素の欠乏や，ビタミン$B_1$，$B_2$，$B_6$，$B_{12}$，C，D，葉酸などの不足も起こりうる．

筆者らは，カルシウムの補充なしにケトン食を行っていて，骨粗鬆症で2回骨折した症例を経験している．このようなビタミンや微量元素については医師と栄養士が連携して必要量が摂取されているか評価・モニターし，必要に応じてサプリメントを処方すべきである．症状として出る可能性のある副作用には次のものがある．

### 1) 腎結石

腎結石は3〜7%の頻度で起こるとされる[9]．結石の種類としては，尿酸結石，カルシウム結石，両者の混合結石がある．尿酸結石に関しては，上述の高尿酸血症，水分制限による脱水，尿の酸性化等が原因とされる．カルシウム結石は，高カルシウム尿症，尿の酸性化，尿中のクエン酸低下（尿のクエン酸はカルシウムの結晶化を防ぐ）などが原因とされる[10]．ケトン食では水分制限が行われてきたが，水分制限の必要性は疑問視されており，腎結石の兆しがあれば，十分量の水分を投与すべきである．治療には尿のアルカリ化を行う．腎結石を早期に発見するため，定期的な検尿を行い，潜血の有無，尿カルシウム／尿クレアチン比のモニターが望ましい．

### 2) 成長障害

身長の伸びが不良になるとの報告があるが，影響はないとの報告もある．蛋白制限が原因と考えられるが，蛋白制限のない修正アトキンズ食の方が身長の伸び率が良いというデータはない．

### 3) 便秘

食物繊維，水分などの不足で便秘になることがある．

### 4) 肝機能障害

バルプロ酸を内服している例では，カルニチン低下症が2次的に起こりやすく，長鎖脂肪酸がミトコンドリア内に輸送されにくくな

る．この状況下でケトン食を行うと肝障害になることがある．

### 5） 心臓合併症

心筋症，QT延長の合併症報告がある．心筋症の原因としてセレン欠乏が原因であったという症例報告がある．著明なアシドーシスとBHBの高値が関与しているという説もある．いずれにせよ，ケトン食を始める前とケトン食を開始後に適宜心機能のチェックをすべきであるという意見がある[9]．

### 6） 易感染性

白血球の好中球機能障害が起こるという報告がある．感染症の増加の報告はいくつかあるが，重篤な感染症報告は極めてわずかである．

### 7） 出血傾向

出血時間の延長，血小板凝集異常，皮下出血などの報告があるが，重篤な出血の報告はない．

### 8） 急性膵炎

脂質異常症は膵炎の危険因子として知られているが，ケトン食治療中に急性膵炎で死亡した1例報告がある[11]．しかし，因果関係は証明されていない．

### 9） 視神経障害

両側の視神経障害の症例報告があるが，この症例はビタミン$B_1$欠乏が原因であった．サプリメントで予防可能である．

## C 極めて長期のケトン食の影響

てんかん治療のケトン食は数年で終了するのが通常であるが，ケトン食を止めることが困難な症例や，GLUT1欠損症のように生涯必要な例では，非常に長期にわたるケトン食の影響を考慮しなくてはならない．とくに高脂肪食による脂質異常が原因で脳・心血管障害が起こる可能性について考慮する必要がある．現時点では十分なデータがなく，今後の課題であろう．

### 文献

1) Woodyatt RT : Objects and method of diet adjustment in diabetes. Arch Intern Med 28 : 125-141, 1921.

2) Wilder RM : The effect of ketonemia on the course of epilepsy. Mayo Clin Bull 2 : 307-308, 1921.

3) De Vivo DC, et al. : Defective glucose transport across the blood-brain barrier as a cause of persistent hypoglycorrhachia, seizures, and developmental delay. N Engl J Med 325 : 703-709, 1991.

4) Mitchel GA, et al. : Inborn errors of ketone body metabolism. In : Scriver CR, et al, ed. The metabolic & molecular bases of inherited disease. 8th ed. The McGraw-Hill Medical Publishing Division, pp2327-2356, 2001.

5) 丸山 博，他：ケトン食の本．第一出版，2010.

6) Cohen IA : A model for determining total ketogenic ratio （TKR） for evaluating the ketogenic property of a weight-reduction diet. Med Hypotheses 73 : 377-381, 2009.

7) Kwan P, et al : Definition of drug resistant epilepsy : consensus proposal by the ad hoc Task Force of the ILAE Commission on Therapeutic Strategies. Epilepsia 51 : 1069-1077, 2010.

8) Neal EG, et al : The ketogenic diet for the treatment of childhood epilepsy : a randomised controlled trial. Lancet Neurol 7 : 500-506, 2008.

9) Ballaban-Gil KR : Complications of the ketogenic diet. In : Stafstrom CE, Rho JM, ed. Epilepsy and the ketogenic diet. Humana Press Inc, pp123-128, 2004.

10) Furth SL, et al : Risk factors for urolithiasis in children on the ketogenic diet. Pediatr Nephrol 15 : 125-128, 2000.

11) Stewart WA, et al : Acute pancreatitis causing death in a child on the ketogenic diet. J Child Neurol 16 : 682, 2001.

第1章　ケトン食：総論

# B 種々のケトン食療法の概略

藤井達哉

各療法については各論として別に詳細に述べられるので，どのような物があるのか概略のみ述べる．

## 1 古典的ケトン食

Wilderらが始めたケトン食療法であり，今日も広く使われている．ケトン比は3：1ないし4：1を目標とする．カロリーは必要カロリーの75％程度に抑え，水分摂取も通常の80〜90％に抑えるのが古典的ケトン食の考えであった．カロリー制限については，動物実験などで，ケトン食をしなくてもカロリー制限するだけでてんかん発作が減ったという報告があり，両者の併用でより有効性が高まることが期待される．しかし，現在はカロリー制限については以前ほど重視されていない．あまりカロリーを下げるとすでに述べたようにケトン指数が計算値より上昇することにも注意がいる．水分制限についても，現在はその効果のエビデンスは否定的であり，それどころか腎結石の原因にもなりうるので，行わない方がよいであろう．

## 2 MCTケトン食

MCT（medium-chain triglycerides）とは，中鎖脂肪酸トリグリセリドの略である．MCTは，炭素鎖の数が6〜12までの長さであり（8〜10という定義もある），中鎖脂肪酸はミトコンドリアにカルニチンを介さずに入ることができるので，より効率的にケトン産生ができると考えられる．1971年にHuttenlocherが古典的ケトン食より効率よくケトン産生が可能な方法として提唱したが，脂肪の60％をMCTにする食事は下痢や嘔吐などの副作用が多く，その後あまり使われなくなった．しかし，最近になって見直しがあり，古典的ケトン食と遜色のない効果があり，注意深く行えば副作用も少なく，古典的ケトン食より食べやすいと推奨する意見も多い．その一方で，ジョンス・ホプキンス病院のグループはむしろ古典的ケトン食の方が食べやすく副作用も少ないと主張しているが，彼らも少量のMCTの併用は行っている[1,2]．わが国でもMCTは盛んに使われているが，MCTの比率をもっと少なくした修正MCTケトン食がよく使われている．製品としては，ケトン

---

**MCTオイルの入手**

マクトンオイル®など，市販品のMCTオイルがある．乳児向けのミルクとして作られたケトンフォーミュラ®は市販されておらず，小児難治てんかんでは登録外，GLUT 1欠損症とピルビン酸脱水素酵素複合体異常症では登録特殊ミルクとして医療機関を通じて入手することができる（P21，コラム参照）．

フォーミュラ®やマクトンオイル®等のMCTが入手可能である．なお，乳児期に診断できたGLUT1欠損症では，ミルク中心の食事であるのでケトンフォーミュラ®が必要になる．

# 3 修正アトキンズ食

元来，やせることを目的にアトキンズによって考案されたダイエットを変法した方法である．最大の特徴は，炭水化物のみを制限して，蛋白質やカロリーは制限しない点にある．したがって，献立が立てやすく，脂肪も古典的ケトン食より少なく日本人向けの献立が作りやすいとされる．

# 4 低グリセミック指数食

血中ケトン体の上昇を目的にしていないという点で，ケトン食とは異なる食事療法である．食品にはそれぞれ血糖値の上がりやすさを示す指数として，グリセミック指数（Glycemic index）と呼ばれる指数があるが，ケトン食患者の血糖値の変動が少ないことをヒントに，グリセミック指数が低く，したがって血糖値が上がりにくいタイプの炭水化物を摂取することによっててんかん発作を減らすことをめざす．ケトン比としてはほぼ1：1程度の食事に相当する．この療法は，GLUT1欠損症のようにケトン体を上げなければならない疾患には不適と考えられるがGLUT1欠損症に有効であったという症例報告もある．

### ●まとめ●

医師はケトン食療法について，そのメカニズム，適応疾患，禁忌，副作用，モニターすべき項目などを熟知した上でケトン食を処方するのはもちろんであるが，薬物療法と異なり，ケトン食は患者家族が作らなければならないという特性を理解し，栄養士や患者家族と十分な情報交換を行わなければならない．栄養士も栄養学的な面のみならず，食べやすさも考慮した栄養指導を定期的に行わなければならない．また，家族の中で患者だけが特別な食事や制限を受けることの難しさや，それに関する患者・患者家族のストレスも理解すべきである．とくに患者の母親の心理的負担は相当なものである場合がある．医師にとっては3：1ケトン食と指示書に書くだけであっても，母親にとっては，あたかも薬剤師が医師の処方箋のもとに毎日調剤をするのと同様の仕事を毎日3食とおやつについて行わなければならず，責任感も含めてその負担は相当のものである．ケトン食療法は，医師・栄養士・患者・患者家族が一致協力し合って初めて成立する療法なのである．

### 文献

1) Freeman JM, et al : The ketogenic diet : a treatment for children and others with epilepsy, 4th ed. Demos Medical Publishing, pp97-98, 2007.
2) 前掲[1] pp185-187

# 第2章

## ケトン食：各論

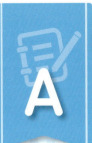

第 2 章　ケトン食：各論

# A 古典的ケトン食

青天目　信

　ケトン食療法は，1921 年に Wilder らにより提唱された．絶食を行ってから開始すること，最低限 2 か月は調整が必要なこと，ケトン比を 4:1 まで上げなければケトン食が無効といえないこと，朝に発作が出現する場合，夜の補食で改善することなど，現代の知見の多くが 1920 年代後半には判明しており，ケトン食療法の基礎は完成していた[1]．この伝統の延長上にある食事療法を古典的ケトン食と呼ぶ．

　その後，1971 年に MCT ケトン食が提案されて，中鎖脂肪酸トリグリセリド（MCT）を併用する工夫が生まれたこと，1994 年以降のケトン食の復興によって，導入時の絶食や水分制限，カロリー制限など，方法論の一部に修正が検討されたりするなど，古典的ケトン食も変化している[2]．そして，反応性や予後を事前に予測できないこと，グルコーストランスポーター 1 欠損症（GLUT1 欠損症）などでケトン食療法を長期間施行した場合の全身への影響など，検討すべき課題は多い．

　古典的ケトン食の概説は，図書ではジョンス・ホプキンス病院のメンバーが中心になって執筆した "The Ketogenic Diet"[3,4]，論文では，ケトン食療法のレビュー論文[5]のほか 9 カ国 26 名の医師・栄養士によるパネルディスカッションを基礎にした勧告[6]（以下，勧告）がある．

　本章ではこの勧告[6]を下敷きに，この書籍の初版以降の大阪大学医学部附属病院におけるケトン食療法の経験も踏まえて，古典的ケトン食の具体的な進め方について概説する．

## 1 導　入

### a 導入前のポイント

　ケトン食の導入前に，適応と禁忌の確認を行う．適応は，難治てんかんであり，特に，GLUT1 欠損症，ピルビン酸脱水素酵素欠損症（PDHC 欠損症）の 2 つの先天代謝異常は，重要な疾患である．そして，Dravet 症候群，West 症候群，Doose 症候群，Lennox-Gastaut 症候群などの難治てんかん，結節性硬化症，Rett 症候群といった難治てんかんをきたす疾患群に有効例がある．それ以外のどのような難治てんかんでも有効な可能性があるが，反応性を予測できる因子はまだわかっていない．難治てんかんで外科手術の適応がないことが確認された場合も適応となる．禁忌となるのは，脂肪酸代謝異常，ピルビン酸カルボキシラーゼ欠損症，ケトン体代謝異常である．

　導入に慣れている施設であれば，外来での導入も可能といわれている[6]が，導入初期の全身状態の観察，患者・家族指導のため，入院で行うことが，海外の熟練した施設でも一般的である．導入前に行った禁忌疾患の一般的なスクリーニングで問題がなくても，何らかの先天代謝異常によると考えられる経過で，重大な副作用をきたした報告もある．外来で導入した場合，代謝不全を基礎病態としたこ

うした体調不良に迅速に対応することは不可能であり，入院で導入するべきであろう．ケトン食導入時に絶食を行うことの是非については後述するが，絶食を施行する際には，低血糖や脱水などの合併症が高率に起こるため，入院は不可欠である[6]．

母乳やミルクのみを飲んでいる乳児や，嚥下障害などで経鼻胃管や胃瘻などから経管栄養を行っている患者の場合には，ケトンフォーミュラ®を使えるため，ケトン食の導入は比較的容易となる．

入院時の指導内容としては，ケトン食の調理法や食材の見分け方，ケトン食療法中の観察のポイントと病気になったときの注意点などが含まれる．

ケトン食療法との併用には問題があると指摘されている薬があるが，この点については，**P76，第3章A　てんかん**の章を参照していただきたい．

## b ケトン食療法の前に準備するもの

準備するものとして，はかりと尿中ケトン体を測定できる検尿テープ〔ケトスティックス®（バイエル薬品）など〕，てんかん日記がある．

ケトン食療法は，食材の重さを正確に量り，脂肪や炭水化物・蛋白質の量を調節する必要がある．そのため，1gの単位まで測定できるはかりが必要である．

ケトン食療法を開始して，血中のケトン体

### ケトンフォーミュラ®とは

ケトンフォーミュラ®は，粉ミルクのような性状の粉末で，ケトン比が3.0のミルクができる（特殊ミルク事務局で公表している成分表ではケトン指数2.9と記載されている）．湯冷ましに14gのケトンフォーミュラ®を混ぜて100ccにすることが一般的である．一般的な粉ミルクと異なり，熱湯や温湯で溶かすと固まって溶けず，湯冷ましの方がよい．成分を表1に示す．

ケトンフォーミュラ®を入手するには，現時点では，母子愛育会総合母子保健センター研究開発部特殊ミルク事務局に主治医が患者を登録して申請する．明治乳業から医療機関に直接送付される．申請書が受領されてから医療機関にミルクが到着するまで数日を要するので，余裕をもって申請する．特に年末年始などは要注意である．これは，ケトン食療法の開始時だけでなく，継続中の場合も同様である．詳細は，特殊ミルク事務局のホームページ（http://www.boshiaiikukai.jp/milk）を参照されたい．

### 表1 ケトンフォーミュラ®成分表
（100 g 当たり/1 缶 250 g）

| 成分 | 分量 |
| --- | --- |
| 蛋白質 | 15 g |
| 脂質 | 71.8 g |
| 　必須脂肪酸調整脂肪 | 32.1 g |
| 　MCT オイル | 39.7 g |
| 炭水化物 | 8.8 g |
| ビタミン A | 600 $\mu$gRE |
| ビタミン B$_1$ | 0.6 mg |
| ビタミン B$_2$ | 0.9 mg |
| ビタミン B$_6$ | 0.3 mg |
| ビタミン B$_{12}$ | 4 $\mu$g |
| ビタミン C | 50 mg |
| ビタミン D | 12.5 $\mu$g |
| ビタミン E | 6 mg$\alpha$-TE |
| ビタミン K | 30 $\mu$g |
| パントテン酸 | 2 mg |
| ナイアシン | 6 mg |
| 葉酸 | 0.2 mg |
| カルシウム | 350 mg |
| マグネシウム | 36 mg |
| ナトリウム | 165 mg |
| カリウム | 470 mg |
| リン | 240 mg |
| 塩素 | 320 mg |
| 鉄 | 6 mg |
| 銅 | 350 $\mu$g |
| 亜鉛 | 2.6 mg |

が増加するケトーシスという状態になると，尿中にケトン体が出現する．尿中ケトン体の濃度は血中ケトン体濃度と相関する．ケトン食療法中に発作があった場合，尿中ケトン体を測れば，ケトーシスが弱まって発作が出たのか，ケトーシスは保たれているのに発作が出たのかを，自宅で判断する目安になる．通常ケトーシスが崩れて発作が起きる場合には，尿中ケトン体が明らかに低くなることが多い．尿中ケトン体を測定する検尿テープ（ケトスティックス®）は，薬局やインターネットでも購入できる．尿に浸すと色が変化して尿中ケトン体の濃度が（−）〜（4＋）の範囲で判定できる．おむつの場合は，綿球やガーゼをおむつに入れておき，それを絞ってかける．血中ケトン体（$\beta$-ヒドロキシ酪酸：BHB）を測定できる家庭用の機械も販売されている．発作のコントロールのためには血中BHBの値でケトン食を調整した方がよいといわれているが，機械本体も使い捨ての電極は安価とはいえず，必須とはいえない．

ケトン食を開始しても，発作が残ったり，いったん発作が消えても再燃したりすることもある．てんかん日記で発作の回数や時間を記録してあれば，以前の状態と比較できる．人の記憶は不確実で，以前の発作の状態は意外と忘れてしまう．また，てんかん日記はケトン食導入後も発作の起きるきっかけを見つけるのに役立つ．ご家族にはてんかん日記をぜひつけていただきたい．

## C 栄養士との相談・指示

ケトン食療法には，栄養士との緊密な連携が欠かせない．必要な食材の選び方，食品表示の見方，具体的なケトン食の調理法など，ケトン食療法の中核的な部分のほとんどを栄養士が指導するためであり，ケトン食療法の成否は，栄養士が握るといっても過言ではない．

ケトン食の導入時に栄養士に伝えることは，ケトン比とケトン食の始め方，1日あたりの摂取カロリー，たんぱく質摂取量であるである．また，ケトン食の献立の準備には時間がかかるため，入院後何日目からケトン食を開始するのかについても，予め伝える必要がある．

栄養士向けの資料として，英語であれば栄養士が記した文献もある[7]が，日本語の解説書は少ない．それでもケトン食の普及に伴い，最近は見た目も味もよいレシピが手に入るようになった．総論にもあるように，これまでの日本語の書籍では，Woodyattのケトン指数のことをケトン比と表現していることが多く，本書で採用しているケトン比とは異なる．現時点で，国内でケトン食療法を行っている施設でも，本書のケトン比で計算する施設とWoodyattのケトン指数で計算する施設がある．初めてケトン食を導入する施設では，ケトン比と呼んでいるものが医師と栄養士で食い違いがないように，確認する必要がある（**P2，第1章A ケトン食とは**参照）．国際的には本書のケトン比が用いられており，計算も簡便なことから，本書では単純な重量比のケトン比を推奨する．

また，ケトン食を導入した後も，食事メニューと材料を家族に記載してもらい，摂取カロリーやケトン比，蛋白質摂取量を確認することも有用である．慣れてくると，家族はかなり正確に作れるが，確認は必要なこと，身体の成長や，発作頻度，日常生活の状況に合わせて，食事内容を調節する必要があるためである．大阪大学では，食事療法を開始して，慣れないうちは家族が希望したときに，そして1年後には確認のために栄養指導を行い，その後は，思春期などにケトン比や蛋白質摂取量を再設定するために，食事指導を行っ

ている．また，学童では，修学旅行や校外学習時の対応について，相談することもある．

## d ケトン比の設定とケトン食の始め方，開始時絶食の是非について

古典的なケトン食療法では，最初にケトン比を設定することが原則であった．しかし，ケトン比の設定やケトン食の始め方は，非常に多様であり，病院により異なる．

### 1) ケトン比に対する古典的な考え方

従来，ケトン比は可能であればできる限り高く設定することが推奨されてきた[5]．それは難治てんかんで，導入時のケトン比を3:1と4:1の2群に分けて比較した研究があるためである[8]．4:1群は発作消失率が高く，3:1群は消化器症状が少なかった．4:1で開始して発作が消失した患者では，3:1に変更しても発作は再発せず，3:1で発作が残存した患者でも4:1にすると発作は減少した．合併症や検査結果の異常は両群間で差がなかった．動物実験では，ケトン比が高いほど，抗てんかん作用が高まる[9]が，ケトン比が高すぎると続けられないため，結局4:1が妥当な線と考えられている．

しかし，これは難治てんかんに対するケトン食療法の古典的な考え方である．原疾患によりケトン比は異なり，MCTを併用するとケトン比は小さくできる．また，食事の導入法と設定するケトン比は切り離せない関係があるため，実際に国内でケトン食を実施している施設での代表的な考え方を紹介する．

### 2) 原疾患に基づくケトン比設定

GLUT1欠損症では，不足している脳のエネルギーをケトン体で補うためのケトン食療法であり，ケトン体を産生できればよいのでケトン比を標準より下げてもよいともいわれている．大阪大学でも1.5:1 ～ 2.5:1程度で

行っている患者が多い．この点については**P88，第3章 B GLUT1欠損症**の章を参照いただきたい．

### 3) MCTの併用

MCTを併用する場合には，ケトン比は多少低くてもよい．理由は**P50，第2章 B MCTケトン食**の章にあるように，MCTは普通の脂質よりもケトン体を多く産生するためである．ただ，産生されるケトン体の量が変動しないように，MCTの使用量は概ね一定にする．ケトン食療法から派生した食事療法のケトン比は，MCTケトン食では1.1:1 ～ 1.2:1であり[10]，修正アトキンズ食や低グリセミック指数食では0.9:1 ～ 1:1程度である[11,12]が，古典的ケトン食と同等の効果を示す．日本では，古典的ケトン食にMCTを併用することが多く，ケトン比について，4:1という数値を絶対視する必要はないかもしれない．だが一方で，ケトン比を上げて初めて有効になる患者もおり，発作が止まらない場合には4:1まで上げたほうがよい[13]．

### 4) 国内の病院での現状について

国内でケトン食療法を行っている施設では，ケトン比をどのように決めているのか．ケトン食の始め方には，2通りがあるようである．1つは，食事療法開始時点から目標としている高いケトン比で食事を開始するやり方である．この場合，絶食をしてから食事療法を開始することが多い．もう1つは，普通食から，絶食を挟まずに，徐々にケトン比を1:1, 1.5:1, 2:1と上げていく方法である．この場合でも，最終的に3:1や4:1といった高いケトン比まで上げるかどうかは，施設により異なる．

### 5) 開始時から高いケトン比で行う方法と絶食

食事療法開始時から高いケトン比で行う場合，絶食をすることが多い．断食でてんかん

第2章　ケトン食：各論

が改善することをヒントにケトン食療法が生まれたため，ケトン食導入には絶食が必要と考えられ，ケトン食療法初期の絶食期間は25日間であった．その後，絶食時間の短縮が図られて48時間ないし36時間となり，ジョンス・ホプキンス病院の最新のマニュアルでは，絶食時間は18時間（日曜日から月曜日にかけての，日曜日の深夜から月曜日の17時まで）にまで短縮されている[4]．ジョンス・ホプキンス病院で絶食を採用しているのは，絶食によりケトーシスを素早く導入でき，強いケトン比のケトン食療法を早期に導入して入院期間を短縮できること（最短で3日間），てんかん発作が早めに抑制されて，ケトン食療法を継続するよい動機づけになること，絶食後にはどのような食事でも魅力的に見え，ケトン食でも食べやすいことが理由である[4]．

この方法の利点は，①高いケトン比を達成しやすく有効性が高いこと，②当初から厳しい食事療法をとるため，ゆるめていってもコンプライアンスを得られやすいことである．欠点は，①絶食をした場合には急性期の合併症発生率が高いこと，②サプリメントが絶対的に必須となること，③合併症の頻度が高まることである．

### 6)　徐々にケトン比を上げる方法

この方法は，絶食をせずにケトン食を導入するとき，乳児期にケトン食を導入するときに用いられる．絶食を行う方法では，急性期に脱水や低血糖などの合併症を伴うリスクが高かった．このため，絶食を省略する方法も検討され，絶食せずに徐々にケトン比を上げていく導入法でも，最終的に達成されるケトーシスの強さやてんかん発作の抑制率には有意差がないことが，後方視的研究でも前方視的研究でも確認された[14,15]．勧告では，ケトン食療法を数多く実施しているエキスパ

ト26名の中で，15名（58%）は，絶食は必須ではないが有用である，8名（31%）は必要とは考えない，3名（11%）はケトン食施行全例で絶食すべきと答えている[6]．以前は，絶食により，ケトン食療法が禁忌となる先天代謝異常症を鑑別できるといわれたが，絶食期間を経てケトン食を導入できた症例でも，先天代謝異常によると思われる障害を生じた報告もあるため，絶対的ではない．

この方法をとったときに，最終的なケトン比を，3:1 ～ 4:1 といった高いケトン比とするのか，2:1 前後の低いケトン比とするのかは，病院により異なる．エビデンスがある知見は，絶食を挟んで4:1のケトン食を導入する最も古典的なケトン食療法と，絶食を行わずに徐々にケトン比を上げて4:1にするケトン食療法には，有効性では差がないということ[14,15]，上述のように，3:1 よりも 4:1 の方が，有効性が高いということである[8]．3:1 よりもケトン比が低い場合は，有効性は4:1よりも劣ることが予想される．

ケトン食療法のメカニズムは，まだよくわかっていない．実際の臨床では，ケトン体のうち，BHBの値を測定して，ケトン食療法が十分にできているのか，判定している．BHBは，通常食で空腹でないときには，100 $\mu$mol/L を超えることはない．難治てんかんで，ケトン食療法が有効であった患者では，BHBの値は 4,000 $\mu$mol/L 以上のことが多く，まずはそれを目標としている[16]．大阪大学では，難治てんかんの患者であっても，BHBが 3,000 $\mu$mol/L 以上となると，発作が抑制されることが多いという経験から，患者や家族の食生活やコンプライアンスも考慮して，BHB 3,000 $\mu$mol/L を最初の目標にしている．患者により異なるが，この目標はケトン比を2:1 から 3:1 程度にすると達成されることが

多い．ケトン比4:1の食事は，非常に脂肪分の多い食事となり，患者家族の抵抗感もあって，4:1まで上げることは少ない．患者と家族がケトン食療法を続けるために，受け入れやすいケトン食療法を提案することも有用と考えて，ケトン比が低めのケトン食療法を行っている．大阪大学ではGLUT1欠損症の患者も多数診療しているが，この方法で導入して，成人例では1.0:1〜1.2:1，小児例では1.5:1〜3.0:1程度で食事療法を行っている．

ケトン比が低い場合の利点は，患者・家族の理解が得られやすいこと，比較的気軽に始

---

### 炭水化物と糖質

ケトン比を計算するときに，炭水化物の重量が必要だが，最近，糖質という言葉が登場した．実は炭水化物は，消化できてエネルギーになる糖質と，消化できなくてエネルギーにはならない食物繊維に分かれる．食品には栄養成分表が表示されていることがあり，ここにその食品のエネルギー，蛋白質，脂質，炭水化物などの栄養素や塩分，ビタミン類などの含有量が記載されていて，ケトン食療法導入時に，保護者はその見方を教えられる．栄養成分表には，炭水化物が糖質と食物繊維に分けて表示されているものがある．

ケトン食療法では，エネルギーになる炭水化物を制限しないといけないので，糖質だけを気にすればよい．海藻やきのこ，こんにゃくなどは，食物繊維が多いので，成分表に炭水化物と書かれていても，食物繊維が多いために，食べることが可能な場合がある．糖質と食物繊維が分かれて書かれている食品の場合には，糖質の数値で計算してもよい．炭水化物でまとめて書かれている場合も少なくないが，その場合には，炭水化物量で計算する．

---

### 乳児期と思春期・成人でのケトン食

乳児期は，神経が未熟で栄養に偏りがあると発達に悪い影響が出る恐れがあり，肝臓や脂質代謝も未熟で，ケトーシスを維持できないと考えられたため，ケトン食療法は2歳以上が適応と考えられていた．しかし，乳児期の脳はケトン体を使う能力が成人の4倍もあることがわかり，症例報告でもケトーシスの維持が可能で，発作に対する有効性も高く，覚醒度や注意力，活動性にも影響がなく，安全かつ有効に実施できることが判明した[17]．今では，GLUT1欠損症やWest症候群など，適応は広がっている[18]．こうしたことを受けて，2016年に乳児へのケトン食療法のガイドラインが発表された[19]．乳児期のケトン食については，後述する．

思春期以降のケトン食療法の報告は，従来少なかった．それはケトン食療法が伝統的に小児を中心に施行されており，成人では脂質の多い食事制限に耐えられない，生理的にケトーシスを十分に保てない，小児での全般てんかんでの経験が多いが，成人に多い焦点性てんかんでは有効性が低いと考えられた，などが理由であった[20,21]．しかし，小児でのケトン食療法の成功例を受けて，また，修正アトキンズ食やMCTケトン食と言ったケトン食療法から派生した食事療法を応用する形で，成人でのケトン食療法の報告が増えてきている[22〜26]．古典的ケトン食としても，ケトン比を3:1や4:1に設定した食事療法も実施されている．対象患者はおおむね難治てんかんの患者で，評価期間は3か月から26か月と長くはない．しかし，発作が半分以上減少した有効例は，3割から5割におよんだ．副作用は，嘔吐・下痢・便秘・腹部不快感と言った消化器症状，体重減少，脂質異常症などがあったが，肥満例では体重減少が望ましい副産物と解されている例もあった．全報告を合計すると，中止例は半数近くだが，その理由の多くは有効性を認めないためで，参加症例が難治てんかんのため，それは無理のないことであった．以上から，成人例でも一定の割合で，ケトン食療法は施行可能で，有効性もあると考えられた[21]．

められること，サプリメントはケトン比によってはそれほど厳密には必要ではないこと，欠点は，有効性が古典的なケトン食よりも低い可能性があること，後からケトン比を上げることに心理的抵抗が高いことである．ケトン比を設定するときにどちらを選ぶのかは，主治医の考え方と栄養士の指導方法による．

4:1の高いケトン食を選んだ場合であっても，特例として，肥満の場合と乳児，思春期では3:1で開始する．ケトン食療法では，標準体重から計算したカロリーで食事を作るため，肥満の患者ではケトン食を開始すると体重が減る．このとき，体内では脂肪が燃焼してケトン体が産生されるため，ケトン比が3:1でもよい．しかし，標準体重に近づくにつれ，燃焼する脂肪が減ってケトーシスが弱まるため，適宜調節する．また，18か月以下の乳児と13歳以上の思春期では，成長に必要なたんぱく質を摂取するため，3:1としている[4,7,13]．

## e カロリー計算（カロリー制限）・たんぱく質摂取量・水分摂取量

### 1）カロリー計算（カロリー制限）

カロリー数と蛋白質摂取量の設定は，十分なケトーシスを保つことが目安となる．経験的に，ケトン食療法は太りすぎでもやせすぎでもない患者で最も効果が上がりやすいことがわかっている．てんかん発作の抑制だけではなく，成長のために必要な栄養を摂ることも重要である．古典的には，十分なケトーシスを保つためにカロリーは必要量の75〜90％に制限されてきたが[3]，実際には，制限しなくても十分なケトーシスと発作抑制が得られる．身長から求めた理想体重に基づき食事摂取量を計算することも可能だが[6]，小児のエネルギー必要量は，活動性や体格，年齢

が乳児，幼児，学童，思春期のどのタイミングにあるかで異なる．実際的な方法は，普段自宅で食べている食事やおやつについて，食材の種類や量を数日分記録してもらい，現在の摂取カロリーを栄養士が算出し，それを導入時の基準とする[4]．ただし，肥満児の場合，自宅では食べ過ぎている場合もあり，それをそのままケトン食療法時に使うと，カロリーオーバーからケトーシスが生じにくかったり，脂質異常症などの副作用をきたしたりする危険性もある．そうした場合には，厚生労働省が公表している「日本人の食事摂取基準」（表2）[27]に基づいて，患児の年齢で設定する．

ケトン食を始めると，体内のグリコーゲンはすぐに消費される．やせている患者では，次いで使うはずの脂肪の蓄積も少なく，食事間隔があくと体内の蛋白を分解し始める．これは成長のためにも悪く，ケトーシスも崩れるために望ましくない．やせている患者で，さらに体重が減少するとき，ケトーシスがなかなか強まらないときには，こうしたことを想定して，摂取カロリーを増やしてみる．逆に太っている患者では，体重を維持して，身長が伸びるのを待ち，最終的に身長と体重のバランスが取れるほうが栄養学的にはよいため[6]，ケトン比を3:1として，年齢標準のカロリー摂取を心がける．

ただし，重度心身障害のある患者では，必要なカロリーが予想以上に少ないことはよく経験される．こうした患者では，体重増加速度をみながら，経腸栄養剤の注入量を調節していることが多い．やはり数日分の食事内容・注入内容から，現在の摂取カロリーを計算して，ケトン食時のカロリーとする[4]．また，脳の神経細胞が活動するためには，非常に多くのエネルギーを使っている．てんかん発作が頻発している患者で，発作が落ち着く

## A　古典的ケトン食

**表2** 日本人のエネルギー・蛋白質所要量

| 年齢 | エネルギー (kcal) | | | | | | 蛋白質 (g)* | |
| --- | --- | --- | --- | --- | --- | --- | --- | --- |
| | 男性 | | | 女性 | | | 男性 | 女性 |
| 活動性 | I | II | III | I | II | III | | |
| 0〜5 カ月 | | 550 | | | 500 | | 10 | 10 |
| 6〜8 カ月 | | 650 | | | 600 | | 15 | 15 |
| 9〜11 カ月 | | 700 | | | 650 | | 25 | 25 |
| 1〜2 歳 | | 950 | | | 900 | | 20 | 20 |
| 3〜5 歳 | | 1,300 | | | 1,250 | | 25 | 25 |
| 6〜7 歳 | 1,350 | 1,550 | 1,700 | 1,250 | 1,450 | 1,650 | 30 | 30 |
| 8〜9 歳 | 1,600 | 1,850 | 2,100 | 1,500 | 1,700 | 1,900 | 40 | 40 |
| 10〜11 歳 | 1,950 | 2,250 | 2,500 | 1,850 | 2,100 | 2,350 | 50 | 50 |
| 12〜14 歳 | 2,300 | 2,600 | 2,900 | 2,150 | 2,400 | 2,700 | 60 | 55 |
| 15〜17 歳 | 2,500 | 2,850 | 3,150 | 2,050 | 2,300 | 2,550 | 60 | 55 |
| 18〜29 歳 | 2,300 | 2,650 | 3,050 | 1,650 | 1,950 | 2,200 | 60 | 50 |
| 30〜49 歳 | 2,300 | 2,650 | 3,050 | 1,750 | 2,000 | 2,300 | 60 | 50 |
| 50〜69 歳 | 2,100 | 2,450 | 2,800 | 1,650 | 1,950 | 2,200 | 60 | 50 |
| 70 以上歳 | 1,850 | 2,200 | 2,500 | 1,500 | 1,750 | 2,000 | 60 | 50 |
| 妊婦初期 | | | | +50 | +50 | +50 | | +0 |
| 妊婦中期 | | | | +250 | +250 | +250 | | +5 |
| 妊婦末期 | | | | +450 | +450 | +450 | | +25 |
| 授乳婦 | | | | +350 | +350 | +350 | | +20 |

(厚生労働省：日本人の食事摂取基準 2015 年版
http://www.mhlw.go.jp/stf/seisakunitsuite/bunya/kenkou_iryou/kenkou/eiyou/syokuji_kijyun.html)
* 蛋白質量は，0〜11（月）は目安量 1 歳以上は推奨量

と必要なカロリー量が減り，栄養量を変えずにいると体重が増えてくることがある．ケトン食療法を開始してからも，体重の増減をみてカロリーの調節をする．

ケトン食療法では，食事全体でケトン比を計算するため，出された食事はすべて食べることが基本である．また，ドレッシングなど調味料として使っている油も計算に入れているため，皿に油が残らないように食べることも必要である．こうした制限は，ケトン比が高くなるほど厳しくなる．

同じカロリーでは，脂質は炭水化物や蛋白質よりも量が少なくなる．1 g 当たりのカロリーは，炭水化物やたんぱく質は 4 kcal，脂質は 9 kcal である．たとえば 360 kcal は，炭水化物や蛋白質なら 90 g だが，脂質では 40 g と半分以下になる．つまり，ケトン食療法では，食事量が半分程度に減る．実際，慣れるまでの 1 〜 2 週間，空腹感を訴える患者も多い．食事量が理想体重にあわせて計算されるため，体重が多い場合はとくにそうである．しかし，ケトーシスでは食欲が抑制され

るため，ケトン食を開始して 1 週間ほどで空腹感は落ち着くことが多い．どうしても空腹感が続く場合，本来のカロリー数よりも少なく設定されてしまっていたこともあるため，カロリーを増やすことを試してもよい．

### 2)　蛋白質摂取量

ケトン食療法中の蛋白質摂取量は，伝統的に 1 g/kg/ 日が標準である．これは，日本人の食事摂取基準と比較すると明らかに少ないが，この根拠は，米国科学アカデミー医学研究所が報告した栄養所要量（RDA：Recommended Dietary Allowance）1997 年版，食事摂取基準（DRI：Dietary Reference Intake）と世界保健機関（WHO）が提唱した蛋白質所要量（mean protein allowance）である（表3）[4,7]．とくに思春期以降，ケトン比を 4:1 に保つことが難しい場合には，蛋白質量を WHO による許容範囲である 0.75 g/日まで減らすこともある[3]．このように蛋白質摂取量を減らして問題が起きたという報告はないが，それはケトン比を 4:1 とするのが難治てんかんで，ケトン食の施行期間が 2 年程度と比較的短期のためかも

第2章　ケトン食：各論

**表3** ケトン食療法（Freeman JM）における蛋白質1日摂取量の基準値

| | 蛋白質摂取量(g/kg/日) | | | | | |
|---|---|---|---|---|---|---|
| | RDA 1997年版 | | WHO | | | DRI 2002年版 |
| | 男性 | 女性 | 男性 | 女性 | | |
| 0〜6カ月 | | 2.2 | | 1.38 | 0〜6カ月 | 1.5 |
| 6〜12カ月 | | 1.6 | | 1.21 | 6〜12カ月 | |
| 1〜3歳 | | 1.2 | | 0.97 | 1〜3歳 | 1.1 |
| 4〜6歳 | | 1.1 | | 0.84 | 4〜13歳 | 0.95 |
| 7〜10歳 | | 1.0 | | 0.80 | | |
| 11〜14歳 | 1.0 | 1.0 | 0.79 | 0.76 | | |
| 15〜18歳 | 0.9 | 0.8 | 0.69 | 0.64 | 14〜18歳 | 0.85 |
| 成人 | | 0.8 | — | | 19歳以上 | 0.8 |

RDA：Recommended Dietary Allowance，DRI：Dietary Rederence Intake

**表4** 1日水分量

| 体重(kg) | 1日水分量(mL) |
|---|---|
| 0〜10 | 100×体重 |
| 11〜20 | 1,000＋50×（体重－10） |
| >20 | 1,500＋20×（体重－20） |
| | 最大 2,400 mL/日 |

（Greenbaum LA：Maintenance and Replacement Therapy. In: Kliegman RM, Stanton BF, Geme JWSt, Nelson Textbook of Pediatrics 20th ed. Elsevier, pp384-388, 2016.）

しれない．しかし，マクトンオイル®やケトンフォーミュラ®などMCTを併用することでケトン比を下げられること，長期間ケトン食療法が必要なGLUT1欠損症の場合などは，ケトン比を下げてもよいことが多いことから，蛋白質の摂取量は推奨量に合わせるべきかもしれない．実際，近年は思春期や成人の場合には蛋白質摂取量を保ってケトン比を下げることもある[21, 25]．

### 3）水分摂取量（水分制限）

ケトーシスを維持するために水分摂取量も制限したほうがよいと考えられてきた．しかし，水分を十分摂ってもケトーシスには影響がないこと，水分制限をすると腎結石・尿路結石発生のリスクを高めるため，水分を制限する必要はないことが証明された[13]．参考として，水分摂取量の目安を表4に示す[28]．

### f　サプリメントの必要性

通常の食事では，ビタミンや微量元素（ミネラル）をバランスよくとれるため，特別に摂取する必要はない．しかし，ケトン食療法では，果物や野菜，穀物やカルシウムの豊富な食物が制限され，ビタミンやミネラルが不足するため，補充が必要になる．こうした補充のために用いる補助食品をサプリメントと呼ぶ．勧告では，種々のビタミン，とくにビタミンB群とビタミンD，カルシウムの摂取が勧められている[6]．これまで国内では，各施設で適宜ビタミンやミネラルの補充をしてきたが，どの薬やサプリメントを使ったらよいという研究はない．

ビタミンやミネラルの必要量は，年齢によって違い，ケトン食療法の種類によっても不足するビタミン・ミネラルの種類・量は変わるため，一概に何を摂取すればよいとはいえない．古典的ケトン食は，ケトン食療法の中でも制限が厳しく，ビタミンやミネラルが不足しやすいが，MCTケトン食や修正アトキンズ食，低グリセミック指数食では制限が緩く，GLUT1欠損症でもケトン比を下げていることが多いため，不足することは少ない．

国内の施設で修正アトキンズ食療法を施行した患者では，カルシウムの不足が判明している．ビタミンDは脂溶性ビタミンであるため，過剰摂取にならないようにする．勧告にあるように，ビタミンB群とビタミンD，

カルシウムは補充すべきであろう．また，ミネラルの不足により有害事象が報告されたものは，マグネシウム，鉄，銅，亜鉛，セレンがあり，ときどき測定をして，補充を考慮する．腎・尿路結石予防のために，クエン酸ナトリウム・クエン酸カリウムの投与も推奨されており[29]，とくに副作用の報告もないため，考慮してよい．カルニチンの投与は，現時点では意見が分かれているが，低カルニチン血症から健康被害を呈した報告はなく，全員への一律投与は必要ないと考えられる．勧告では，カルニチンの濃度が低いときや，全身倦怠感や易疲労性，筋力低下と言った症状が出現したときに投与すればよいとしている．国内施設ではバルプロ酸内服例に投与しているところもある．

医師がビタミンやミネラルを薬として処方すると，薬の量や種類が増える，薬に含まれる炭水化物が増える，不足するすべてのビタミンやミネラルには対応できないといった欠点がある．市販されているサプリメントは，多くの企業からさまざまな種類のものが販売されており，成分も量もさまざまである．こうしたサプリメントは，薬品としての安全性は未検討であり，脂溶性ビタミンやミネラルの過剰投与から中毒に至る危険性もあり，投与量を慎重に検討する必要がある．実際，各社とも，小児への投与は控えるように記載していることが多い．

勧告では，アメリカで入手可能なサプリメントがいくつか紹介されている．その中には炭水化物を減らして，ケトン食療法に対応したものもあるが，国内では入手しにくい．また，日本とは食文化が異なり，成分によって過不足が生じるため，この製剤が日本人に必ずしも望ましいとは限らない．こうした勧告で紹介されたサプリメントと日本で医師が処方できるマルチビタミン剤を比較すると，マルチビタミン剤にはミネラル類がまったく含まれていない．参考のために日本で処方・入手可能な代表的なマルチビタミン剤とKossoffらが勧告で紹介していた欧米のサプリメントの組成を**表5**に示す[5]．

ケトン食療法中にビタミンやミネラルが不足するのは確かだが，これまでのところ，どのような成分が不足するのか，詳細な検討は日本ではなされていない．結局，どの種類のビタミンやミネラルが不足するのかを個別に検討し，必要なビタミンやミネラルを過剰投与にならないように注意しつつ適宜補充するしかない．炭水化物を極力減らしてケトン食療法でも使用可能な日本の食生活に合ったサプリメントの開発が望まれる．

## g ケトン食の開始

絶食する場合は，以前は48時間または36時間絶食して尿中ケトン体が陽性になったら食事を開始していたが[3]，現在のジョンス・ホプキンス病院では18時間の絶食後の食事開始で，尿中ケトン体の陽性化については必ずしも確認していない[4]．食事の増量の仕方は，2通りあり，ジョンス・ホプキンス病院では目標とするケトン比（通常は4:1）の食事で，開始初日は1/3量を食べ，翌日は2/3，3日目に全量摂取と量を増やす．また，初めから目標カロリー数を摂取し，ケトン比を1:1から2:1，3:1，4:1と4:1まで徐々に増やす方法と，と，1.0:1から0.5ずつ，血中ケトン体を確認しながらBHBが$2,500 \sim 3,000 \mu mol/L$となるまで上げる方法がある．絶食を行わない場合は，漸増する方法となる．

開始時に起こりうる問題点は，脱水，低血糖，過剰なケトーシス，電解質異常，便秘・下痢，高尿酸血症がある．こうした合併症は

## 第2章 ケトン食：各論

### 表5 日本で入手可能な代表的なサプリメントと動告で紹介されたサプリメントの組成

| 成分 | 単位 | 調剤用パンビタン末 | ワッサーV顆粒 | ポポンSビタミンゴールド | マルチビタミンEX | パンビタン | Dear-Natura マルチビタミン&ミネラル | マルチビタミン&ミネラル | マルチビタミンミネラル&コエンザイムQ10 | マルチビタミン | マルチビタミン&ミネラル | マルチビタミンミネラル | マルチビタミン&ミネラル | マルチビタミン&ミネラル | マルチミネラルビタミン | Centrum | Multibionta | ONE-A-DAY®KIDS | NanoVM 1 to 3 years | NanoVM 4 to 8 years |
|---|---|---|---|---|---|---|---|---|---|---|---|---|---|---|---|---|---|---|---|---|
| 会社名 | | 武田 | サンド | シオノギ | エスエス | 武田 | アサヒフード | 大塚製薬 | 小林製薬 | サントリー | DHC | DHC | ファンケル | ファンケル | ニューサイエンス | Wyeth | Seven Seas | Bayer | Solace Nutrition | Solace Nutrition |
| (成人1日量) | | 1g | 1g | 2錠 | 2錠 | 3錠 | 4粒 | 2粒 | 4粒 | 6粒 | 1粒 | 3粒 | 1粒 | 2粒 | 3粒 | 1 Tablet | 1 Caplet | 4歳以上1錠 / 2〜3歳1/2錠 | 1〜3歳 2杯 | 4〜8歳 2杯 |
| 小児適応 (小児用量) | | | | あり 6〜14歳1錠 | あり 7〜14歳1錠 | あり 11〜14歳2錠 / 5〜10歳1錠 | なし | なし | なし | なし | なし | なし | なし | なし | なし | なし | あり 12歳〜服用可 | あり | あり | あり |
| 炭水化物 | | | | 記載なし | 記載なし | 記載なし | 640 | 924 | 206 | 記載なし | 記載なし | 記載なし | 記載なし | 11 | 170 | | | | | |
| ビタミンA | μgRE | 825 | | 660 | 660 | 667 | 450 | 600 | 179 | 270 | 900 | 135 | | 1650 | 2310 | 1155 | 780 | 1650 | 330 | 440 |
| ビタミンD | μg | 5 | | 5 | 5 | 5 | 5 | 5 | 2.5 | 3.5 | 5 | 5 | | 10 | | 10 | 5 | 10 | 10 | 5 |
| ビタミンE | mgα-TE | 1.1 | | 15 | 10.4 | 10 | | 26.8 | 8 | 8 | 10 | 8 | | 100 | 150 | 30 | 9 | 30 | 6 | 7 |
| ビタミンK | μg | | | | | | | | 6.5 | | | | | | 12.5 | 25 | | | 30 | 55 |
| ビタミンB1 | mg | 1 | 3 | 10 | 25 | 10 | 1 | 1.5 | 1.08 | 1.1 | 2.2 | 1 | | 17.5 | 30 | 1.5 | 1.4 | 1.5 | 0.5 | 0.6 |
| ビタミンB2 | mg | 1.5 | 3 | 6 | 6 | | 1.1 | 1.7 | 1 | 1.1 | 2.4 | 1.1 | | 17.5 | 25 | 1.7 | 1.6 | 1.7 | 0.5 | 0.6 |
| ナイアシン | mg | 10 | 30 | 50 | 50 | 75 | 11 | 15 | 11 | 15 | 15 | 18 | | 17.5 | 30 | 20 | 18 | 20 | 8 | 8 |
| ビタミンB6 | mg | 1 | 5 | 25 | 25 | 9 | 1 | 2 | 1 | 1 | 3.2 | 1 | | 17.5 | 25 | 2 | 2 | | 0.5 | 0.6 |
| 葉酸 | μg | 500 | | 400 | 400 | | 200 | 200 | 200 | 140 | 200 | 200 | | 100 | 400 | 400 | 230 | 400 | 150 | 200 |
| ビタミンB12 | μg | 1 | | | | | 2 | 3 | 2 | 2 | 6 | 2 | | 17.5 | 45 | 6 | 1 | 6 | 0.9 | 1.2 |
| ビオチン | μg | | | 60 | 60 | 13 | | | 45 | 45 | 6 | 45 | | 17.5 | 45 | 30 | 130 | 40 | 8 | 12 |
| パントテン酸 | mg | 5 | 30 | 60 | 60 | 30 | 5.5 | 6 | 6 | 5.5 | 9.2 | 5.5 | | 17.5 | 37.5 | 10 | 6 | 10 | 2 | 3 |
| ビタミンC | mg | 37.5 | 200 | 150 | 150 | 250 | 80 | 150 | 80 | 80 | 100 | 80 | | 200 | 500 | 60 | 60 | 60 | 15 | 25 |
| カルシウム | mg | | | 140 | 59.3 | 60 | 234 | 200 | 212 | 233 | | 250 | | 150 | 150 | 200 | 90 | 100 | 500 | 800 |
| マグネシウム | mg | | | 20 | 34.6 | 30 | 83.4 | 100 | 76 | 83 | | 125 | | 50 | 150 | 50 | 45 | 20 | 65 | 110 |
| ナトリウム | mg | | | | | | 4 | | 1.2-12 | | | | | | | | | | | |
| カリウム | mg | | | | | | | | | 130 | | | | | 100 | 80 | 38 | 100 | 575 | 775 |
| リン | mg | | | | | | | | | | | | | | 100 | 20 | | | 460 | 500 |
| 塩素 | mg | | | | | | | | | | | | | | | 72 | | | | |
| 鉄 | mg | | | 9.8 | | | 2.5 | 4 | 2.52 | 2.5 | | 7.5 | | 2.25 | 8.3 | 18 | 5 | 18 | 7 | 10 |
| 銅 | mg | | | | | | 0.2 | 0.6 | 0.2 | 0.2 | | 0.6 | | 0.18 | 2 | 0.5 | 2 | | 0.34 | 0.44 |
| 亜鉛 | mg | | | | | | 2.34 | 6 | 2.1 | 2.3 | | 6 | | 2.1 | 5 | 11 | 4.8 | 15 | 3 | 5 |
| ヨウ素 | μg | | | | | | | 50 | 30 | | | 50.8 | | 27 | 150 | 150 | 110 | 150 | 90 | 90 |
| セレン | μg | | | | | | 7.7 | 7.6 | 7.7 | | | 30.2 | | 6.9 | 25 | 55 | 24 | | 20 | 30 |
| マンガン | mg | | | | | | 1.17 | <0.9 | 0.9 | | | 1.5 | | 1.05 | 1 | 2.3 | 0.42 | | 1.2 | 1.5 |
| クロム | μg | | | | | | | | | | | 28.3 | | 9 | 50 | 35 | 24 | | 11 | 15 |
| モリブデン | μg | | | | | | | | | | | 10.5 | | 5.1 | 7.5 | 45 | 24 | | 17 | 22 |
| バナジウム | μg | | | | | | | | | | | | | | | 10 | | | | |
| CoQ10 | mg | | | | | | | | 130 | | | | | | 5 | | | | | |
| ホウ素 | mg | | | | | | | | | | | | | | | 75 | | | | |
| ケイ素 | mg | | | | | | | | | | | | | | | 2 | | | | |
| ニッケル | μg | | | | | | | | | | | | | | | 5 | | | | |
| 鉛 | μg | | | | | | | | | | | | | | | 10 | | | | |

成分量は、小児用製剤である ONE-A-DAY® KIDS は1 Tablet 当たり、NanoVM は2杯当たり、ビタミンD は1 IU=0.025 ug. ほかは成人1日量を記載.
ビタミンA は1 IU=0.33 ugRE（β カロテンはレチノールの1/6 量）、ビタミンE は1 IU=1 mg として計算.

## A 古典的ケトン食

#### 表6 ケトン食療法導入入院時の指示内容

| | |
|---|---|
| 身体測定 | 入院時 |
| 体重測定, 水分摂取量・尿量測定 | 毎日 |
| 尿中ケトン体測定 | 毎朝 |
| 発作確認 | 発作の起きた時間, 回数, 発作の種類と持続時間を表にする |
| バイタルチェック* | 8時間ごと |
| 血糖測定* | 各食前 全カロリーをケトン食で摂取するまで続行 |
| | その他, 低血糖症候(反応性低下・顔面蒼白・発汗など)のあるとき |
| | 血糖値 45 mg/dL 未満で低血糖症候がない場合 1時間後に再検 |
| | 血糖値 30 mg/dL 未満または低血糖症候がある場合 |
| | りんごジュース 20 mL またはオレンジジュース 30 mL を飲む. |
| | 1時間以内に再検し, 45 mg/dL 未満なら, リンゴジュース 10 mL またはオレンジ |
| | ジュース 15 mL を飲む. 経口摂取不良の場合, 改善しない場合は Dr call |
| 発熱時・けいれん時 | 病状に応じて指示 |
| 便秘時 | グリセリン浣腸 |

*絶食中は, バイタルチェックと血糖測定は6時間ごと.

絶食時に多いが, 絶食を行わなくてもありえる. それぞれの問題点と対処法は, **P35, 4 合併症**の項を参照いただきたい.

開始時の看護指示内容は**表6**の通りである. バイタルサインや体重を定期的に確認して異常の早期発見に努める. 絶食の場合には, 定期的に血糖を測定し, 絶食をしない場合には, 低血糖症状が出たときに測定を行う.

発作が減少・消失するまでの時間は, 非常に早い場合もあるといわれ, なかには食事を開始した当日から効果があったという報告もある[6]. 実際に評価した研究では, 絶食ありのケトン食で, 全例17例で5日以内に発作の改善を認めた[30]. また, 2病院118名のケトン食療法を施行した中で, 発作が減少した99例について検討すると, 半数が5日以内に, 75%が14日以内, 90%が23日以内に改善したが, 60日経過してから初めて改善した例も5%あった. また, これを導入時の絶食の有無で比較すると, 絶食群では半数が5日で改善したが, 非絶食群では半数が14日以内に改善した[11]. 導入時の絶食の有無で前方視的に検討した研究では, 両群ともほとんどが1か月以内に改善した[15]. 以上から, 早期から減少することもあるが, ケトン食が無効と判断するには3か月は続けるべきであ

ると考えられた[6].

### h 患者教育

入院中に患者教育を行う[4]. 栄養士からは食材の選び方, 食品表示の見方, ケトン食の調理法・計算法を学ぶ. 医師からは, ケトン食療法施行中の注意すべきポイントとして, 特に発作の状態がいつもと変化したときの観察点と対応, 体調不良時の対応について学ぶ.

ケトン食療法を開始後は, 毎日発作の様子を記録する. ケトン食療法で発作が抑制されていたのに発作が出現した場合や, 普段とは違う発作が出現した場合には, まず自宅で尿中ケトン体を測定して, 主治医に連絡する. 尿中ケトン体がいつもと変わりないか, 減弱しているかで考えるべき病態や対処が異なるためである. 主治医は, **P206, 第5章 付録 5 終了**のフローチャートに基づいて, 対処を行う.

ケトン食療法中の患者では, 通常食時とは代謝の状態が変化しているため, 体調不良時には, 低血糖や過剰なケトーシスに陥りやすい. ボーッとして反応が鈍い, 顔色が悪い, といったことがあれば, りんごジュース 10 mL またはオレンジジュース 15 mL を飲ませる. 改善しない場合は病院を受診する. また, 薬

第2章　ケトン食：各論

を処方してもらうときには，炭水化物が極力少ない処方をしてもらうようにする．具体的には，**P171，第4章G　処方された薬の糖分についての章を参照のこと．**

# 2 維持

## a ケトン食の調整

　アメリカでは入院医療費が高額でもあり，ジョンス・ホプキンス病院では，ケトン食導入の入院は4日間で終了し，退院してから，医師・看護師・栄養士らからなるケトン食療法の専門チームと電話やメールで密に連絡を取りながら，自宅で軌道に乗せている[4]．日本では，入院にもう少し時間をかけられるため，患者がケトン食に慣れることもでき，保護者にケトン食の作り方について指導する余裕もある．大阪大学のケトン食導入入院は，通常3週間である．

　ケトン食初期に起きやすい問題は，体重変化，眠気，下痢・便秘，発熱である[4]．対処法については，**P35，4 合併症**を参考にしていただきたい．また，ケトーシスになると，体や呼気からケトン臭*がすることは家族に説明しておくほうがよい．

　導入して間もないうちに発作が起きると，ケトン食がきちんと作れなかったからなのか，患者のてんかんにはケトン食が無効なのか，家族には判断がつかない．まず大事なことは，なぜ発作が起きたのか，ケトーシスは保たれているのかということであり，発作後の尿中ケトン体はそれを確認するのに有用である．ケトーシスが崩れていないのに，発作が起き

*　ケトン臭…ケトーシスになったときに，呼気や体から発する独特の臭いのこと

たなら，感染症や体調不良があるとか，尿中ケトン体では十分でも血中ケトンがまだ低く，ケトン比を上げる余地があるということが考えられる．ケトーシスが崩れていたなら，なぜ崩れたのかが問題である．てんかん日記を見返して，発作がどのようなときに起きるのか，きっかけはあるのか，途中から増えてきたように感じても，本当に増えているのかを検討する．まず検討すべきことは，次のようなものがある[4]．

### 1）　感染症・合併症はないか

　病気になると，発作が増えることがある．多いのは感染症であり，感冒や中耳炎，尿路感染症，肺炎などの確認が必要である．腹痛や血尿はないが，発作の増加から尿路結石と判明した報告もある．

### 2）　準備した食事以外に，何か食べていないか，摂取していないか

　大阪大学でも，患者家族の知人が，油っぽい食事しか食べられないのを同情して，こっそりおやつをあげていたり，友人宅や保育所・幼稚園・学校で，ほかの食べ物をもらったりして発作が起きた症例がある．また，食べた当日に発作が起きるとは限らず，数日経過してからケトーシスが消失し，発作が起きることもある．ジョンス・ホプキンス病院では，週末になると必ず発作が起きる患者で，詳しく検討し，週末に別荘で使用しているサンオイルに含まれていた微量の炭水化物が原因と判明したことが報告されている[4]．

### 3）　食事間隔が不規則になっていないか，また食事間隔が長くなっていないか

　通常の食事では空腹時にエネルギー源として，まず最近食べた糖質，次いで筋や肝臓に蓄えられたグリコーゲンを使い，そして脂肪を用いる．ケトン食療法中の患者では，炭水化物やグリコーゲンの貯蔵がないため，初め

A 古典的ケトン食

から脂肪を燃やす．しかし，理想的な体重であれば，脂肪の蓄えもないため，前回の食事からある程度時間が経つと，体内の蛋白を使う．するとケトーシスが弱まり，発作が出現することがある．とくに夕食と朝食は間隔が長く，早朝にケトーシスが弱まり発作が起きることがある．こうした場合は，夜寝る前にケトン食の補食やケトンフォーミュラを飲むとよいことがある．

### 4）　食事量が多すぎないか

ケトン食療法をしていても体重が月に500 gずつ増えていくような状態では，摂取するエネルギーが多すぎてケトーシスを保てずに発作が増えることがある．

### 5）　既製品に炭水化物や蛋白質が含まれていないか

既製の食品を食べた場合には，表示にはないにもかかわらず，炭水化物が含まれていることがある．また，同じ種類の食品でも，食品会社が変わると炭水化物や蛋白質の量は異なることがある．

### 6）　血中ケトン体は，適正な濃度になっているか

**P44，5 評価**の項で後述するが，血中ケトン体のBHBが4,000 $\mu$mol/L 以上となるようにケトン比を調節すると，発作が改善することがある．

こうしたことを考慮に入れて工夫する．とにかく，発作があったときには，何か誘因がないかをよく検討することが重要である．

通常，いったんケトン食療法を開始したら，3か月は続ける．効果が不明瞭でも，ケトン食が明らかに発作を悪化させている，あるいは重篤な副作用があるということでなければ，工夫しながら，ケトン食を継続するほうがよい．ケトーシスが十分なのに発作が起きる場合には，ケトン食の中止も考慮する．

Freemanらは，ケトン比を3:1としても発作が続き，原因が不明の場合には，ケトン比を3.5:1，4:1，4.5:1と0.5ずつ増やし，5:1まで上げることを推奨している．ただし，5:1は栄養学的にも望ましくなく，Freemanらも

---

### ケトン体産生のコントロールについて[31]

ケトン体は，飢餓状態やケトン食で産生されるが，実際にどのように産生のスイッチが入るのか．ケトン体濃度が思うようにコントロールができないときには，そのメカニズムを知ることが重要である．

ケトン体は，主に脂肪から肝臓で作られる．脂肪酸が$\beta$-酸化されると，アセチル-CoAが生じる．通常では，アセチル-CoAは，クエン酸回路上のオキザロ酢酸と縮合してクエン酸になり，クエン酸回路の代謝が回り始める．ところが，飢餓状態などグルコース濃度が低い状態では，オキザロ酢酸は，糖新生のために利用されて，アセチル-CoAは，ケトン体産生に回され，ミトコンドリアHMG-CoA合成酵素によりHMG-CoAになり，アセト酢酸になる．

ケトン体産生に重要な酵素群は，糖代謝に関わるホルモンによって活性がコントロールされている．脂肪細胞で脂肪を遊離させるホルモン感受性リパーゼは，インスリンにより抑制され，グルカゴンやアドレナリンにより活性化される．ミトコンドリアHMG-CoA合成酵素は，インスリンにより抑制され，飢餓やインスリン低下，高脂肪食により活性化される．したがって，糖質を摂取してインスリンが分泌される状況では，脂肪は遊離せず，HMG-CoAが合成されず，ケトン体は産生されなくなる．その逆の状況で，ケトン体が産生されるのである．

ケトン体が上下する背景には，このメカニズムがあることを理解するとわかりやすい．

第2章　ケトン食：各論

6か月以上続けたことはないので，数か月以内の使用に限定するべきであるとしている[9]．

ケトン食を食べてくれないので困るという問題も起きやすい．ケトン食療法を始めたころは，食事作りも大変で時間もかかり，慣れないことばかりで家族も疲れていることが多い．家族がケトン食療法に前向きな気持ちで取り組めるように，話を聞いて，励ますことも重要である．ほかにケトン食療法をしている家族がいれば紹介するのも一案である．ジョンス・ホプキンス病院でも大阪大学の経験でも，同時期にケトン食療法を導入した家族がいるとはげみになるようである．

ケトン食療法中に体調不良になった場合の対応については，**P167，第4章 F　体調不良時**の対応の章を参照されたい．また，発作の消失や軽症化に伴い抗てんかん薬の減量や中止を考慮する場合については，**P76，第3章 A　てんかん**の章を参照いただきたい．

### b　定期フォロー

退院後，定期的に外来診察を行う．順調であれば，診察は退院1か月後，その後は3か月に1度でよいであろう．評価する項目は，**P44，5 評価**の項で後述する．ある程度安定してからのケトン比の調節は，尿中ケトン体が（3＋）〜（4＋）になることを目安にしている．

ケトンフォーミュラ®を使用する場合は，主治医が特殊ミルク事務局に注文する[*]．

### c　集団生活（保育所・幼稚園・学校など）・社会生活への対応

集団生活に入ると，保育士や教諭，同級生やその保護者にどのように説明するのか，給食や弁当にどのように対応するのかといった問題が出てくる．当然のことであるが，学校関係者はケトン食について知らないことが多

いので，教諭や養護教諭には説明をし，事情が許せば，学校栄養士と病院の栄養士が連携できればなおよいであろう．よりよい治療と生活を目指して，学校と連携を深めたい．少しずつだが，ケトン食への対応を認めて，給食対応をしてくれるところも出てきている．修学旅行や家族旅行でも，宿泊先の理解があるかどうかが重要である．近年，成人の糖尿病患者をはじめとして，低糖質ダイエットが一般的になってきたので，事前に相談すると，意外と対応可能なことがある．

また，外食や旅行のときもさまざまな工夫が必要であるが，その点については**P163，第4章 D　外食するときの工夫（旅行も含む）**の章を参照されたい．また，外食時に患者だけが別に弁当を持参しても店員に説明しやすいよう，現在特殊な食事療法のために，通常食が食べられず，弁当の持参が必要であるという旨の文書を渡したことも有用である．

### d　経済的な問題

ケトン食療法は，通常の薬物療法と比較して家族の負担が大きい．食事を準備するという物理的・時間的負担だけではなく，経済的にも負担が多い．食材として，肉や油が多くなり，ケトンフォーミュラは現在無償であるが，MCTオイルは高額である．さらに，そうした中でも，せめておやつぐらいはおいしいものを食べさせてあげたいという親心から，カロリー0のおやつを購入する家庭も多いが，多くがダイエット食品で高額である．しかし，残念ながら現時点ではこうした負担を軽減する措置はない．

---

[*] 診察日に使用できるように事前にFAXを使って注文しておくこと．

# 3 中止

ケトン食を導入し，さまざまな調整を行っても発作が改善しないとき，発作が増えたり，大きな合併症が生じたりした際には中止を考える．実際にケトン食法が中止に至る理由には，次のようなものがある．

(1) 発作の悪化．あるいは，発作の改善が期待ほどではなく不十分
(2) 患者が食事内容に耐えられず拒否
(3) 食事の準備をするのが困難
(4) 合併症が重篤

ケトン食療法の症例報告の中では，ケトン食療法の中止が必要となるほどの合併症の報告は少ない．中止が必要となった合併症と死亡例のある合併症を表7に示す．ケトン食の中止のしかたは，重篤な合併症が起きたときには，入院の上で即座に中止する．ただし，けいれんの出現には注意する．時間的余裕がある場合には，2週間ごとにケトン比を1ずつ減らしていき，3:1，2:1，1:1，普通食とする．

治療が無事に進んで落ち着いてくると，通常の抗てんかん薬の場合と同じく，ケトン食も終了となる．この時の管理については，**P76，第3章 A　てんかん**および **P88，第3章 B　GLUT1 欠損症**の章を参照いただきたい．

# 4 合併症

ケトン食療法では，さまざまな合併症が起こりうる．発症しやすい時期に応じて概説する．起こりやすい時期に応じた合併症の分類を表7に示した[32]．ただし，これまでの合併症に関して検討した研究は，ケトン比を4:1に設定した高ケトン比の場合が多い[14,32]．ケ

トン比が低い場合にどの程度の合併症が起こりうるのかは今後の検討課題であるが，下記の合併症について，念頭に置いて管理する．

## a 早期合併症

ケトン食療法開始後4週間以内に起きるものである．脱水や低血糖，過剰なケトーシスやアシドーシスによる眠気や悪心・嘔吐，電解質異常(低ナトリウム血症)，高尿酸血症は導入時に絶食すると起きやすいが，絶食をしない場合でも発症することある[14]．脂質異常症は，早期から生じうるが，慢性期の影響が問題となるため，維持期の問題点の項で扱う．また，体重増加や体重減少，空腹感も，導入後早期に出現しやすい問題である[4]が，これらについては **P26，1-e　カロリー計算**の項で説明した通りである．

### 1) 脱水

脱水の定義を「体重の5%以上の減少，皮膚ツルゴール*の低下，口腔粘膜の乾燥，尿比重が1.020以上」として，導入期の絶食の有無で脱水の発症率に差が出るか検討した研究で，導入期に絶食した群では維持量の75%の生理食塩水を静注していても，60%の症例で脱水が生じた．非絶食群では，脱水はほとんど生じなかった．2群間で，ケトーシスに至るまでの時間やケトン食療法の有効性に差はなかった[32]．古典的ケトン食では，水分が多いとケトーシスが弱まり発作が起きると考えて水分制限を行ってきた[3]．しかし，水分を十分与えてもケトーシスに至ることが判明しており，逆に脱水状態では，組織潅流の低下からアシドーシスや電解質異常が生じ，尿路結石の危険性も増えるため，水分制限は避けるべきである．ケトーシスでは口渇感が

---

*皮膚ツルゴール…皮膚のハリ.

## 第2章　ケトン食：各論

### 表7　古典的ケトン食の合併症

| | とくに導入時に起こりやすいもの | 導入後4週間以内 | 導入後4週間以降 |
|---|:---:|:---:|:---:|
| 脱水 | ○ | ○ | |
| 症候性低血糖 | ○ | ○ | ○ |
| 過剰なケトーシス | ○ | ○ | |
| 消化器症状* | ○ | | ○ |
| 感染症** | | ○ | ○ |
| 脂質異常症* | | ○ | ○ |
| 高尿酸血症* | | ○ | ○ |
| 低蛋白血症* | | ○ | ○ |
| 低マグネシウム血症* | | ○ | ○ |
| 反復性低ナトリウム血症 | | ○ | |
| 遷延性代謝性アシドーシス* | | ○* | |
| 肝機能障害 | | ○ | ○ |
| 急性膵炎** | | ○* | ○** |
| 基底核障害・不随意運動* | | ○* | |
| 体重減少・体重増加 | | ○ | ○ |
| 低身長 | | | ○ |
| 骨軟化症 | | | ○ |
| 骨量減少* | | | ○* |
| 骨折 | | | ○ |
| 腎結石 | | | ○ |
| 凝固機能異常 | | ○ | ○ |
| 鉄欠乏性貧血 | | | ○ |
| 溶血性貧血* | | ○* | |
| 二次性低カルニチン血症 | | | ○ |
| 亜鉛・銅欠乏 | | | ○ |
| 心筋症** | | | ○** |
| QT延長症候群** | | | ○** |

*ケトン食療法中止の報告がある合併症，**死亡例の報告がある合併症

抑制されるので，水分を十分摂取できているか，周囲が注意する必要がある[4]．

脱水が生じた場合には，低血糖がなければ，糖分の入っていない輸液を行う．

### 2）　低血糖

低血糖の症状は，反応性の低下や顔面蒼白・発汗などである．絶食をしなくても，無症候性低血糖をきたすことはまれではなく，血糖値が30 ～ 40 mg/dL のことはよくあるが，とくに治療の必要はない．30 mg/dL 未満の場合は1時間後に再検し，患者が症候性で，眠気や発汗を伴う場合には，30 ～ 60 mL のオレンジジュースを飲ませ，30分後に再検する[4]．ケトン食を開始した後は，血糖測定を行わなくても問題ないという報告もある[1]．重篤な低血糖の報告はまれだが，低血糖とアシドーシス，昏睡をきたした報告もある[17]．この症例では，ケトン食療法前の先天代謝異常疾患のスクリーニングでは異常を認めず，原因不明だが，8日目にケトン食を中止して改善したとしている[17]．

### 3）　過剰なケトーシス

ケトン食導入時に，とくに絶食を行ってケトン体が過剰に産生されたとき，そしてケトン食を導入した後でもケトン食メニューを変更したり急性疾患に罹患するなど体調が変化したりしたときに，ケトーシスが強くなりすぎることがある．そうした際に出現する症状として，Kussmaul 呼吸の初期に認められる浅く速い呼吸，易刺激性，頻脈，顔面紅潮，通常認めない疲労感や倦怠感，嘔吐がある．こうした症状から，過剰なケトーシスが疑われたら，オレンジジュース大さじ2杯を飲ませる．20分後も症状が続けば，さらに2杯を飲ませ，それでも続けば病院を受診するという対応が，例示されている[4]．

健常人の総ケトン体の正常値は，食事との時間関係や年齢により異なる．食後は50 $\mu$mol/L 未満だが，絶食や長時間の運動後は上昇し，乳児期や妊娠中は上昇しやすい．過剰なケトーシスを示す用語として，高ケトン血症やケトアシドーシスがあるが，その定義は決まったものはないが，正常値は200〜500 $\mu$mol/L 未満，高ケトン血症は200〜1,000 $\mu$mol/L 以上，ケトアシドーシスは3,000〜7,000 $\mu$mol/L 以上などとされている[31, 33, 34]．ケトン食療法中は，ケトン比4:1の患者でBHBが4,000〜10,000 $\mu$mol/Lであり[16]，普段からケトアシドーシスにあることになる．臨床症状から過剰なケトーシスの状態が疑われるときの血中ケトン体の値やアシドーシスの状態は不明であり，臨床症状に応じて治療するほうがよいであろう．

### 4）眠気

眠気をきたす原因として，低血糖や過剰なケトーシス，抗てんかん薬中毒がある[4]．

ケトン食療法中には，併用している抗てんかん薬の血中濃度は大きく変化しないという報告もあるが[35]，導入時には上昇しうるともいわれている[4]．理由として，脱水傾向にあること，薬物に結合する血中蛋白の量が変化すること，薬物代謝が変化することなどが考えられている．フェノバルビタールやベンゾジアゼピン系薬剤など，眠気をきたしやすい薬物は，説明できない眠気が続くなら減量を考慮する．薬物血中濃度が上昇していなくても，減量することで眠気が改善することもあるため，原因不明の眠気が続く場合には試みるべきである[4]．

### 5）電解質異常・遷延性代謝性アシドーシス・高尿酸血症[32]

反復性の低ナトリウム血症と遷延性代謝性アシドーシスの急性期発症の報告がある．反復性の低ナトリウム血症は，脱水により生じたが，対症療法のみで大きな問題はなく治癒した．遷延性代謝性アシドーシスの症例は，先天代謝異常のスクリーニングでも原因不明で，結局ケトン食療法を中止して改善した．

低マグネシウム血症は，急性期・慢性期双方に報告があるが，慢性期にテタニー*を生じて，ケトン食を中止した症例がある．

高尿酸血症は，急性期・慢性期ともに症例があるが，保存的な治療で軽快した．ただ，大阪大学の経験では，一過性のものはかなり高率に合併する．遷延する場合にはアロプリノールの内服を行うこともある．

### 6）悪心・嘔吐

脱水に次いで多いのが悪心・嘔吐，下痢，便秘といった消化器症状である．消化器症状は，ケトン食療法を続けられるか否かを左右する重要な合併症である[32]．

悪心・嘔吐の第1の原因は，過剰なケトーシスやアシドーシスである（$HCO_3^- < 10$ mEq/L または pH<7.2）．過剰なケトーシスでは，嘔吐はしなくても，食欲が落ちて摂食できないこともある．嘔吐を反復しぐったりしている場合には，炭水化物を含まない輸液や少量の糖分の投与が有効なことがある[4]．

嘔吐を生じる第2の原因は胃食道逆流の悪化である．難治てんかんでは，輪状咽頭筋の協調運動不全や胃食道逆流の合併率が高い．さらに高脂肪の食事では，胃通過時間が延長し嘔吐を誘発しやすい．胃食道逆流を合併している患者で，それが悪化して，嘔吐から誤嚥性肺炎，lipoid pneumonia を起こして死亡した例もある．それ以外の嘔吐の原因として，ステロイドを含む多種の抗てんかん薬の内服

---

\* テタニー……低カルシウム血症や低マグネシウム血症の際に，手指や口周囲のしびれなどの知覚異常や，重症例では手足の筋の強い拘縮が起こるもの．

による胃炎，慣れ親しんだ食事から新しい食事に変わった心理的な抵抗感もある．しかし，こうした問題は，食事の少量頻回の摂取や制吐薬の使用で抑えられることが多い[32]．

### 7）便秘・下痢

絶食を施行しなくても，便秘や下痢といった消化器症状は出現する．

ケトン食療法では，食事量・食物線維の量が減り，脂肪量が増えるため，便秘が起こりやすい．食物線維を多く含んだ野菜をとり，水分を十分に摂取し，必要であれば炭水化物を含まない下剤や浣腸を併用する[6]．MCTオイルは下痢が副作用として多く，逆にMCTオイルの追加・増量で便秘が改善することもある[4,32]．欧米の症例報告や総説では，古典的ケトン食の副作用として下痢の報告は少ない．しかし，韓国や台湾の報告では30％以上の高頻度で認められ，消化器系の副作用で最多である[32,36]．こうした国による違いが生じる理由として，もともとの脂肪摂取量が少なく，脂肪吸収経路が未発達であること，不耐症となっていることが考えられる．下痢は，腸管が高脂肪食に慣れるまでの一過性の経過で，比較的容易に治癒することが多い．

### 8）肝機能障害

肝機能障害は，急性期・慢性期ともに報告があるが，肝逸脱酵素が軽度上昇する程度で，併用するバルプロ酸によるものもある[32]．しかし，ケトン食開始後に生じた肝逸脱酵素の上昇の原因精査で，心筋症によるうっ血性肝障害と診断された症例もある[37]．

### 9）急性膵炎

急性膵炎は，まれな，しかし重篤な転機をとりうる合併症である．高トリグリセリド血症やバルプロ酸投与は，急性膵炎の誘因となり，ケトン食療法の患者では，双方とも関与する可能性がある．これまでに2例の報告が

ある．1人は導入後早期に急性膵炎を合併し，ケトン食を中止し適切な支持療法を行うことで治癒した[32]．もう1人は，ケトン食療法の導入8年後に，急性出血性膵炎にて急死したGLUT1欠損症の9歳女児である[38]．上気道感染症状を呈した翌日，覚醒せず呼吸努力が消失，末梢循環不全からショックへと急速に進行し，そのまま死の転帰をとった．死因は剖検にて確定した．この症例では，8年間，問題なくケトン食療法を施行できており，ケトン食療法の直接の合併症というよりも，偶然合併した急性膵炎が重症であった可能性もあるが，ケトン食療法により膵炎が重症化しやすくなっていた可能性もある．2例ともバルプロ酸は投与していなかったが，高トリグリセリド血症の確認はしていない．急性膵炎は非特異的な症状で発症することもあり，ケトン食が膵炎を重症化させる可能性は否定できないため，注意が必要である．

### 10）低蛋白血症

低蛋白血症は，Kangらの報告では5％と高頻度であったが，一過性で長期的な介入は不要であった[32]．しかし，重症の低蛋白血症の報告が2例ある[39]．1人目はケトン食を開始して2週間で浮腫を呈して総蛋白が7.3 g/dLから2.6 g/dLに，アルブミンが4.9 g/dLから1.4 g/dLに低下した．たんぱく質摂取量を増やしたが無効で，因果関係は不明だが，溶血性貧血を合併した．ケトン食療法を中止して，低蛋白血症と貧血の双方が，1週間で軽快した．2人目は，ケトン食を開始して2週間で体重が減少し始め，4週間で総蛋白が6.3 g/dLから4.4 g/dLに，アルブミンが4.0 g/dLから2.8 g/dLに減少した．たんぱく質摂取量を増やしてケトン食を続行し，体重減少も止まり，検査値も改善した．2例とも尿蛋白陰性で，下痢はなく蛋白漏出性胃腸症の可能性は低く，低蛋白

血症をきたした原因は不明であった．肝合成能の確認はなされておらず，肝機能障害による低アルブミン血症の可能性は否定できない．

## 11）　感染症・易感染性

ケトン食療法施行中は，導入後早期・慢性期ともに感染症の頻度が増え，さまざまな部位の感染症が報告されている．感染巣では肺炎や膀胱炎や，重度かつ反復性の皮膚・粘膜・皮下感染症などがあり，部位特定不能だが感染症を疑わせる発熱もあった[32, 40]．また，Kangらによると，ケトン食の中断を余儀なくされるような重症感染症が129例中7例あり，うち2例が死亡した．この7例は，高乳酸血症や高ピルビン酸血症を伴いミトコンドリア異常が示唆される症例，周産期の低酸素性虚血性脳症や急性脳症に起因する重度の脳破壊性病変を有する症例で，いずれも重度の精神運動発達の障害が基礎にある症例であった[32]．ケトン食療法長期施行例では，4〜8%の患者で感染症頻度の増加が報告されている[5, 41]．

Woodyらは[40]，ケトン食療法中に重度・反復性の皮膚・粘膜・皮下感染症を呈した症例で，包括的な免疫機能検査を行ったところ，好中球機能の食作用と殺菌作用が低下しており，それらはケトン食の中止で改善した．また，ケトン食療法中の患者8名の血清中で培養した好中球では好中球機能の食作用と殺菌作用が低下した．同様の好中球機能低下は，ほかの原因によるケトーシスでも生じ，糖尿病，アルコール中毒，糖原病，低蛋白性栄養障害，脂肪製剤静注時でも認められた．ただこうした好中球機能低下が全例重症感染につながるわけではない．これまで感染症の重症化の報告があるのは，てんかん以外に先天代謝異常や重度身体障害といった合併疾患がある例であり，こうした症例では，感染症が悪化しやすい可能性を念頭に置くべきである．

一方で，ケトン食療法中に感染症の頻度が減ったという報告もあるため，ケトン食療法は，免疫系に様々に働く可能性がある[42, 43]．

病気でケトン食を食べられないときの対応については，**P167，第4章F　体調不良時の対応**の章を参照いただきたい．

## 12）　出血傾向・溶血性貧血・鉄欠乏性貧血

ケトン食療法中では，皮下出血や出血が増える[44]．ケトン食を施行した51人中，16人（31.4%）に皮下出血を，3人（5.9%）に易出血性を認めた．発症時期は多くが不明だが，開始2週間後に易出血性を呈した症例もあった．併用する抗てんかん薬による違いはなく，併用薬がなくても出現した．うち6名について精査し，5名で出血時間の延長と血小板凝集能の低下を認めた．手術のためにケトン食療法を中断した1名では，その間，これらの異常は改善した．出血傾向による重大な合併症はなかった．原因として，ケトーシスが血小板膜の脂質構成に影響して膜蛋白の機能異常を生じた可能性や血小板凝集抑制作用があるn-3脂肪酸の上昇が原因の可能性もあると報告されている．

溶血性貧血は，1例報告がある[39]．ケトン食開始2週間後に浮腫・低蛋白血症と同時に発症し，ヘマトクリットは19.7%，末梢血中に多数の網状赤血球と球状赤血球が出現し，溶血性貧血と診断した．白血球は左方移動を伴って25,700 /mm$^3$，血小板も100万/mm$^3$と増加していた．ケトン食療法を中止して治癒したが，機序は不明である．鉄欠乏性貧血は，慢性期に入ってから，1.6%の患者で認められたが，大きな問題になった症例はなかった[32]．

## 13）　基底核障害・不随意運動

1例報告がある[45]．感音性難聴と言語・認知遅滞にてんかんが合併した症例で，基礎疾患として先天代謝異常が疑われ，血液・尿・

第2章　ケトン食：各論

髄液検査やMRI，筋生検，ミトコンドリアDNA検索や呼吸鎖複合体酵素活性測定を含め，事前に検索したが異常を認めず，原疾患は同定できなかった．絶食を行って古典的ケトン食を導入し，3週間後から右上肢の間欠的なジストニアと持続性・全身性の舞踏運動，体幹・四肢の運動失調が出現した．MRIで両側被殻後方にT2高信号を，MRSで乳酸のピークを認めた．ケトン食療法を速やかに中止して，MRIとMRSの異常は消失したが，運動障害は残存した．これまで同様の基底核障害合併は報告がないことから，本症例では基礎疾患が誘因となったと考えられた．

## b 慢性期の合併症

維持期以降の合併症は，ケトン食を長期間施行中に出現するものとケトン食を中止・終了して遠隔期に出現するものがある．こうした慢性期の合併症には，ビタミン・ミネラル欠乏や心疾患，成長障害，骨量減少・骨軟化症・骨折，腎結石，脂質異常症がある．

### 1) ビタミン不足・低カルニチン血症，ミネラル欠乏

ビタミン$B_1$欠乏による視神経障害2例の報告がある．2例ともケトン食療法開始1年後に視力低下と色覚異常をきたした．血液検査でビタミン$B_1$が低値であり，補充にて視力は回復した[46]．

ケトン食療法を施行する患者では，通常多数の抗てんかん薬を内服し，低カルニチン血症のリスクがあり[47]，バルプロ酸を内服している患者ではとくにリスクが高い．肝細胞内で長鎖脂肪酸をケトン体に変換するときに，カルニチンが必要であり，ケトン食療法中には低カルニチン血症になると考えられてきた．低カルニチン血症の診断基準は，血清中の総カルニチンが$20\,\mu$mol/L以下，もしくはアシルカルニチン／遊離カルニチン比が0.4以上である．ケトン食療法中に血清カルニチン濃度を測定すると，低カルニチン血症を呈したものはわずかで，低下したものも開始後1か月で正常範囲内に収まることが判明した[44,47]．二次性カルニチン欠乏の症状は，全身性の筋脱力や重度の疲労感，筋力低下が主体で，まれに肝炎や心筋症という重度の障害があり得るが，この研究では症状を呈したものはいなかった．以上から，カルニチンの一律補充は不要であり，勧告でも，症状があるときのみ投与を勧められている[6]．

ミネラルの欠乏による合併症もある．鉄欠乏性貧血とセレン欠乏による心筋症は，本章内の各項を参照されたい．これまで亜鉛と銅が不足した症例の報告がある．亜鉛を含む酵素は300種類以上あり，細胞分裂・核酸代謝に必要で，成長，発達，生殖，免疫系，感覚系，抗酸化作用，細胞膜安定化に重要な役割を果たす．ケトン食療法を施行した21人中5人で，1年半ほどで，亜鉛が低値となり，身長増加速度の鈍化や感染症の増加，皮疹の出現，毛髪が細くなるといった症状を呈し，亜鉛を補充することで改善した[48]．また，銅を含む酵素も多数あり，欠乏すると貧血や白血球減少，結合織異常，筋緊張低下，知能障害などを呈する．貧血と好中球減少が出現した患者2名で，銅とセルロプラスミンが低値であり，銅を補充して速やかに改善した[48]．

以上，ビタミンやミネラルの不足による障害は，一定量の補充や定期的な検査で予防できるため，不足のないように注意したい．

### 2) 心疾患—心筋症・不整脈・セレン欠乏症

心疾患の合併症として，拡張型心筋症，QT延長症候群がある．発症時期は，ケトン食療法の開始後11か月〜3年の慢性期である．症状はさまざまで，ほとんど無症状で心

40

エコーで拡張型心筋症が判明した症例[49]から、肝逸脱酵素上昇が出現し、多呼吸・運動不耐・体重増加を呈して拡張型心筋症とQT延長が判明した症例[37]、突然の心原性ショックを呈して集中治療を行い、ケトン食療法を中止して回復した症例[50]、QT延長症候群により突然死をきたした症例[51]まである。

セレン欠乏による心筋症もあるが、QT延長の症例にはセレン正常例もある。神経性食思不振症や肥満に対する栄養制限中にQT延長を合併した報告があり、低栄養が原因の可能性もある。多くの症例で、ケトン食療法を中止して心機能は改善した。セレン欠乏を伴ったQT延長症候群の1例は、セレン補充をしながらケトン食療法を続行したが、1か月後に突然死した。セレン欠乏が改善したかどうか未確認で、剖検も行われていないため、死因は不明であるが、不整脈による死亡が強く疑われる[51]。これまでの報告でQT延長に対してβ遮断薬などの抗不整脈薬を使用したという記載はない。ケトン食療法中には、定期的な心電図・心エコーによる評価とセレンの評価・補充が必要で、QT延長を認めた際は、ケトン食療法の中止を考慮すべきである。

### 3）成長障害

ケトン食は身長増加に影響しないという研究があったが、観察期間が半年以下と短かった[52～54]。ケトン比4:1の古典的ケトン食で、12か月以上長期観察した研究では、身長増加不良を呈することが判明した[55～57]。

身長増加に影響が出やすいのは幼若児である[56]。Spulberら[57]は、前方視的研究で、ケトン食を開始後12か月間の身長・体重の変化を検討したところ、平均身長のSD値は、開始前が-0.65 SD、開始12か月後で-1.17 SD、成長速度は開始前12か月間が-0.6 SD、開始後12か月間が-4.1 SDで、成長速度が著明に鈍化していた。

この研究では、同時にIGF-1（insulin-like growth factor-1）とBHBの値についても検討していた。IGF-1は、小児の成長に重要なホルモンで、成長ホルモン分泌と十分なカロリー摂取のもとに主に肝から分泌される。IGF-1の分泌量と成長速度には相関がある。IGF-1は、ケトン食療法の開始後早期から低下しやすい。ケトン食療法前と療法中のIGF-1の値と成長速度は正の相関があり、BHB高値は負の相関がある[57]。ケトン食療法の前後で、ケトン食開始後には同じIGF-1濃度でも成長速度が遅くなっており、身長増加不良となる原因はIGF-1低値だけでは説明がつかない。ただ、この研究の摂取カロリーは、標準の75%に抑えており、標準摂取カロリーにすると、IGF-1の分泌も改善して、成長速度も改善する可能性はある。

毎回診察時の身体測定は重要である。しかし、患児の重症度によっては、身長が伸びることが望ましくないこともあり、症例ごとに対応すべきである。MCTケトン食や修正アトキンズ食、低グリセミック指数食の患者での研究はない。

### 4）骨量減少・骨軟化症・骨折

ケトン食療法中に、骨折をきたすことがある[41,58]。過去の報告では、頻度は1～3%で、骨折部位は足や手首、上肢で、複数個所、複数回骨折したものもある。寝たきり状態ではない患者も含まれ、全員がカルシウムを内服していた。

難治てんかん患者では、カルシウムやビタミンDを含むさまざまな栄養素の摂取量が、推奨量以下のことが多い[59]。抗てんかん薬は肝におけるビタミンDの代謝を障害するため、低カルシウム血症や血清中25-OHビタミンDの低値、副甲状腺ホルモンの上昇、

骨量の低下，骨軟化症などを合併することがある[60]．ケトン食療法の開始時点で，イオン化カルシウム濃度が低下，副甲状腺ホルモンが上昇し，骨回転が上昇して，骨軟化症や二次性副甲状腺機能亢進症に近い状態であり，骨量は基準値より低下していた．ケトン食開始と同時にカルシウムとビタミンD製剤を投与し，12か月後にはイオン化カルシウムも副甲状腺ホルモンも基準値以内に改善し，骨量も8％上昇した[61]．この研究の後から，ケトン食療法では，カルシウムやビタミンDの予防的投与が行われるようになった．

その後，ケトン食療法導入時よりカルシウムとビタミンDの推奨量を投与して，骨塩量（bone mineral content）の変化や骨密度を検討した研究が行われた[62,63]．25人で，ケトン食導入後3〜6か月おきに活性型ビタミンD〔1,25-(OH)₂ビタミンD〕の血中濃度と骨塩量を測定すると，活性型ビタミンDは改善して基準範囲内であったが，骨塩量は身長や年齢で補正しても低下していた．骨塩量の低下は，低年齢児と歩行不能例で顕著であった．原因として，アシドーシスを緩衝するために重炭酸とともにカルシウムが骨から動員されること，アシドーシスがビタミンDの活性化を阻害することが考えられ，アシドーシスも骨量減少の原因と考えられた．ビタミンDとカルシウムの補充は勧告で推奨されているが，それだけでは不十分と考えられる．今後の検討課題である．

また，前述のように，ケトン食療法ではIGF-1の分泌にも影響がある．IGF-1は骨塩量と大きな関係があるため[64]，骨量減少の一因かもしれない．

### 5）腎結石・尿路結石

腎結石・尿路結石は，ケトン食中の3〜7％の患者に認められる[65]．ケトン食療法開始後，平均18か月で出現するが，1か月以内のこともある．症状は，血尿や腹痛，結石排出のことが多いが，必ずしも痛みを伴わず，発作の増加や発熱，食欲低下など非特異的なこともある[4]．結石の組成は，尿酸結石が50％と多く，ほかにカルシウム結石，カルシウムと尿酸の混合結石がある．尿酸結石は，高尿酸血症や尿pH低下で，尿酸が析出しやすくなって生じる．カルシウム結石は，ケトン食療法による高カルシウム血症や慢性的な代謝性アシドーシスで生じた低クエン酸血症により，クエン酸の結石形成阻害作用が低下して生じる．

標準的な対策は，尿潜血陽性，尿中カルシウム／クレアチニン比0.2以上の異常を認めたときに，腎エコーやX線（KUB）を行い，異常所見陽性時に，クエン酸ナトリウムやクエン酸カリウムを投与すること，十分な水分摂取である．2009年に，ケトン食療法開始と同時にクエン酸カリウム2 mEq/kg/日を投与した前方視的研究が報告され，非投与群の結石発生率は10.5％，投与群は2％と，投与群が有意に低かった．ケトン食療法施行例全例でクエン酸製剤投与が推奨された[29]．

また，アセタゾラミドやゾニサミド，トピラマートなどの炭酸脱水酵素阻害作用を持つ抗てんかん薬では，代謝性アシドーシスや尿路結石の副作用があるが，前方視的研究で，結石発生率は増加しないことが判明したため，併用には支障ないと考えられる[66]．

### 6）脂質異常症

ケトン食療法では，高脂質・低炭水化物・低蛋白質となるため，脂質異常症（旧称：高脂血症）により，動脈硬化症や高血圧などの心血管疾患を合併することが懸念されてきた．それ以外に高トリグリセリド血症時には，急性膵炎も発症しうるが，ケトン食療法による

脂質異常症と急性膵炎の因果関係が証明された報告はない.

ケトン食療法中に脂質異常症をきたす報告は多い[5,41,67]. 多くは一過性で, 治療中でも自然に正常域に戻ることもあり, 終了後には, ほぼ全例で正常範囲内に戻る[4]. 上昇する例も通常家族歴が陽性であり, ケトン食療法により異常が顕在化したに過ぎないと考えられていることが多い. 急性期に 1,000 mg/dL 以上の高トリグリセリド血症が遷延してケトン食療法を中止した報告が 1 例あるが, 詳細は不明である[32]. ケトン食療法中の脂質異常症について, 前方視的研究は 2 つある[67,68]. Kwiterovich らが, ケトン食療法開始前と開始 6 か月後の脂質の構成を比較し, LDL や VLDL, アポ B 蛋白が増加し, HDL は低下したが, アポ A-I 蛋白が増加していた. LDL, VLDL, アポ B 蛋白の増加と HDL の低下は, コレステロールの供給が肝から末梢組織に向かう方向にあり, 動脈硬化を起こす方向にあることを意味する. アポ A-I 蛋白は HDL の構成蛋白であり, 通常 HDL と同様に低下するはずだが, アポ A-I 蛋白増加の理由は不明であった. また, Nizamuddin らによる追加研究で, ケトン食開始前には総コレステロールが 200 mg/dL 以上の高コレステロール血症の患者は 25% で, ケトン食導入後に 60% に増加した. その一方で, ケトン食専用のフォーミュラのみでケトン食を施行した群は, 固形のケトン食を食べた群より, 有意に高コレステロール血症になりにくかった. 不飽和結合の多い脂質や中鎖脂肪酸を多く含んだ食事ではコレステロール値が下がる. 全脂質中の飽和脂肪酸の割合は, 固形のケトン食では約 60%, ケトンフォーミュラでは約 20% で, こうした脂質成分の差が原因と考えられた. 高コレステロール血症の症例に, 不飽和脂肪酸や MCT を用いた食事を与えた食事変更群と変えない非変更群を比較したが, 有意差はなかった. この研究では, 脂質異常症の家族歴の検討をしておらず, 遺伝的影響を除外できない. ただ, ケトン食療法中に 60% が高コレステロール血症をきたすのは問題ではあり, 今後の検討とケトン食療法のメニューを改善する必要はある.

ケトン食療法を終了して長期間経過した患者の検討では, 動脈硬化や高血圧など, 心血管の問題はなく, 血液検査でも脂質系の問題はないが, まだ少数しか検討されていない[58,69]. 通常の難治てんかんではケトン食療法は 2 年ほどで終了するが, GLUT1 欠損症や PDHC 欠損症のように長期間ケトン食療法を維持する場合と合わせて, 今後の検討課題である.

なお, ケトン食療法中の患者の検体では, 極長鎖脂肪酸の増加が指摘されている[70]. 実際の患者の臨床情報がなく, 臨床的な意義は不明だが, ケトン食療法中に原疾患精査で極長鎖脂肪酸を調べた場合には, 結果の解釈に注意が必要である.

## C 合併症に関する考え方

ケトン食療法は, 薬を使わず副作用がないと考えている患者もいるが, 実際には, 上記のように死亡例を含むさまざまな合併症の危険性があり, 医師の管理を離れてケトン食療法を行うことは危険である.

報告された合併症の中には, バルプロ酸併用時の脱毛や尿細管性アシドーシス, ゾニサミド・アセタゾラミド併用時の代謝性アシドーシスや尿路結石など, ケトン食と併用薬のどちらが原因かわからないものもある. ケトン食療法を導入する患者は, 複数の抗てんかん薬を併用していることも多く, その副作用にも注意するべきである.

第2章　ケトン食：各論

また，予め代謝異常のスクリーニングを行って異常がないと判断してケトン食を導入しても，その後異常をきたすことは，まれではあるがありうる．その一方で，基礎疾患が疑われるような症例でも，問題なくケトン食療法を行えることもあり，ケトン食療法を全面的に禁忌とすることは妥当ではない．しかし，基礎疾患がある場合には，感染症が増悪しやすい問題もあり，慎重に導入する必要がある．

## 5 | 評価（モニターすべき評価項目・検査項目）

評価の目的は，ケトン食の効果判定と副作用・合併症管理である．勧告と前述した合併症を考慮した評価項目を**表8**に示す[4]．

評価は，ケトン食開始前に，開始後は最初の1年は3か月おきに行うことが推奨されている[6]．ケトン食メニューの評価，ビタミンやミネラルの評価は半年から1年に1回，心エコーと腎エコー，腹部単純X線（KUB）は

必要時でよい．

合併症については先述したため，ここでは，効果を判定するための項目について解説する．現時点で，ケトン食療法がなぜ有効であるのか，真の理由はわかっていない．ケトン食の有効性を判断する基準は，てんかん発作の頻度や重症度の変化を比較・検討することである．それ以外の客観的な指標として，脳波の活動性や突発性異常波の頻度，尿中ケトン体や血中BHBなどが用いられているが，これらが本当にケトン食療法の有効性を反映しているかには議論がある．

### 1）脳波

ケトン食療法の効果と脳波変化については，有意な関連がないとする研究が多い．脳波の背景活動や異常波の有無と発作の改善（50%以上の減少）の対応について検討しても，ケトン食療法を開始しても脳波に変化がない症例，発作が減少した症例でも脳波が改善する場合も悪化する場合もあり，脳波は有意な対応を示さないという報告がある[71〜73]．一方で，背景活動が速くなったり突発性異常波が

**表8** ケトン食療法中に実施すべき評価と検査項目

| |
|---|
| **(1)栄養学的評価** |
| 　身長，体重，成長曲線・速度，BMI |
| 　ケトン食メニューの評価* |
| 　ビタミン・微量元素の摂取量の評価 |
| **(2)ケトン食の医学的評価** |
| 　ケトン食の有効性の評価：発作の状態をてんかん日記を用いて評価 |
| **(3)血液・尿検査** |
| 　末梢血・血小板 |
| 　電解質，血液ガス（重炭酸イオン），カルシウム，マグネシウム，リン |
| 　総蛋白，アルブミン，肝機能・腎機能（AST, ALT, BUN, クレアチニン） |
| 　空腹時脂質プロフィール，アミラーゼ |
| 　静脈血中ケトン体分画 |
| 　抗てんかん薬血中濃度 |
| 　検尿，尿中カルシウム・クレアチニン |
| 　鉄，TIBC，UIBC，銅，亜鉛，セレン |
| 　血清カルニチン，ビタミン濃度 |
| **(4)生理検査他** |
| 　脳波 |
| 　心電図，心エコー |
| 　腎エコー，腹部単純X線（KUB） |
| 　骨密度 |

*家族に数日間の食材・メニュー・量を記載してもらい，カロリーやたんぱく質摂取量，ケトン比を栄養士にて評価する．

減少したという報告もある[4,74]. 一方, ケトン食療法の中止後に再発する危険因子の検討では, ケトン食療法中の脳波異常の存在, MRI異常, 結節性硬化症が挙げられた[75].

以上からは, 脳波はケトン食療法の有効性の予測には不確実だが, 発作再発の予測には有用かもしれない. 実際, 今後も脳波のモニターは施行するべきであると考えている施設は多い[6].

### 2) ケトン体

ケトーシスがてんかん発作を抑制するという仮説にもとづいてケトン食が始まったため, 血液・尿中のケトン濃度を測定してケトン食の効果を予測することは, ケトン食が開始された当初から行われてきた. 中でも検尿テープを用いた尿中ケトン体の測定は, 侵襲性が少なく簡便で, 家庭でも可能なため, (3+)〜(4+)(尿中ケトン体濃度80〜160 mg/dLに相当)となることが目安となっている[4]. ケトン体の構成成分であるアセトン, アセト酢酸, BHBのうち, 検尿テープのケトン体はアセト酢酸の値を反映するが, 体内の水分量や酸化・還元のバランス, 腎血流動態や尿量, ケトン排泄などのさまざまな要素が関与し, 血中ケトン体の状態を必ずしも反映しないという欠点がある[76]. ただし, **P21, 1-b ケトン食療法の前に準備するもの**の項で述べたように, ケトン食中に炭水化物を摂ったり感染症に罹患してケトーシスが崩れて発作が起きた場合には, 尿中ケトン体は明瞭に低下することが多く, 自宅で可能な検尿テープは有用である.

アセトンは揮発しやすく, アセト酢酸は不安定なため, 血中ケトン体の評価には, 比較的安定したBHBを測定する. 難治てんかんで, 強いケトン食が必要な場合に, BHBの濃度とてんかん発作のコントロールを比較す

ると, 90%以上の発作減少率を示した患者がBHBが4,000 μmol/L以下では8%しかなかったのに対し, 4,000 μmol/L以上では48%おり, BHBが4,000 μmol/L以上あることが重要であると考えられた[16]. 尿中ケトン体はアセト酢酸を反映し, 血中のアセト酢酸とBHBの濃度比は1:1〜1:5〜6まで変動しうるため, 尿中ケトン体と血中BHBの対応を検討することは難しいが[72], Gilbertらは, 尿中ケトン体と血中BHBの対応も調べ, 血清中BHBが2,000 μmol/Lを超えると尿中ケトン体は(4+)になることを示した[16]. つまり, 尿中ケトン体が(4+)でも十分なケトーシスとは保証できないことになる. また, van Delftらはケトンの測定値と発作減少率の対応を検討し, 医療機関で測定した血中BHBは相関を認めたが, 家庭で測定した尿中ケトン体は相関を認めず, 回数は少なくても血中BHBを医療機関で測定する方がよいと結論した[77]. 今後, 血中BHBを測定する機器が安価になれば, 家庭で購入してそれを指標にすべきという点では, 概ね意見が一致している[4]. 一方, GLUT1欠損症など, それほど強いケトン食でなくても効果のある場合は, BHBが4,000 μmol/L以上を維持する必要がないこともある.

アセトンは, アセト酢酸が自然に脱炭酸して生じるもので, 揮発しやすく, 血液と肺胞内ですぐに平衡に達するため, 呼気中のアセトンを評価することも試みられている. 非侵襲的で容易だが, 現在国内では測定できない[78]. 脳内ケトン体濃度と最も相関が高いと考えられる髄液中のケトン体濃度は血液の50〜65%といわれるが[33], 検討した研究は少なく, 実用上・倫理上も問題があり, 発作コントロールとの関連を検討した研究はない.

尿中ケトン体や血中BHBを指標にして,

発作予後や治療成績を確実に予測できるかということには，異論がある．実際，動物実験ではケトン比を高くするほど抗てんかん作用が増すが[13]，血中 BHB の値は途中で頭打ちとなるため，抗てんかん作用は BHB 単独の作用ではないとも考えられている[8]．ただ，前述のように，ケトーシスと発作抑制の度合いには関連があることは確かであり，日常臨床ではケトン体を測定することが一般的である．

結論として，家庭で測定する尿中ケトン体は，ケトーシスの維持を確認するためには有用であるが，難治てんかんでは尿中ケトン体のみでは十分に強いケトーシスを維持できているかは保証できず，血中 BHB の測定が必要である．ケトン食療法が効果不十分な場合は BHB が 4,000 $\mu$mol/L を超えるように食事を調節したほうがよい．

# 6 乳児期のケトン食[19]

乳児期のケトン食療法については，症例報告も少なかったが，有用なことが判明し，2016 年にガイドラインが発表された．原則は，小児期と類似しているが，概要を紹介する．

## 1) 適応

難治てんかんで，第 1 選択薬が無効の West 症候群，大田原症候群，遊走性部分発作を有する乳児てんかん，GLUT1 欠損症，PDHC 欠損症などがある．逆に，禁忌となるのは，脂肪酸代謝異常，ピルビン酸カルボキシラーゼ欠損症，ケトン体代謝異常，ポルフィリア，QT 延長症候群，肝・腎・膵機能異常である．骨格筋が少ない乳児期にはグリコーゲンの量が少ないため，糖質制限で低血糖になりやすい．特にグリコーゲン分解に障害をきたす糖原病ではケトン食療法は禁忌とする文献もあるが，近年，糖原病 III 型や V 型ではケトン食療法が有効であるという報告もある．ただし，これらはまだ研究的治療法であり，糖原病にケトン食を導入する場合は，低血糖のリスクに最大限の注意を払うべきである．

## 2) 食事療法の種類と開始

古典的ケトン食で，ケトン比は 2.5 〜 4:1 が，忍容性やケトーシス維持，副作用の観点から望ましい．開始時には入院し，絶食はせずに 1:1 から徐々にケトン比を上げる方法が望ましい．

## 3) カロリー，たんぱく質・脂肪・炭水化物，水分摂取量の設定

摂取カロリーは，難治てんかんを有する乳児では，健康な乳児とはエネルギー需要が異なる可能性が高いため，個別の状況を考慮して決定する．健康な乳児では，1 日の摂取カロリーの基準は，1 〜 3 か月では，95 〜 100 kcal/kg，4 〜 6 か月では 85 〜 95 kcal/kg，7 〜 12 か月では 80 〜 85 kcal/kg である．現実的にはケトン食開始前の患者の摂取カロリーを参考にし，食事療法開始後は発作の減少などにより必要カロリー数が変化する可能性もあるため，成長曲線をつけながら，摂取カロリーを調整する．また，体重も月齢に合わせるのか，身長に合わせるのかは，個別に判断する．

たんぱく質摂取量も健康な乳児とは異なる可能性がある．健康な乳児では，1 日の摂取たんぱく質の基準は，1 〜 3 か月では，1.3 〜 1.8 g/kg，4 〜 6 か月では 1.1 〜 1.2 g/kg，7 〜 12 か月では 0.9 〜 1.1 g/kg である．基本はこの基準に沿って設定し，食事開始後は成長を見ながら調整する．

脂肪は，乳児期早期には MCT の利用は制限されるが，後期には，MCT と低脂肪乳を

1:1で混合したものでも問題がなくなる。炭水化物の摂取量は、ほかの栄養素により決定されるが、低血糖や過剰なケトーシスといった合併症が生じた場合には積極的に使用する。水分は、以前はケトン体産生を障害すると考えて制限されたが、現在は無関係であることを示された。むしろ、尿路結石予防や脱水予防のために、年齢相応の水分量が必要である。1〜3か月では、140〜150 mL/kg、4〜6か月では110〜120 mL/kg、7〜12か月では90-100 mL/kgである。

ビタミンとミネラルなども補充が必要である。ケトンフォーミュラなどには、一部補充されているものもあるため、個別に不足する栄養素を計算して投与する。

### 4）合併症

治療早期には、低血糖、アシドーシス、脱水、過剰なケトーシスを生じるリスクが高い。嘔吐・悪心・下痢・腹部不快感などもよくある。治療開始前から胃食道逆流がある場合には、高脂肪食により胃排泄遅延が起こるため、増悪することがある。便秘も非常に多い合併症である。成長障害やビタミンD不足、セレン欠乏、低Mg血症、低カルニチン血症、尿路結石はチェックすべき副作用である。

### 5）評価とフォロー

痙攣回数は日誌で確認する。発達が改善することもあるので、可能であれば発達検査は治療開始前後で比較する。有効な症例では、2年間は継続する。GLUT1欠損症やPDHC欠損症では、代謝異常があるため、長期間継続となる。終了する時には、数週間から数か月かけて、徐々に中止する。中止の過程で悪化すれば、一段階戻す。無効な場合、特に次の治療を急ぐ場合には、2週間で通常食に戻すこともある。

### ●まとめ●

以上、ケトン食療法の実際について概説した。ケトン食療法は、毎日の食事が治療であり、時間的・体力的・精神的・経済的に家族の負担は大きく、続けることは楽ではない。また、栄養士との連係が欠かせず、むしろ家族にとっては、栄養士による教育・指導が鍵を握るともいえる。薬物療法やてんかん外科手術と違い、医師が直接手を下す治療ではないため、ともすると医師が治療の状況を把握できていないのではないかという不安を、医師・栄養士・家族が三者ともに抱きやすいかもしれない。確かに、個々のメニューについて医師が把握することは困難であるが、それは必須ではない。ケトン食療法における医師の役割は、適応の判断、導入・中止・離脱の決定・管理、全身状態の把握と合併症管理、ケトン食療法とほかの抗てんかん療法を調和させることであり、こうした要所を押さえて交通整理をすることは医師にしかできない。そうした役割分担を心得たうえで、患者・家族の日々の努力と苦労をねぎらいつつ、栄養士と協力して診療にあたることが大切である。

### 文献

1）Wheless JW : The ketogenic diet: an effective medical therapy with side effects. J Child Neurol 16 : 633-635, 2001.

2）Kossoff EH, et al : Worldwide use of the ketogenic diet. Epilepsia 46 : 280-289, 2005.

3）Freeman JM, et al : The ketogenic diet. A treatment for children and others with epilepsy. Demos, 2006.

4）Kossoff EH, et al : The Ketogenic Diet and Modified Atkins Diets : Treatments for Epilepsy and Other Disorders. Demos, 2016.

5）Vining EP, et al : A multicenter study of the efficacy of the ketogenic diet. Arch Neurol 55 : 1433-1437, 1998.

6）Kossoff EH, et al . Optimal clinical management of children receiving the ketogenic diet: recommendations of the International Ketogenic Diet Study Group. Epilepsia 50 : 304-317, 2009.

7）Zupec-Kania BW, et al : Clinical use of the ketogenic diet. The dietitian's role. In : Stafstrom CE, Rho JM. Epilepsy and the ketogenic diet. Humana Press, pp63-81, 2004.

8) Seo JH, et al. Efficacy and tolerability of the ketogenic diet according to lipid:nonlipid ratios--comparison of 3 : 1 with 4 : 1 diet. Epilepsia 48 : 801-805, 2007.

9) Nylen K, et al : A comparison of the ability of a 4 : 1 ketogenic diet and a 6.3 : 1 ketogenic diet to elevate seizure thresholds in adult and young rats. Epilepsia 46 : 1198-1204, 2005.

10) Liu YM. Medium-chain triglyceride（MCT）ketogenic therapy. Epilepsia ; 49 Suppl 8 : 33-36, 2008.

11) Kossoff EH, et al : When do seizures usually improve with the ketogenic diet? Epilepsia 49 : 329-333, 2008.

12) Pfeifer HH, et al : Low glycemic index treatment : implementation and new insights into efficacy. Epilepsia 49 Suppl 8 : 42-45, 2008.

13) Wirrell EC : Ketogenic ratio, calories, and fluids : do they matter? Epilepsia 4949 Suppl 8 : 17-9, 2008 .

14) Kim DW, et al : Benefits of the nonfasting ketogenic diet compared with the initial fasting ketogenic diet. Pediatrics 114 : 1627-1630, 2004.

15) Bergqvist AG, et al : Fasting versus gradual initiation of the ketogenic diet : a prospective, randomized clinical trial of efficacy. Epilepsia 46 : 1810-1819, 2005.

16) Gilbert DL, et al : The ketogenic diet: seizure control correlates better with serum beta-hydroxybutyrate than with urine ketones. J Child Neurol 15 : 787-790, 2000.

17) Nordli DR, Jr., et al : Experience with the ketogenic diet in infants. Pediatrics 108 : 129-133, 2001.

18) Rubenstein JE : Use of the ketogenic diet in neonates and infants. Epilepsia 49 Suppl 8 : 30-32, 2008.

19) E van der Louw, et al : Ketogenic diet guidelines for infants with refractory epilepsy. Eur J of Paediatr Neurol 20 : 798-809, 2016.

20) Sperling MM : The ketogenic diet in adults. In : Stafstrom CE, RhoJM. Epilepsy and the ketogenic diet. Humana Press, pp103-109, 2004.

21) Klein P, et al : Dietary treatment in adults with refractory epilepsy : a review. Neurology 83 : 1978-1985, 2014.

22) Sirven J, et al : The ketogenic diet for intractable epilepsy in adults : preliminary results. Epilepsia 40 : 1721-1726, 1999.

23) Mosek A, et al : Ketogenic diet treatment in adults with refractory epilepsy : a prospective pilot study. Seizure 18 : 30-33, 2009.

24) Klein P, et al : Ketogenic diet treatment in adults with refractory epilepsy. Epilepsy Behav 19 : 575-579, 2010.

25) Lambrechts DA, et al : The ketogenic diet as a treatment option in adults with chronic refractory epilepsy : efficacy and tolerability in clinical practice. Epilepsy Behavior 23 : 310-314, 2012.

26) Nei M, et al : Ketogenic diet in adolescents and adults with epilepsy. Seizure 23 : 439-442, 2014.

27) 厚生労働省．日本人の食事摂取基準(2015 年版)

[online]．Available at : http://www.mhlw.go.jp/bunya/kenkou/sessyu-kijun.html. Accessed November 9, 2017.

28) Greenbaum LA : Maintenance and Replacement Therapy. In : Kliegman RM, Stanton BF, Geme JWSt, Nelson Textbook of Pediatrics 20th ed. Elsevier, pp384-388, 2016.

29) McNally MA, et al : Empiric use of potassium citrate reduces kidney-stone incidence with the ketogenic diet. Pediatrics 124 : e300-304, 2009.

30) Freeman JM, et al : Seizures decrease rapidly after fasting : preliminary studies of the ketogenic diet. Arch Pediatr Adolesc Med 153 : 946-949, 1999.

31) Laffel L : Ketone bodies : a review of physiology, pathophysiology and application of monitoring to diabetes. Diabetes Metab Res Rev 15 : 412-426, 1999.

32) Kang HC, et al : Early- and late-onset complications of the ketogenic diet for intractable epilepsy. Epilepsia 45 : 1116-1123, 2004.

33) Mitchell GA, et al : Medical aspects of ketone body metabolism. Clin Invest Med 18 : 193-216, 1995.

34) 深尾　敏．ケトン体代謝異常症　特にアセトン血性嘔吐症と鑑別すべきサクシニル -CoA : 3- ケト酸 CoA トランスフェラーゼ(SCOT)欠損症を中心に．日本小児科学会雑誌 111 : 727-739, 2007.

35) Dahlin MG, et al : Plasma levels of antiepileptic drugs in children on the ketogenic diet. Pediatr Neurol 35 : 6-10, 2006.

36) Mak SC, et al : Clinical experience of ketogenic diet on children with refractory epilepsy. Acta Paediatr Taiwan 40 : 97-100, 1999.

37) Best TH, et al : Cardiac complications in pediatric patients on the ketogenic diet. Neurology 54 : 2328-2330, 2000.

38) Stewart WA, et al : Acute pancreatitis causing death in a child on the ketogenic diet. J Child Neurol 16 : 682, 2001.

39) Ballaban-Gil K, et al : Complications of the ketogenic diet. Epilepsia 39 : 744-748, 1998.

40) Woody RC, et al : Impaired neutrophil function in children with seizures treated with the ketogenic diet. J Pediatr115 : 427-430, 1989.

41) Patel A, et al. Long-term outcomes of children treated with the ketogenic diet in the past. Epilepsia 51 : 1277-1282, 2010.

42) Barborka CJ : Epilepsy in adults : results of treatment by ketogenic diet in one hundred cases. Arch Neurol Psychiatry 23 : 904-914, 1930.

43) Payne NE, et al : The ketogenic and related diets in adolescents and adults--a review. Epilepsia 52 : 1941-1948, 2011.

44) Berry-Kravis E, et al. Bruising and the ketogenic diet : evidence for diet-induced changes in platelet function. AnnNeurol 49 : 98-103, 2001.

45) Erickson JC, et al. Basal ganglia injury as a complication of the ketogenic diet. Mov Disord 18 : 448-451, 2003.

46) Hoyt CS, et al : Optic neuropathy in ketogenic diet. Br J Ophthalmol

63 : 191-194, 1979.

47）Coppola G, et al : Plasma free carnitine in epilepsy children, adolescents and young adults treated with old and new antiepileptic drugs with or without ketogenic diet. BrainDev 28 : 358-365, 2006.

48）Bergqvist AG, et al : Zinc deficiency resulting from the ketogenic diet. Epilepsia 40 : 133, 1999.

49）Bergqvist AG, et al : Selenium deficiency associated with cardiomyopathy : a complication of the ketogenic diet. Epilepsia 44 : 618-620, 2003.

50）Ballaban-Gil KR : Cardiomyopathy associated with the ketogenic diet. Epilepsia 40 : 129, 1999.

51）Bank IM, et al : Sudden cardiac death in association with the ketogenic diet. PediatrNeurol 39 : 429-431, 2008.

52）Schwartz RH, et al : Ketogenic diets in the treatment of epilepsy : short-term clinical effects. Dev Med Child Neurol 31 : 145-151, 1989.

53）Couch SC, et al : Growth and nutritional outcomes of children treated with the ketogenic diet. J Am Diet Assoc 99 : 1573-1575, 1999.

54）Liu YM, et al : A prospective study: growth and nutritional status of children treated with the ketogenic diet. J Am Diet Assoc 103 : 707-712, 2003.

55）Williams S, et al : Growth retardation in children with epilepsy on the ketogenic diet: a retrospective chart review. J Am Diet Assoc 102 : 405-407, 2002.

56）Vining EP, et al : Growth of children on the ketogenic diet. Dev Med Child Neurol 44 : 796-802, 2002.

57）Spulber G, et al : Growth dependence on insulin-like growth factor-1 during the ketogenic diet. Epilepsia 50 : 297-303, 2009.

58）Groesbeck DK, et al : Long-term use of the ketogenic diet in the treatment of epilepsy. Dev Med Child Neurol 48 : 978-981, 2006.

59）Volpe SL, et al : Nutrient intake of children with intractable epilepsy compared with healthy children. J Am Diet Assoc 107 : 1014-1018, 2007.

60）Fitzpatrick LA : Pathophysiology of bone loss in patients receiving anticonvulsant therapy. EpilepsyBehav 5 Suppl 2 : S3-15, 2004.

61）Hahn TJ, et al : Disordered mineral metabolism produced by ketogenic diet therapy. Calcif Tissue Int 28 : 17-22, 1979.

62）Bergqvist AG, et al : Vitamin D status in children with intractable epilepsy, and impact of the ketogenic diet. Epilepsia 48 : 66-71, 2007.

63）Bergqvist AG, et al : Progressive bone mineral content loss in children with intractable epilepsy treated with the ketogenic diet. Am J Clin Nutr88 : 1678-1684, 2008.

64）Niu T, et al : The insulin-like growth factor-I gene and osteoporosis : a critical appraisal. Gene 361 : 38-56, 2005.

65）Sampath A, et al : Kidney stones and the ketogenic diet : risk factors and prevention. J Child Neurol22 : 375-378, 2007.

66）Kossoff EH, et al : Kidney stones, carbonic anhydrase inhibitors, and the ketogenic diet. Epilepsia 43 : 1168-1171, 2002.

67）Kwiterovich PO Jr, et al : Effect of a high-fat ketogenic diet on plasma levels of lipids, lipoproteins, and apolipoproteins in children. JAMA 290 : 912-920, 2003.

68）Nizamuddin J, et al : Management and risk factors for dyslipidemia with the ketogenic diet. J Child Neurol 23 : 758-761, 2008.

69）Livengston S, et al : Ketogenic diet in the treatment of childhood epilepsy. Dev Med Child Neurol 19 : 833-834, 1977.

70）Theda C, et al : Increased very long chain fatty acids in patients on a ketogenic diet : a cause of diagnostic confusion. J Pediatr 122 : 724-726, 1993.

71）Rubenstein JE, et al : Efficacy of the ketogenic diet. In : Stafstrom CE, Rho JM. Epilepsy and the ketogenic diet. Humana Press, pp95-102, 2004.

72）Hallböök T, et al : Effects of ketogenic diet on epileptiform activity in children with therapy resistant epilepsy. Epilepsy Res77 : 134-140, 2007.

73）Remahl S, et al : Influence of the ketogenic diet on 24-hour electroencephalogram in children with epilepsy. Pediatr Neurol38 : 38-43, 2008.

74）Dressler A, et al : Long-term outcome and tolerability of the ketogenic diet in drug-resistant childhood epilepsy--the Austrian experience. Seizure 19 : 404-408, 2010.

75）Martinez CC, et al : Discontinuing the ketogenic diet in seizure-free children : recurrence and risk factors. Epilepsia 48 : 187-190, 2007.

76）Musa-Veloso K : Non-invasive detection of ketosis and its application in refractory epilepsy. Prostaglandins Leukot Essent Fatty Acids70 : 329-335, 2004.

77）van Delft R, et al : Blood beta-hydroxybutyrate correlates better with seizure reduction due to ketogenic diet than do ketones in the urine. Seizure 19 : 36-39, 2010.

78）Musa-Veloso K, et al : Breath acetone is a reliable indicator of ketosis in adults consuming ketogenic meals. Am J Clin Nutr 76 : 65-70, 2002.

第2章 ケトン食：各論

# B MCTケトン食

青天目 信

## 1 特徴

　中鎖脂肪酸トリグリセリド（MCT）が長鎖脂肪酸トリグリセリド（LCT）よりもケトン体を多く産生できることから，より食べやすいケトン食を目指して1971年に提案されたものが，MCTケトン食である[1]．

　食事中の脂肪は，3つの脂肪酸とグリセリンが結合したトリグリセリドとなっている．この脂肪酸は，複数の炭素が鎖状につながった構造だが，炭素の数により，6未満の短鎖脂肪酸，6～12の中鎖脂肪酸，13以上の長鎖脂肪酸に分類される．通常，日本で使う食用油（菜種油，大豆油，綿実油，コーン油，ひまわり油，ベニバナ油，コメ油，ゴマ油，オリーブ油など）は，LCTが主成分である．MCTを多く含む油としては，ヤシ油（ココナッツオイル）があるが，飽和脂肪酸が多く，20℃以下では固形化してしまうため，日常的に使用するには不適当である．

　脂肪を摂取すると，十二指腸で胆汁酸と混じって，リパーゼにより分解され，吸収される．通常の食事中に含まれる脂肪の主成分であるLCTは，小腸細胞から吸収されると上皮細胞内でカイロミクロンに合成され，リンパ管に入り，胸管を通って全身循環に入り，筋細胞や脂肪細胞に吸収・貯蔵される．消化されたLCTのうち，肝臓にはごく一部しか運ばれないことで，食後の肝臓の負担を減らしている．MCTは，腸管から効率的に吸収され，門脈を通って肝臓に直接運ばれる[2]．

　肝細胞内での脂質代謝は，大部分がミトコンドリアで行われる．LCTはミトコンドリアに入る際に，いったんカルニチンと結合してアシルカルニチンになる．ミトコンドリアに入ってからは，$\beta$-酸化をくり返してアセチル-CoAを産生し，それがクエン酸回路に入る．しかし，MCTは，カルニチンと結合せずにミトコンドリアに直接入って，すばやく$\beta$-酸化され，単位時間あたりにして大量のアセチル-CoAが生じる．このアセチル-CoAの内，クエン酸回路で処理できるのは一部で，そのほかはケトン体に変化する．さらに，LCTでは，糖質が存在するとケトン体の産生が抑えられるが，MCTからケトン体を作る経路は糖類の影響をほとんど受けず，ケトン体が多量に産生される[2]．

　以上の腸管吸収と肝細胞内代謝の特徴，とくに，糖質存在下の代謝の特徴から，MCTはLCTよりも多くのケトン体を産生でき，しかも，食事中の炭水化物や蛋白質の量を増やして（炭水化物は全摂取カロリーの19％まで），食べやすい食事療法ができる．

　MCTケトン食が初めて提案されたころは，総カロリーの60％はMCTで摂取することを目標としていた．しかし，腹痛や下痢，嘔吐といった消化器系の副作用が高率に出現して継続できないことが多かった．その後，MCTによるエネルギー摂取量を30％あるいは50％と減らした修正MCTケトン食が提案され[3,4]，慎重に調整することで消化器症状を抑えなが

B MCTケトン食

## MCT とは

MCTは，medium chain triglyceride の略で，正確な日本語訳は中鎖脂肪酸トリグリセリドとなる．MCTは3つ股構造を持つアルコールであるグリセロール（グリセリン）と中鎖脂肪酸3つが，エステル結合をしたもので，グリセロールに3つ（トリ）の脂肪酸が結合するので，トリグリセリドと呼ばれる．実際的には，MCTを摂取しても，グリセロールは支える骨組みとして働くだけであり，実際に意味があるのは中鎖脂肪酸なのだが，MCT＝中鎖脂肪酸という理解は，正確に言うと間違いである．

らも，適度なケトーシスを保って，てんかん発作のコントロールも良好な食事療法を行えるようになった[5〜8]．

MCTケトン食の有効性・忍容性を検討した研究は多くはない[3,9]．最も新しい研究では，145人の患者を対象に，古典的ケトン食（ケトン比4:1）と修正MCTケトン食（MCTを40〜45％にした新しい型）に無作為に割り付けし，食事療法開始後3，6，12か月で有効性と忍容性を評価したものである．結果は，有効性と忍容性ともに，有意な差はなかった．

通常のケトン食にMCTを併用することは多いが，本格的なMCTケトン食の日本国内での経験はかなり少ないと考えられる．この章では，精力的にMCTケトン食に取り組んでいるカナダのトロント小児病院（The Hospital for Sick Children）にて行われている方法を紹介する[7]．

# 2 | メリットと限界

## a 食べやすさと作りやすさ

炭水化物や蛋白質を古典的ケトン食よりも多く使えるため，食べやすい．また材料の種類を増やせるため，食事の準備が容易で，偏食の児童でも食べやすい．ビタミンやミネラ

ルも不足しにくく，サプリメントもさほど必要でなくなる．蛋白質を多く摂ることができるため，成長障害が少ない．食事を食べる人にとっても準備する人にとってもとりくみやすい食事療法である．

## b 副作用の少なさ

アシドーシスになりにくく，血清中脂質分画も，総コレステロール：HDL比が高くならず望ましい．尿路結石の頻度が少ない．ただし，まだ症例数が少ないこともあり，副作用を主題とした報告はなく，長期的な副作用は不明である．

## c 限界

MCTケトン食の留意点を以下に示す．過去に，バルプロ酸を併用した症例で重度肝障害をきたした報告があり，バルプロ酸との併用は禁忌となっている．MCTを含むオイルが高価で，古典的ケトン食に比べ，費用がかかる．消化器系の副作用が出ないようにゆっくり調整するため，発作が消失するまでに時間がかかる．MCTケトン食の経験のある施設，医師，栄養士が少ないなどである．

ここで注意したいことは，近年のケトン食ではMCTを併用することが多く，そうした場合に，バルプロ酸は禁忌なのかという点である．トロント小児病院のMCTケトン食の摂取カロリー比は，脂質71％（MCTが50〜

60%），炭水化物 19%，蛋白質 10% となる．
ケトンフォーミュラの各成分の摂取カロリー
比は，脂質 87%（MCT が 46%），炭水化物 5%，
蛋白質 8% で，MCT の比は比較的高いが，
それでも標準的な MCT ケトン食の MCT カ
ロリー比よりは低い．しかし，これ以外の食
材で MCT が多いものは稀であり，通常のケ
トン食では，MCT をこれ以上に多く含む食
材を大量に使うことは考えにくい．

　バルプロ酸内服とケトン食療法を併用して，
肝機能障害を呈したという報告は複数あり，
バルプロ酸の中止で速やかに肝機能異常が改
善したという報告もある[10,11]．一方で，ケト
ン食を導入した 129 名のてんかん患者のうち，
バルプロ酸を内服していた患者は 96 名で，
うち肝機能異常を呈したのは 8 名，内服して
いなかった患者は 33 名で，うち肝機能異常
を呈した患者は 2 名で，有意差はなかったと
いう報告もある[12]．

　以上から，意図的に MCT を多く摂取する
食事療法でなければ，MCT とバルプロ酸の
併用は禁忌ではない．ただ，肝機能の評価は
必要であること，MCT を意図的に多く摂取
するメニューにした場合には，バルプロ酸は
避けたほうが賢明だろう．

## 3 適応と禁忌

　古典的ケトン食が食べにくい場合，つまり，
思春期や成人，偏食の強い場合，食欲が旺盛
な場合，経管栄養でない場合がよい適応とな
る．禁忌はバルプロ酸内服例，誤嚥のある症
例，慢性下痢のある症例となる．

## 4 計算

　摂取カロリーは，年齢・性に合わせた基礎
代謝，日常生活の活動性を考慮した数値の
75 ～ 100% とする．蛋白質の摂取量は，年齢・
性別を考慮した食事摂取基準を用いるが，通
常，総カロリーの 10% を蛋白質として，最低，
体重当たり，0.8 ～ 1.2 g/kg/ 日とする．水分
摂取量も維持液量を参考にして制限しない
（**P28，第 2 章 A　古典的ケトン食の表 4** 参
照）．

　MCT ケトン食の計算には，ケトン比は使
用しない．理由は，MCT がケトン体を効率
よく産生する油であるため，まず MCT の摂
取量が重要であること，ケトン比で計算する
と，MCT と LCT は両方とも脂質であり，ケ
トン体の産生能は大きく異なるのに，同じも
のとして計算されてしまうこと，ケトン比が
変わるほど MCT の量を変えると，ケトーシ
スの程度も大きく変わり，消化器系の副作用
が出やすくなることである．そこで，MCT
ケトン食の強さは，MCT のカロリーが全体
の何 % にあたるかで表現する．LCT は 9 kcal/g，
MCT は 8.3 kcal/g で，同じ重さでもカロリー
は少し異なる．実際に MCT ケトン食を調整
するときは，脂質のカロリー，すなわち
LCT と MCT のカロリーの合計を一定に決め
て調整するため，重量ではなくカロリーで示
した方が結局計算しやすい．一般的な MCT
ケトン食（50%MCT ケトン食）では，導入時
の総カロリーのうち，MCT を 50%，LCT を
21% とするため，脂肪は 71% になる．そし
て炭水化物は 19%，蛋白質は 10% とする．
消化器症状をはじめとする副作用（多くは下
痢と嘔吐である）がなく，発作のコントロー
ルがよくない場合には，MCT の増量は可能

B　MCTケトン食

である.

　サプリメントは，さまざまな食材をとることができるため古典的ケトン食に比べると少なくて済む．必要量を計算して，適宜補う．カルニチンは，食事療法の開始前と施行中に総カルニチンと遊離カルニチンを測定して，低値であれば 50 ～ 100 mg/kg のカルニチンを補充する.

# 5 開　始

　本療法開始時の絶食は不要である．トロント小児病院では，牛乳，豆乳，山羊乳と砂糖，卵, 蛋白質粉末と LCT, MCT を混ぜた ketogenic shake を作り，これから MCT ケトン食を開始している．初めは最終目標の 1/3 量の ketogenic shake を 2 ～ 3 時間おきに飲む．6回飲んで問題がなければ，2/3 量を 6 回飲み，その後固形食の全量摂取とする．最初から固形食にすると，消化器の副作用が出やすい.

　患者が大きな副作用がなく，MCT ケトン食を食べられるようになり，家族が調理できるようになったら退院する．トロント小児病院では 4 ～ 5 日で退院することが一般的だが，MCT ケトン食はケトーシスが強くなって発作のコントロールがつくまでに，1 ～ 2 週間かかるので，退院の時点では発作が治まっていないことが多い．退院後は，適宜連絡をとりながら外来でフォローとしている.

　下痢や嘔吐が起きたら，まず過剰なケトーシスになっていないか注意する．過剰なケ

## ketogenic shake（ケトジェニック シェイク）について

　トロント小児病院の ketogenic shake には山羊乳が入っている．日本で手に入れやすい材料で MCT ケトン食用の ketogenic shake を作ってみた.

　材料は，ケトンフォーミュラ®，マクトンオイル®，粉末プロテイン（製造する会社により成分が違うことに注意），砂糖，鶏卵，牛乳である．何とケトン食療法の一種なのに，砂糖を加えるところが，MCT ケトン食のすごいところである．粉末プロテインは，今回は炭水化物の含有量が少ないこと，味がよいという評判から，ザバスホエイプロテイン 100 バニラ味®（明治製菓）を用いた．砂糖を追加できるほどなので，もう少し炭水化物の含有量の多い粉末プロテインを使用しても作れるはずである.

　材料の比率と各栄養成分のカロリーの％値は表の通りである．鶏卵（全卵）を使わない A と使用する Bの 2 つの組み合わせを考えた．味は双方ともかすかな甘みがあるが，風味を決めているのは粉末プロテインである．A も B も大きな違いはないが，個人的には A の方がわずかに飲みやすいと感じた．卵は卵黄と卵白を完全に混合することが難しく，その混ざり具合で成分が変わることを考慮すると，鶏卵を使わない A の方が作りやすいであろう.

　実際に作るときは，使用する材料や季節に応じて（牛乳は脂肪分の含有量が夏季と冬季で異なる），適宜調節する.

| 材料 | A | B |
|---|---|---|
| ケトンフォーミュラ® | 8 g | 16 g |
| マクトンオイル® | 12 g | 25 g |
| 粉末プロテイン | 12 g | 23 g |
| 砂糖 | 3.2 g | 8 g |
| 鶏卵 | 0 g | 17 g |
| 牛乳 | 7 mL | 0 mL |
| 微温湯または水 | 50 mL | 100 mL |
| 成分（カロリー比） | | |
| MCT | 49.7% | 50.1% |
| LCT | 20.9% | 21.1% |
| 蛋白質 | 19.3% | 19.2% |
| 炭水化物 | 10.1% | 9.6% |

A：鶏卵（全卵）を使わない，B：使用する

トーシスによる嘔吐の対処は，古典的ケトン食の場合と同じである．そうでなければ，下痢でも嘔吐でもMCTの量を10%ずつ減らし，患者が食べられるレベルまで減らすが，MCTの摂取自体は中止しない．また減らした分のエネルギーはLCTを増やすことで補い，全体のカロリーは変えない．下痢や嘔吐が感染症によるものではなく，MCTの直接の副作用によるものであれば，MCTを減量すれば軽快するはずであり，こうした症状を理由にMCTを完全に中止したり経口摂取を止める必要はない．

嘔吐は制吐剤を用いて積極的に治療する．嘔吐を繰り返せば，その分脱水が強まり，ケトーシスも強くなって，ますます嘔吐が止まらなくなるという悪循環に入るからである．嘔吐が6時間以内に反復すれば，水分の経口摂取は止め，生理食塩水を輸液して，脱水を予防する．しかし，MCTケトン食は続行する．

症状が改善すれば，点滴は徐々に経口摂取に置き換えて退院に備える．通常，入院中であっても，この時点でMCTを増量することはなく，退院後に増やすことが多い．増やす場合は，1日6食のMCTケトン食で，1食当たりのMCT量を0.1〜1.0gだけ増やして，問題がないことを確認しながら2〜3日ごとに増量する．1食あたりに増やす量も本人の様子を見て決める．発作のコントロールがよければ，MCTの量をそれ以上増やす必要はなく，35%や45%でもよい．トロント小児病院の患者の多くは，MCTを徐々に増やして，数か月以内に50%から60%として，発作もよくなるが，副作用が出ないように調節に時間がかかることもある．MCTを急に上げると，重度の消化管合併症のために，発作のコントロールがついていた症例でも，MCTケトン食を中止せざるを得なくなることもある．

## 6 調整

発作が続くようであれば，副作用がなく，尿中ケトン体が（4＋）（16 mmol/L相当）となるまでは，MCTをゆっくり増やすことが可能である．MCTを増量する速度は，患者の耐性にもよるが，1食あたりMCTの追加分を0.1〜1.0gとし，2〜3日ごとに増量していく．この時，炭水化物の量を減らし，蛋白質と脂肪の量を増やすことも有効である．また，発作の起きやすい時間帯や尿中ケトン体の日内変動に基づき，食事ごとにMCTを適宜追加することもある．MCTは，患者の状態によっては50%以上に増量でき，過去の経験では72〜73%まで増量したこともある．

診察のたびに，身長・体重を測定し，栄養状態を把握し，カルニチン，ビタミン，ミネラルの補充量を調節する．

MCTケトン食の重要な合併症に嘔吐・下痢や腹痛といった消化器症状がある．こうしたときも，導入時の嘔吐・下痢と同様に対処する．

## 7 古典的ケトン食からMCTケトン食への変更

食事内容をよくするために，古典的ケトン食からMCTケトン食に変更することもできる．発作コントロールが良好で，下痢がなければ，MCTを50〜60%としたMCTケトン食に変更する．この時，脂質は71%，炭水化物19%，蛋白質10%とする．

ただし，MCTケトン食に変更したときにケトーシスが弱まって発作が起きることもあり，そうした場合には，発作が最もよくコントロールできるようにMCTを増量する．発

作が残るようであれば，炭水化物を減らし，蛋白質と脂質の量を増やす．消化器症状が出現した場合は，1/3 を MCT ケトン食とし，2/3 を古典的ケトン食にし，徐々に MCT ケトン食の割合を増やす．

# 8 終 了

終了時には，MCT オイルを 1 〜 3 か月おきに 10% ずつ減量する．長期間 MCT ケトン食を行った患者は，よりゆっくりと減量する．MCT を減らしながら炭水化物と蛋白質をゆっくりと増やし，MCT が 30% となる頃に，炭水化物が 35 〜 40%，蛋白質が 15 〜 20%，LCT が 15 〜 25% となるようにする．MCT が 30% として 6 か月間続けられたら，MCT を使わない炭水化物制限食を開始する．トロント小児病院では，通常食に戻っても，甘いお菓子や炭水化物の多い食品は避けるようにしている．

発作が再発するときは，抗てんかん薬を追加するか，MCT ケトン食を再開する．

## ● まとめ ●

MCT ケトン食は，まだ経験が少なく，調整の方法も古典的ケトン食とは異なり，導入はしにくいかもしれない．また，MCT を多く含んだオイルは高価であり，維持は大変である．しかし，炭水化物や蛋白質の摂取量は，ケトン食から派生したほかの食事療法と食べやすく準備しやすい食事療法であり，選択肢として，日本でもぜひ導入されることが望まれる．

## ● 謝辞 ●

この書籍の初版執筆時に MCT ケトン食のプロトコールを提供し，助言をいただいたトロント小児病院小児神経科の Dr. Elizabeth J. Donner と秋山倫之先生，栄養士の Ms. Christiana Y.M. Liu に深謝いたします．

### 文献

1) Huttenlocher PR, et al : Medium-chain triglycerides as a therapy for intractable childhood epilepsy. Neurology 21 : 1097-1103, 1971.

2) Bach AC, et al : Medium-chain triglycerides : an update. Am J Clin Nutr 36 : 950-962, 1982.

3) Schwartz RH, et al : Ketogenic diets in the treatment of epilepsy : short-term clinical effects. Dev Med Child Neurol 31 : 145-151, 1989.

4) Sell EL, C.; Donner, E.; Curtis, R. The medium chain triglyceride ketogenic diet for the treatment of refractory lesional epilepsy in children. Epilepsia 46 : 234, 2005.

5) Liu YM : Medium-chain triglyceride（MCT）ketogenic therapy. Epilepsia 49 Suppl 8 : 33-36, 2008.

6) Kossoff EH, et al : Optimal clinical management of children receiving the ketogenic diet : recommendations of the International Ketogenic Diet Study Group. Epilepsia 50 : 304-317, 2009.

7) Liu YM, et al : Medium-chain triglyceride ketogenic diet, an effective treatment for drug-resistant epilepsy and a comparison with other ketogenic diets. Biomed J 36 : 9-15, 2013.

8) Kossoff EH, et al : The Ketogenic Diet and Modified Atkins Diets : Treatments for Epilepsy and Other Disorders. New York : Demos, 2016.

9) Neal EG, et al : A randomized trial of classical and medium-chain triglyceride ketogenic diets in the treatment of childhood epilepsy. Epilepsia 50 : 1109-1117, 2009.

10) Ballaban-Gil K, et al : Complications of the ketogenic diet. Epilepsia 39 : 744-748, 1998.

11) Stevens CE, et al : Hepatic Dysfunction as a Complication of Combined Valproate and Ketogenic Diet. Pediatr Neurol 54 : 82-84, 2016.

12) Kang HC, et al : Early- and late-onset complications of the ketogenic diet for intractable epilepsy. Epilepsia 45 : 1116-1123, 2004.

第2章 ケトン食：各論

# C 修正アトキンズ食

熊田知浩

## 1 概念

### a 修正アトキンズ食とは

　元来の「アトキンズダイエット」とはAtkins博士が1970年代に考案し全米で流行した低炭水化物食によるダイエット（減量）方法のことである[1]．修正アトキンズ食の「修正（英語ではmodified）」は，このアトキンズダイエットをケトン食に応用するにあたり，炭水化物制限を厳格にした（減量法では1日約100 gの制限であったのを1日10 g〜30 gに修正）ことを表している．これは，ジョンス・ホプキンス病院で従来のケトン食に耐えられない患者に緒制限を緩めたケトン食を提供する目的で考案されたいわゆる「緩和ケトン食」の1つである．具体的には炭水化物を制限する以外，水分，総熱量（カロリー），たんぱく質の制限を必要としない．また，治療開始時に絶食期間も必要としないため，海外では入院を要さずに外来通院で治療が行われている．古典的ケトン食と修正アトキンズ食の1日の食事中の炭水化物・蛋白質・脂質の三大栄養素の量（重量）の配分の違いを表1に比較して示した．

### b 修正アトキンズ食の普及と科学的エビデンス

　修正アトキンズ食が難治てんかんに対して有効な食事療法であることはジョンス・ホプキンス病院のKossoffらによって2003年にはじめて報告された[2]．その後，北米（アメリカ，カナダ），南米（アルゼンチン），欧州（フランス，ベルギー，デンマーク，ノルウェー，ドイツ），アジア（日本，韓国，インド，イラン），アフリカ（エジプト）など食文化の異なる世界のさまざまな地域から論文発表が行われるようになった（表2）．また，修正アトキンズ食は成人の難治てんかんに対しても小児より成績は劣るものの有効であることが示される（メタアナリシスによる比較で，小児は105人中57人，54％の患者が有効であったのに対し，成人は47人中16人，34％の患者が有効であった[3]）など，成人患者への食事療法の門戸を開くきっかけとなった．さらに，ランダム化比較試験（RCT：randomized controlled trial）にてその有効性が実証されており[4,5]，いまや修正アトキンズ食は科学的

表1 古典的ケトン食と修正アトキンズ食の違い

| 食事法 | 脂質(g) | 蛋白質(g) | 炭水化物(g) |
|---|---|---|---|
| 古典的ケトン食4:1 | 100 | 17 | 8 |
| 古典的ケトン食3:1 | 96 | 18 | 14 |
| 古典的ケトン食2:1 | 92 | 20 | 26 |
| 古典的ケトン食1:1 | 77 | 37 | 40 |
| 修正アトキンズ食 10 g制限 | 72 | 78 | 10 |
| 修正アトキンズ食 20 g制限 | 72 | 68 | 20 |

（Kossoff EH, et al : Ketogenic diets : an update for child neurologists. J Child Neurol 24 : 979-88, 2009. より一部改変）
1日 1,000 kcalの設定の古典的ケトン食（ケトン比4:1, 3:1, 2:1, 1:1）と修正アトキンズ食（炭水化物10 g制限，20 g制限）の3大栄養素組成(g)の1例を示す．

C 修正アトキンズ食

エビデンスの確立した食事療法として世界的に広く普及している.

# 2 | 導 入

## a 導入時

他のケトン食と同様,治療前に脂肪酸代謝異常症等のケトン食が禁忌となる基礎疾患の除外は必須である.欧米では,修正アトキンズ食は絶食期間が必要なく制限が緩やかなケトン食のため,外来通院で導入可能とされている.しかし,修正アトキンズ食開始当初,食事を嫌がって十分摂取できないと低血糖や脱水症状でぐったりしてしまう可能性があり,また十分摂取できていても強い代謝性アシドーシスのため体調が悪くなることを少数例

ではあるが経験している.従って安定して摂食できることを確認するまで入院の上,注意深く観察することが理想である.ちなみにわれわれの施設では3週間の入院を原則とし,その間に栄養士が家族への栄養指導を行い,患者の食事の好み(食材や味付け等)を実際に見ながら献立を微調整し,退院後に家庭で考案する食事メニューの参考資料として提供している.

## b 炭水化物制限

治療開始時は炭水化物の制限を1日10gに設定して行う.食物繊維は体内で吸収されずに排泄されるので,炭水化物に含めなくてよい.1日10g制限の食事が耐えられない場合,1日20～30g制限より開始し,徐々に体を慣らしながら10g制限に移行してもよい.私たちの施設で経験した症例で,1日

表2 修正アトキンズ食の文献

| 地域 | 国 | 主研究者 | 発表年 | 研究デザイン | 症例数 | 備考 | 出典 |
|---|---|---|---|---|---|---|---|
| 北米 | アメリカ | Kossoff EH | 2003 | 後方視的 | 6 | | Neurology. 61 : 1789-91. |
| | アメリカ | Kossoff EH | 2006 | 前方視的 | 20 | | Epilepsia. 47 : 421-4 |
| | アメリカ | Kossoff EH | 2007 | RCT | 20 | 炭水化物制限10gと20g/日の比較 | Epilepsy Behav. 10 : 432-6 |
| | アメリカ | Kossoff EH | 2007 | 後方視的 | 30 | 迷走神経刺激療法と併用 | Epilepsia. 48 : 77-81. |
| | アメリカ | Kossoff EH | 2008 | 前方視的 | 30 | 成人 | Epilepsia. 49 : 316-9. |
| | アメリカ | Kossoff EH | 2010 | 前方視的 | 5 | Sturge-Weber 症候群 | Epilepsy Res. 92 : 240-3. |
| | アメリカ | Kossoff EH | 2011 | 前方視的 | 30 | KetoCal®と併用 | J Child Neurol. 26 : 147-51. |
| | アメリカ | Kossoff EH | 2013 | 前方視的 | 8 | 成人 | Seizure. 22 : 487-9. |
| | アメリカ | Groomes LB | 2011 | 後方視的 | 13 | 小児・若年欠神てんかん | J Child Neurol. 26 : 160-5. |
| | アメリカ | Cervenka MC | 2012 | 前方視的 | 25 | 成人 | Epilepsia. 53 : 728-32 |
| | カナダ | Smith M | 2011 | 前方視的 | 18 | 成人 | Epilepsia. 52 : 775-80 |
| 南米 | アルゼンチン | Vaccarezza MM | 2014 | 後方視的 | 9 | | Arch Argent Pediatr. 112 : 348-51 |
| 欧州 | ベルギー | Carrette E | 2008 | 後方視的 | 8 | 成人 | Clin Neurol Neurosurg. 110 : 797-803. |
| | フランス | Porta N | 2009 | 後方視的 | 10 | 古典的ケトン食との比較 | Seizure. 2009 18 : 359-64 |
| | フランス | Amalou S | 2016 | 後方視的 | 8 | GLUT1 欠損症 | Dev Med Child Neurol. 58 : 1193-9 |
| | デンマーク | Weber S | 2009 | 前方視的 | 15 | | Seizure. 18 : 237-40. |
| | デンマーク | Miranda MJ | 2011 | 前方視的 | 33 | 古典的ケトン食との比較 | Seizure. 220 : 151-5. |
| | ノルウェー | Kverneland M | 2015 | 前方視的 | 13 | 成人,特発性全般てんかん | Epilepsy Behav. 5 : 197-201. |
| | ドイツ | Wiemer-Kruel A | 2017 | 後方視的 | 30 | Doose 症候群 | Epilepsia. 58 : 657-662 |
| アジア | 日本 | Kumada T | 2010 | 前方視的 | 10 | | Brain Dev. 34 : 32-8 |
| | 日本 | Ito M | 2011 | 後方視的 | 6 | GLUT1 欠損症 | Dev Med Child Neurol. 53 : 658-63. |
| | 韓国 | Kang HC | 2007 | 前方視的 | 14 | | Epilepsia. 48 : 182-6 |
| | 韓国 | Kim YM | 2012 | 前方視的 | 20 | | Brain Dev. 34 : 570-5 |
| | 韓国 | Kim JA | 2016 | RCT | 53 | 古典的ケトン食との比較 | Epilepsia. 57 : 51-8 |
| | インド | Sharma S | 2012 | 前方視的 | 15 | West 症候群 | Seizure. 21 : 45-8. |
| | インド | Sharma S | 2013 | RCT | 50 | 普通食との比較 | Epilepsia. 54 : 481-6 |
| | インド | Sharma S | 2015 | 後方視的 | 25 | Lennox-Gastaut 症候群 | J Child Neurol. 30 : 576-9. |
| | イラン | Tonekaboni SH | 2010 | 前方視的 | 51 | | Arch Iran Med. 13 : 492-7. |
| | イラン | Ghazavi A | 2014 | 後方視的 | 20 | | Iran J Child Neurol. 8 : 12-7. |
| | イラン | Zare M | 2017 | RCT | 66 | 成人,普通食との比較 | Iran J Neurol. 16 : 72-7. |
| アフリカ | エジプト | El-Rashidy | 2013 | 前方視的 | 15 | 4 : 1 古典的ケトン食の比較 | Acta Neurol Scand. 128 : 402-8. |

第 2 章　ケトン食：各論

10 g 制限で開始し強い代謝性アシドーシスの
ためぐったりしてしまった児は一旦中止し，
体調回復後 30 g 制限から再開し，1 週間毎に
20 g，10 g と制限を強めていき，最終的に副
作用なく 1 日 10 g 制限で継続できた．ただ
し，Kossoff らは 1 日 10 g 制限と 20 g 制限の
交差比較試験(10 g 制限で開始し 3 か月後に
20 g 制限に緩和するグループと 20 g 制限で
開始し 3 か月後に 10 g 制限に規制するグ
ループとで効果を比較した研究)を行ない，
20 g 制限で開始した場合，発作が減少する時
期が遅れることを示しており，早期の効果を
求めるなら 10 g 制限で開始し，後に 20 g 制
限に緩和することを勧めている[6]．なお，成
人の場合，Kossoff らは 1 日 15 g 制限で開始
することを勧めており，われわれの施設でも
それにならっている[7]．炭水化物 1 日 10 g 制
限の場合，小児では開始後 2 ～ 3 日以内に強
いケトン体産生(血清 $\beta$-ヒドロキシ酪酸値
3,000 $\mu$mol/L 以上)を誘導できる[8]．

## c 実際の食事献立の作り方と栄養素組成

　われわれの施設では医師は炭水化物の制限
量を決めて栄養士に依頼している．栄養士は
患者の普段の食事内容から日本人の食事摂取
基準を参考に 1 日の必要総熱量を決定し，炭
水化物の熱量を差し引いてたんぱく質と脂質
の摂取量を決定する．表 3 のようにエクセル
形式で食材の重量を入力すると炭水化物・蛋
白質・脂質の 3 大栄養素量を自動的に計算で
きるソフトを作成し，献立を作成する際の計
算に用いている．詳細は(P140，第 4 章 B
おいしい献立，献立例 1 ～ 4)を参照された
い．実際に当院で作成した献立表から患者毎
の平均総熱量，3 大栄養素摂取量，ケトン比
を後で計算したのが表 4 である[9]．結果的に

炭水化物 10 g 制限で作成した当院の修正ア
トキンス食のケトン比は 1.4 : 1 ～ 2 : 1 の間
におさまっており，3 : 1 ～ 4 : 1 の古典的ケ
トン食よりは緩和された食事と言える．なお，
経口摂取が十分ではなく，摂取カロリーの一
部をケトンフォーミュラ®の注入や哺乳に依
存している児の場合(経管栄養児や離乳食期
の乳児)，ケトンミルクと修正アトキンス食
の混合は修正アトキンス食単独より有効性を
上げるというデータに基づき，ケトンフォー
ミュラ®に含まれる糖質は計上せず経口摂取
の分の栄養素だけ修正アトキンス食として計
算し，古典的ケトン食と修正アトキンス食の
「混合ケトン食」として指導している[10]（その
方が経口摂取の献立を作りやすくなる）．

# 3 維 持

　古典的ケトン食では 3 週間以内に，多くの
患者に効果が現れるとされるが，無効でも 3
か月間は食事療法を継続して効果判定するよ
う推奨されている．修正アトキンス食でも 1
か月以内に効果が現れる患者が多いが，無効
な場合でも 3 か月は継続して効果を見究める．
有効と判定し長期継続する場合も古典的ケト
ン食と同様 2 ～ 3 年継続の上，終了するかど
うか家族と相談する．副作用が問題ない場合，
家族の希望によっては 3 年以上継続している
ケースもある．長期継続中の注意点を述べる．

## a サプリメントの必要性

　カルシウム，水溶性ビタミンの補充等，古
典的ケトン食と基本的には変わらない．海外
の文献では修正アトキンス食はケトン比が
1 : 1 ～ 2 : 1 にあたり，3 : 1 ～ 4 : 1 の古典的
ケトン食よりも金属元素，水溶性ビタミンの

## 表3 当院で使用しているエクセル形式の3大栄養素量計算ソフト

【計算ソフト】

| | g | エネルギー | 蛋白質 | 脂質 | 炭水化物 |
|---|---|---|---|---|---|
| まあじ | 0 | 0.0 | 0.0 | 0.0 | 0.0 |
| まいわし | 0 | 0.0 | 0.0 | 0.0 | 0.0 |
| しらす干し半乾燥 | 0 | 0.0 | 0.0 | 0.0 | 0.0 |
| オイルサーディン | 0 | 0.0 | 0.0 | 0.0 | 0.0 |
| かつお春獲り | 0 | 0.0 | 0.0 | 0.0 | 0.0 |
| かつお秋獲り | 0 | 0.0 | 0.0 | 0.0 | 0.0 |
| ツナ（かつお油浸け） | 0 | 0.0 | 0.0 | 0.0 | 0.0 |
| カレイ | 0 | 0.0 | 0.0 | 0.0 | 0.0 |
| かんぱち | 0 | 0.0 | 0.0 | 0.0 | 0.0 |
| ぎんだら | 0 | 0.0 | 0.0 | 0.0 | 0.0 |
| ぎんざけ養殖 | 0 | 0.0 | 0.0 | 0.0 | 0.0 |
| しろさけ | 0 | 0.0 | 0.0 | 0.0 | 0.0 |
| まさば | 0 | 0.0 | 0.0 | 0.0 | 0.0 |
| まさば　水煮 | 0 | 0.0 | 0.0 | 0.0 | 0.0 |
| たいせいようさば | 0 | 0.0 | 0.0 | 0.0 | 0.0 |
| さわら | 0 | 0.0 | 0.0 | 0.0 | 0.0 |
| さんま | 0 | 0.0 | 0.0 | 0.0 | 0.0 |
| まだい養殖生 | 0 | 0.0 | 0.0 | 0.0 | 0.0 |
| たちうお | 0 | 0.0 | 0.0 | 0.0 | 0.0 |
| まだら | 0 | 0.0 | 0.0 | 0.0 | 0.0 |
| にしん | 0 | 0.0 | 0.0 | 0.0 | 0.0 |
| ぶり | 0 | 0.0 | 0.0 | 0.0 | 0.0 |
| はまち養殖 | 0 | 0.0 | 0.0 | 0.0 | 0.0 |
| みなみまぐろとろ | 0 | 0.0 | 0.0 | 0.0 | 0.0 |
| めばちまぐろ | 0 | 0.0 | 0.0 | 0.0 | 0.0 |
| かき | 0 | 0.0 | 0.0 | 0.0 | 0.0 |
| ブラックタイガー | 0 | 0.0 | 0.0 | 0.0 | 0.0 |
| するめいか | 0 | 0.0 | 0.0 | 0.0 | 0.0 |
| 牛肩ロース脂身つき | 0 | 0.0 | 0.0 | 0.0 | 0.0 |
| 牛ばら脂身つき（カルビ） | 0 | 0.0 | 0.0 | 0.0 | 0.0 |
| 牛もも脂身つき | 0 | 0.0 | 0.0 | 0.0 | 0.0 |
| 牛ひき肉 | 0 | 0.0 | 0.0 | 0.0 | 0.0 |
| 豚肩ロース脂身つき | 0 | 0.0 | 0.0 | 0.0 | 0.0 |
| 豚ロース脂身つき | 0 | 0.0 | 0.0 | 0.0 | 0.0 |
| 豚ばら脂身つき | 0 | 0.0 | 0.0 | 0.0 | 0.0 |
| 豚もも脂身つき | 0 | 0.0 | 0.0 | 0.0 | 0.0 |
| 豚ヒレ | 0 | 0.0 | 0.0 | 0.0 | 0.0 |
| 豚ひき肉 | 0 | 0.0 | 0.0 | 0.0 | 0.0 |
| 鶏むね皮付き | 0 | 0.0 | 0.0 | 0.0 | 0.0 |
| 鶏むね皮なし | 0 | 0.0 | 0.0 | 0.0 | 0.0 |
| 鶏もも皮つき | 0 | 0.0 | 0.0 | 0.0 | 0.0 |
| 鶏もも皮なし | 0 | 0.0 | 0.0 | 0.0 | 0.0 |
| ささみ | 0 | 0.0 | 0.0 | 0.0 | 0.0 |
| 鶏ひき肉 | 0 | 0.0 | 0.0 | 0.0 | 0.0 |
| 鶏レバー | 0 | 0.0 | 0.0 | 0.0 | 0.0 |
| ロースハム | 0 | 0.0 | 0.0 | 0.0 | 0.0 |
| ベーコン | 0 | 0.0 | 0.0 | 0.0 | 0.0 |
| ウインナー | 0 | 0.0 | 0.0 | 0.0 | 0.0 |
| たまご | 0 | 0.0 | 0.0 | 0.0 | 0.0 |
| 卵黄ゆで | 0 | 0.0 | 0.0 | 0.0 | 0.0 |
| 普通牛乳 | 0 | 0.0 | 0.0 | 0.0 | 0.0 |
| クリーム乳脂肪 | 0 | 0.0 | 0.0 | 0.0 | 0.0 |

| | g | エネルギー | 蛋白質 | 脂質 | 炭水化物 | 食物繊維（参考） |
|---|---|---|---|---|---|---|
| プレーンヨーグルト全脂無糖 | 0 | 0.0 | 0.0 | 0.0 | 0.0 | |
| クリームチーズ | 0 | 0.0 | 0.0 | 0.0 | 0.0 | |
| カマンベールチーズ | 0 | 0.0 | 0.0 | 0.0 | 0.0 | |
| プロセスチーズ | 0 | 0.0 | 0.0 | 0.0 | 0.0 | |
| 木綿豆腐 | 0 | 0.0 | 0.0 | 0.0 | 0.0 | |
| 絹ごし豆腐 | 0 | 0.0 | 0.0 | 0.0 | 0.0 | |
| 油揚げ | 0 | 0.0 | 0.0 | 0.0 | 0.0 | |
| 生揚げ | 0 | 0.0 | 0.0 | 0.0 | 0.0 | |
| 糸引き納豆 | 0 | 0.0 | 0.0 | 0.0 | 0.0 | 0.0 |
| 蒸し大豆　レトルト製品 | 0 | 0.0 | 0.0 | 0.0 | 0.0 | 0.0 |
| おから生 | 0 | 0.0 | 0.0 | 0.0 | 0.0 | 0.0 |
| おから生乾燥 | 0 | 0.0 | 0.0 | 0.0 | 0.0 | 0.0 |
| 小松菜 | 0 | 0.0 | 0.0 | 0.0 | 0.0 | |
| ほうれん草 | 0 | 0.0 | 0.0 | 0.0 | 0.0 | |
| チンゲン菜 | 0 | 0.0 | 0.0 | 0.0 | 0.0 | |
| アスパラガス | 0 | 0.0 | 0.0 | 0.0 | 0.0 | |
| ブロッコリー | 0 | 0.0 | 0.0 | 0.0 | 0.0 | |
| 青ピーマン | 0 | 0.0 | 0.0 | 0.0 | 0.0 | |
| 赤ピーマン | 0 | 0.0 | 0.0 | 0.0 | 0.0 | |
| トマト | 0 | 0.0 | 0.0 | 0.0 | 0.0 | |
| 葉ねぎ | 0 | 0.0 | 0.0 | 0.0 | 0.0 | |
| キャベツ | 0 | 0.0 | 0.0 | 0.0 | 0.0 | |
| きゅうり | 0 | 0.0 | 0.0 | 0.0 | 0.0 | |
| 大豆もやし | 0 | 0.0 | 0.0 | 0.0 | 0.0 | |
| 白菜 | 0 | 0.0 | 0.0 | 0.0 | 0.0 | |
| レタス | 0 | 0.0 | 0.0 | 0.0 | 0.0 | |
| 玉ねぎ | 0 | 0.0 | 0.0 | 0.0 | 0.0 | |
| 大根根 | 0 | 0.0 | 0.0 | 0.0 | 0.0 | |
| かぶ根 | 0 | 0.0 | 0.0 | 0.0 | 0.0 | |
| なす | 0 | 0.0 | 0.0 | 0.0 | 0.0 | |
| 枝豆（ゆで） | 0 | 0.0 | 0.0 | 0.0 | 0.0 | |
| さやいんげん | 0 | 0.0 | 0.0 | 0.0 | 0.0 | |
| にら | 0 | 0.0 | 0.0 | 0.0 | 0.0 | |
| にんじん | 0 | 0.0 | 0.0 | 0.0 | 0.0 | |
| こんにゃく | 0 | 0.0 | 0.0 | 0.0 | 0.0 | |
| ぶなしめじ | 0 | 0.0 | 0.0 | 0.0 | 0.0 | |
| まいたけ | 0 | 0.0 | 0.0 | 0.0 | 0.0 | |
| アボガド | 0 | 0.0 | 0.0 | 0.0 | 0.0 | |
| 湯通し塩蔵わかめ | 0 | 0.0 | 0.0 | 0.0 | 0.0 | 0.0 |
| 固形ブイヨン | 0 | 0.0 | 0.0 | 0.0 | 0.0 | |
| 顆粒中華だし | 0 | 0.0 | 0.0 | 0.0 | 0.0 | |
| 淡色辛みそ | 0 | 0.0 | 0.0 | 0.0 | 0.0 | |
| お好み焼きソース | 0 | 0.0 | 0.0 | 0.0 | 0.0 | |
| ウスターソース | 0 | 0.0 | 0.0 | 0.0 | 0.0 | |
| トマトケチャップ | 0 | 0.0 | 0.0 | 0.0 | 0.0 | |
| ピュアココア | 0 | 0.0 | 0.0 | 0.0 | 0.0 | |
| 抹茶（粉末） | 0 | 0.0 | 0.0 | 0.0 | 0.0 | |
| 植物油脂類 | 0 | 0.0 | 0.0 | 0.0 | 0.0 | |
| マヨネーズ卵黄型 | 0 | 0.0 | 0.0 | 0.0 | 0.0 | |
| 無塩バター | 0 | 0.0 | 0.0 | 0.0 | 0.0 | |
| ケトンミルク（粉） | 0 | 0.0 | 0.0 | 0.0 | 0.0 | |

## 第2章　ケトン食：各論

**【食品成分表】**

| | g | エネルギー | 蛋白質 | 脂質 | 炭水化物 |
|---|---|---|---|---|---|
| まあじ | 100 | 126.0 | 19.7 | 4.5 | 0.1 |
| まいわし | 100 | 169.0 | 19.2 | 9.2 | 0.2 |
| しらす干し半乾燥 | 100 | 206.0 | 40.5 | 3.5 | 0.5 |
| オイルサーディン | 100 | 359.0 | 20.3 | 30.7 | 0.3 |
| かつお春獲り | 100 | 114.0 | 25.8 | 0.5 | 0.1 |
| かつお秋獲り | 100 | 165.0 | 25.0 | 6.2 | 0.2 |
| ツナ（かつお油浸け） | 100 | 293.0 | 18.8 | 24.2 | 0.1 |
| カレイ | 100 | 95.0 | 19.6 | 1.3 | 0.1 |
| かんぱち | 100 | 129.0 | 21.0 | 4.2 | 0.1 |
| ぎんだら | 100 | 232.0 | 13.6 | 18.6 | 0.0 |
| ぎんざけ養殖 | 100 | 204.0 | 19.6 | 12.8 | 0.3 |
| しろさけ | 100 | 133.0 | 22.3 | 4.1 | 0.1 |
| まさば | 100 | 247.0 | 20.6 | 16.8 | 0.3 |
| まさば　水煮 | 100 | 309.0 | 22.6 | 22.6 | 0.3 |
| たいせいようさば | 100 | 326.0 | 17.2 | 26.8 | 0.4 |
| さわら | 100 | 177.0 | 20.1 | 9.7 | 0.1 |
| さんま | 100 | 297.0 | 17.6 | 23.6 | 0.1 |
| まだい養殖生 | 100 | 177.0 | 20.9 | 9.4 | 0.1 |
| たちうお | 100 | 266.0 | 16.5 | 20.9 | 0.0 |
| まだら | 100 | 77.0 | 17.6 | 0.2 | 0.1 |
| にしん | 100 | 216.0 | 17.4 | 15.1 | 0.1 |
| ぶり | 100 | 257.0 | 21.4 | 17.6 | 0.3 |
| はまち養殖 | 100 | 251.0 | 20.7 | 17.2 | 0.3 |
| みなみまぐろとろ | 100 | 352.0 | 20.3 | 28.3 | 0.1 |
| めばちまぐろ | 100 | 108.0 | 22.8 | 1.2 | 0.2 |
| かき | 100 | 60.0 | 6.6 | 1.4 | 4.7 |
| ブラックタイガー | 100 | 82.0 | 18.4 | 0.3 | 0.3 |
| するめいか | 100 | 83.0 | 17.9 | 0.8 | 0.1 |
| 牛肩ロース脂身つき | 100 | 411.0 | 13.8 | 37.4 | 0.2 |
| 牛ばら脂身つき（カルビ） | 100 | 517.0 | 11.0 | 50.0 | 0.1 |
| 牛もも脂身つき | 100 | 259.0 | 19.2 | 18.7 | 0.5 |
| 牛ひき肉 | 100 | 272.0 | 17.1 | 21.1 | 0.3 |
| 豚肩ロース脂身つき | 100 | 253.0 | 17.1 | 19.2 | 0.1 |
| 豚ロース脂身つき | 100 | 263.0 | 19.3 | 19.2 | 0.2 |
| 豚ばら脂身つき | 100 | 395.0 | 14.4 | 35.4 | 0.1 |
| 豚もも脂身つき | 100 | 183.0 | 20.5 | 10.2 | 0.2 |
| 豚ヒレ | 100 | 130.0 | 22.2 | 3.7 | 0.3 |
| 豚ひき肉 | 100 | 236.0 | 17.7 | 17.2 | 0.1 |
| 鶏むね皮付き | 100 | 145.0 | 21.3 | 5.9 | 0.1 |
| 鶏むね皮なし | 100 | 116.0 | 23.3 | 1.9 | 0.1 |
| 鶏もも皮つき | 100 | 204.0 | 16.6 | 14.2 | 0.0 |
| 鶏もも皮なし | 100 | 127.0 | 19.0 | 5.0 | 0.0 |
| ささみ | 100 | 105.0 | 23.0 | 0.8 | 0.0 |
| 鶏ひき肉 | 100 | 186.0 | 17.5 | 12.0 | 0.0 |
| 鶏レバー | 100 | 111.0 | 18.9 | 3.1 | 0.6 |
| ロースハム | 100 | 196.0 | 16.5 | 13.9 | 1.3 |
| ベーコン | 100 | 405.0 | 12.9 | 39.1 | 0.3 |
| ウインナー | 100 | 321.0 | 13.2 | 28.5 | 3.0 |
| たまご | 100 | 151.0 | 12.3 | 10.3 | 0.3 |
| 卵黄ゆで | 100 | 386.0 | 16.7 | 33.3 | 0.2 |
| 普通牛乳 | 100 | 67.0 | 3.3 | 3.8 | 4.8 |
| クリーム乳脂肪 | 100 | 433.0 | 2.0 | 45.0 | 3.1 |

| | g | エネルギー | 蛋白質 | 脂質 | 炭水化物 | |
|---|---|---|---|---|---|---|
| プレーンヨーグルト全脂無糖 | 100 | 62.0 | 3.6 | 3.0 | 4.9 | |
| クリームチーズ | 100 | 346.0 | 8.2 | 33.0 | 2.3 | |
| カマンベールチーズ | 100 | 310.0 | 19.1 | 24.7 | 0.9 | |
| プロセスチーズ | 100 | 339.0 | 22.7 | 26.0 | 1.3 | |
| 木綿豆腐 | 100 | 72.0 | 6.6 | 4.2 | 1.6 | |
| 絹ごし豆腐 | 100 | 56.0 | 4.9 | 3.0 | 2.0 | |
| 油揚げ | 100 | 410.0 | 23.4 | 34.4 | 0.4 | 食物繊維 |
| 生揚げ | 100 | 150.0 | 10.7 | 11.3 | 0.9 | (参考) |
| 糸引き納豆 | 100 | 200.0 | 16.5 | 10.0 | 12.1 | 6.7 |
| 蒸し大豆　レトルト製品 | 100 | 205.0 | 16.6 | 9.8 | 13.8 | 6.7 |
| おから生 | 100 | 111.0 | 6.1 | 3.6 | 13.8 | 11.5 |
| おから生乾燥 | 100 | 421.0 | 23.1 | 13.6 | 52.3 | 43.6 |
| 小松菜 | 100 | 14.0 | 1.5 | 0.2 | 2.4 | 1.9 |
| ほうれん草 | 100 | 20.0 | 2.2 | 0.4 | 3.1 | 2.8 |
| チンゲン菜 | 100 | 9.0 | 0.6 | 0.1 | 2.0 | 1.2 |
| アスパラガス | 100 | 22.0 | 2.6 | 0.2 | 3.9 | 1.8 |
| ブロッコリー | 100 | 33.0 | 4.3 | 0.5 | 5.2 | 4.4 |
| 青ピーマン | 100 | 22.0 | 0.9 | 0.2 | 5.1 | 2.3 |
| 赤ピーマン | 100 | 30.0 | 1.0 | 0.2 | 7.2 | 1.6 |
| トマト | 100 | 19.0 | 0.7 | 0.1 | 4.7 | 1.0 |
| 葉ねぎ | 100 | 30.0 | 1.9 | 0.3 | 6.5 | 3.2 |
| キャベツ | 100 | 23.0 | 1.3 | 0.2 | 5.2 | 1.8 |
| きゅうり | 100 | 14.0 | 1.0 | 0.1 | 3.0 | 1.1 |
| 大豆もやし | 100 | 37.0 | 3.7 | 1.5 | 2.3 | 2.3 |
| 白菜 | 100 | 14.0 | 0.8 | 0.1 | 3.2 | 1.3 |
| レタス | 100 | 12.0 | 0.6 | 0.1 | 2.8 | 1.1 |
| 玉ねぎ | 100 | 37.0 | 1.0 | 0.1 | 8.8 | 1.6 |
| 大根根 | 100 | 18.0 | 0.5 | 0.1 | 4.1 | 1.4 |
| かぶ根 | 100 | 20.0 | 0.7 | 0.1 | 4.6 | 1.5 |
| なす | 100 | 22.0 | 1.1 | 0.1 | 5.1 | 2.2 |
| 枝豆（ゆで） | 100 | 134.0 | 11.5 | 6.1 | 8.9 | 4.6 |
| さやいんげん | 100 | 23.0 | 1.8 | 0.1 | 5.1 | 2.4 |
| にら | 100 | 21.0 | 1.7 | 0.3 | 4.0 | 2.7 |
| にんじん | 100 | 39.0 | 0.7 | 0.2 | 9.3 | 2.8 |
| こんにゃく | 100 | 7.0 | 0.1 | 0.1 | 3.3 | 3.0 |
| ぶなしめじ | 100 | 18.0 | 2.7 | 0.6 | 5.0 | 3.7 |
| まいたけ | 100 | 15.0 | 2.0 | 0.6 | 4.4 | 3.5 |
| アボガド | 100 | 187.0 | 2.5 | 18.7 | 6.2 | 5.3 |
| 湯通し塩蔵わかめ | 100 | 11.0 | 1.7 | 0.4 | 3.1 | 3.0 |
| 固形ブイヨン | 100 | 235.0 | 7.0 | 4.3 | 42.1 | |
| 顆粒中華だし | 100 | 211.0 | 12.6 | 1.6 | 36.6 | |
| 淡色辛みそ | 100 | 192.0 | 12.5 | 6.0 | 21.9 | |
| お好み焼きソース | 100 | 148.0 | 1.6 | 0.1 | 34.3 | |
| ウスターソース | 100 | 117.0 | 1.0 | 0.1 | 26.8 | |
| トマトケチャップ | 100 | 119.0 | 1.7 | 0.0 | 27.4 | |
| ピュアココア | 100 | 271.0 | 18.5 | 21.6 | 42.4 | |
| 抹茶（粉末） | 100 | 324.0 | 29.6 | 5.3 | 39.5 | |
| 植物油脂類 | 100 | 921.0 | 0.0 | 100.0 | 0.0 | |
| マヨネーズ卵黄型 | 100 | 670.0 | 2.8 | 72.3 | 1.7 | |
| 無塩バター | 100 | 763.0 | 0.5 | 83.0 | 0.2 | |
| ケトンミルク（粉） | 100 | 741.0 | 15.0 | 71.8 | 8.8 | |

食品成分表の表に各食材の単位重量当たりの各栄養素含有量を掲載している.
計算ソフトの表の使用量の欄に各食材の使用量（g）を入力していくとエネルギーおよび各栄養素含有量が自動的に計算されて，その合計量が算出される.
食品成分値の一部は文部科学省科学技術・学術審議会資源調査分科会報告「日本食品標準成分表2015年版（七訂）」より引用.

## C 修正アトキンズ食

**表4** 当院で行った小児難治てんかん患者の修正アトキンズ食の3大栄養素組成

| 年齢／性別 | 総熱量（Kcal） | 炭水化物（g） | 蛋白質（g） | 脂質（g） | ケトン比 |
|---|---|---|---|---|---|
| 1y6m/M | 796 | 8.9 | 27.3 | 70.9 | 2.0：1 |
| 1y6m/F | 885 | 10.6 | 36.2 | 75.1 | 1.7：1 |
| 1y11m/M | 1043 | 10.6 | 47.1 | 87.7 | 1.6：1 |
| 3y/F | 989 | 10.1 | 37.1 | 86.9 | 1.9：1 |
| 3y/F | 1059 | 10.3 | 51.2 | 87.5 | 1.4：1 |
| 5y/F | 1098 | 10.5 | 53.3 | 90.7 | 1.4：1 |
| 5y/F | 1302 | 10.3 | 54.5 | 112.4 | 1.7：1 |
| 7y/M | 1471 | 10.5 | 74.2 | 121.7 | 1.5：1 |
| 11y/F | 1514 | 9.4 | 59.7 | 132.9 | 2.0：1 |
| 17y/F | 1438 | 10.3 | 72.7 | 118.7 | 1.4：1 |

当院栄養士が各患者の入院中に作成した献立表から，1日当たりの摂取熱量（カロリー），炭水化物・蛋白質・脂質量（グラム）の平均値を求めた．また，各患者の1日毎のケトン比の平均値も求めた．

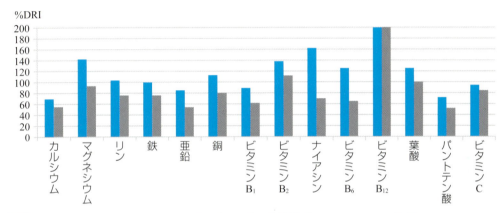

**図1** 修正アトキンズ食と古典的ケトン食の金属元素，水溶性ビタミンの%DRIの比較

金属元素，水溶性ビタミンの修正アトキンズ食，3：1古典的ケトン食の%DRI．修正アトキンズ食は3週間施行した食事献立より，3：1古典的ケトン食は12日間施行した食事献立より1日平均値を算出して日本人の食事摂取基準2010に掲載された推定必要量に対する割合（%）を求めた．ビタミン$B_{12}$はグラフ上限200%を超えている．
青：修正アトキンズ食，グレー：古典的ケトン食

摂取不足は軽度であるとしている[11]．私たちの施設で修正アトキンズ食（ケトン比約1.4：1）を施行し無効であったため，3：1の古典的ケトン食に変更した患者（3歳女児）における修正アトキンズ食，古典的ケトン食の金属元素，水溶性ビタミンの% of dietary reference intake（%DRI）を比較した（図1）．%DRIとは各食事成分の年齢，性別毎に（厚生労働省「日本人の食事摂取基準」で）設定された推定平均必要量に対するその患者の1日摂取量の割合（%）のことである．全ての金属元素，水溶性ビタミンにおいて古典的ケトン食は修正アトキンズ食より%DRIが低下しており，修正アトキンズ食の方が古典的ケトン食より栄養学的にも緩和されたケトン食であるということがわかる．

### b 炭水化物制限の緩和

ジョンス・ホプキンス病院では，小児は1日10g制限で開始し，1か月後から5gずつ増量し，1日30gまで増量可としている．私たちの施設では，食事摂取が問題なく出来ているようなら10g制限のまま継続，継続できない場合は30gまで増量している．成人も15g

第2章　ケトン食：各論

---

**筆者の修正アトキンズ食体験記**

　筆者のダイエット（減量）を兼ねて，栄養士に依頼して2週間修正アトキンズ食を試みた．カロリーは約2,300 kcal で炭水化物を10 g 制限とした．毎日3食を病院の厨房で調理してもらい，それ以外の食事はお茶以外は摂取しないことを守った．毎日尿ケトン体を3，4，7，10，14日目に血清ケトン体を測定した．ちなみに筆者は修正アトキンズ食開始時は84.5 kg であった．

　尿ケトン体は5日目より終了まで強陽性を維持できた．血清 $\beta$-ヒドロキシ酪酸は3日目703 $\mu$mol/L，4日目1,461 $\mu$mol/L，7日目1,875 $\mu$mol/L，10日目1,852 $\mu$mol/L，14日目1,819 $\mu$mol/L，と7日目以降は安定した（私たちの施設で入院治療した児たちは3,000 $\mu$mol/L を超えていたので，彼らよりは低い数値である．成人だからであろうか？）．

　食事は全量摂食し，吐き気や嘔吐は認めなかった．意外に空腹感は覚えず，ごはんや甘いものを食べたいという欲求も開始後数日経過してからは起こらなかった．ただ3日目頃から全身のけだるさを覚え，集中力が持続しなくなった．8日目が最もだるく何をする気力も失せたが，11日目より楽になり，集中力も改善し，修正アトキンズ食開始前の体調に戻った．なお，体重は15日目に79.7 kg，と4.8 kg 減を認めた．（その後の1か月でリバウンドして元に戻った……．）

　当院で修正アトキンズ食を行った患児で2週間以内に食事を摂れなくなって中止したケースが何例かあったが，自らの経験もふまえて，開始後1〜2週間のしんどさをのりきれると，長期続けられるかもしれない．

　また，筆者のようにどうしてもやせられない大人も健康上試してみてもよいかもしれない!?

---

制限から開始して30 g まで増量可である．

# 4 合併症

　基本的に古典的ケトン食で認めるのと同じ副作用が起こる可能性がある．便秘，腎結石，骨粗鬆症，悪心，嘔吐，元気がなくなる，などの症状および高コレステロール血症（LDL コレステロールが上昇する），高尿酸血症，代謝性アシドーシスなどの検査所見である．治療中止を余儀なくされるような重篤な副作用は少ない．古典的ケトン食との比較研究においては重篤な副作用の発生頻度は低かったと報告されている[5]．

　また，元々のアトキンズダイエットが減量を目的とした食事療法のため，修正アトキンズ食においても体重減少の副作用が懸念されるが，少なくとも成長過程の小児期においては問題ないようである[12]．成人では体重およ

び身長の body mass index〔BMI：体重（kg）÷身長（m）$^2$〕は明らかに減少したという報告がある[13]．この論文中の患者の治療前の平均体重は80.2 kg，平均 BMI は28.3（BMI25 以上を肥満と判定）で，修正アトキンズ食により各々73.4 kg，BMI 26.4 と低下しており，肥満傾向の患者にとっては副作用というよりむしろ副次的な減量効果と前向きにとらえてよさそうである．

# 5 評価

　私たちの施設では，1か月ごとに外来受診し，献立などについて相談がある場合は随時栄養士にも診察場面に加わってもらって相談している．少なくとも3か月ごとに血清，尿検体によるケトン体産生の確認および，副作用のモニタリングを行っている．定期的評価項目は古典的ケトン食と同様である．

## 文献

1) Atkins RC : Dr. Atkins' new diet revolution. AVON BOOKS, 2002.

2) Kossoff EH, et al : Efficacy of the Atkins diet as therapy for intractable epilepsy. Neurology 61 : 1789-1791, 2003.

3) Auvin S : Should we routinely use modified Atkins diet instead of regular ketogenic diet to treat children with epilepsy? Seizure. 21 : 237-240, 2012.

4) Sharma S, et al : Use of the modified Atkins diet for treatment of refractory childhood epilepsy : a randomized controlled trial. Epilepsia 54 : 481-486, 2013.

5) Kim JA, t al :  Efficacy of the classic ketogenic and the modified Atkins diets in refractory childhood epilepsy. Epilepsia 57 : 51-58, 2016.

6) Kossoff EH, et al : A randomized, crossover comparison of daily carbohydrate limits using the modified Atkins diet. Epilepsy Behav 10 : 432-436, 2007.

7) Kossoff EH, et al : A prospective study of the modified Atkins diet for intractable epilepsy in adults. Epilepsia 49 : 316-319, 2008.

8) Kang HC, et al : Use of a modified Atkins diet in intractable childhood epilepsy. Epilepsia 48 : 182-186, 2007.

9) Kumada T, et al : Efficacy and tolerability of modified Atkins diet in Japanese children with medication-resistant epilepsy. Brain Dev 34 : 32-38, 2012.

10) Kossoff EH, et al : Prospective study of the modified Atkins diet in combination with a ketogenic liquid supplement during the initial month. J Child Neurol 26 : 147-51, 2011.

11) Zupec-Kania B, et al : Long-term management of the ketogenic diet : seizure monitoring, nutrition, and supplementation. Epilepsia 49 : 23-26, 2008.

12) Kossoff EH, et al : A modified Atkins diet is effective for the treatment of intractable pediatric epilepsy. Epilepsia 47 : 421-424, 2006.

13) Kossoff EH, et al. A prospective study of the modified Atkins diet for intractable epilepsy in adults. Epilepsia 49 : 316-319, 2008.

第2章 ケトン食：各論

# D 低グリセミック指数食

熊田知浩

## 1 概念

### a グリセミック指数（glycemic index：GI）とは？

カナダのJenkinsらが1981年に提唱した概念で，たとえ同じ糖質としての分量の摂取であっても，素材が異なれば血糖値への影響は同様ではないという考え方で，カナダ，オーストラリアを中心に糖尿病の食事療法の分野で研究が進められてきた[1]．日本でも近年その分野での有用性が注目されている．

GI値は図1の説明にあるように，以下の式で導き出される．
GI＝（糖質50 g含有検査食のIAUC／糖質50 g含有基準食のIAUC）×100
IAUC：the incremental area under the blood glucose response curve（食後2時間の血糖上昇曲線下面積）

簡単にまとめると，GIとはある食品の血糖上昇傾向を表す指標である．つまり，GI値の高い食品は食後の血糖値の変動が大きく，GI値の低い食品は血糖値の変動が小さい．血糖値が上昇するとインスリンの分泌も増加する．したがって，糖尿病の食事療法ではインスリン分泌を抑える目的で，同じ量の炭水化物を摂取するならGI値の低い食品が推奨されている．

食品ごとのGI値については，オーストラリア・シドニー大学が作成しているホームページに検索サービスがある．また，オーストラリアで出版された「The New Glucose Revolution」[1]やその和訳書[2]にも主な食物のGI値の一覧が出ている．これらは純粋なブドウ糖50 gを基準食として，西洋人の健康な成人のボランティアを用いた実験から導出された値である．従って著明な相違はないとは思われるが，日本人に適用できるかは不明である上に，日本食に関する情報はわずかである．日本では東京慈恵医大のグループが日本食について国際的に標準化された計測方法で導出したGI値が発表されており信頼できるデータである[3]（表1，一部改変）が，ご飯類および果物がおもで，まだ品目が少ない（日本GI研究会で食物の種類を増やして研究中）．一方日本国内で売られている，いわゆるダイエット（減量）本の中にGI値の一覧を載せているものもあるが，出典が不明なものが多く，その数値を鵜呑みにしてよいか，その信頼のほどは不明である．

一般的にブドウ糖を基準食としたGI値が55以下の食品を低GI食品と分類する．どの食品が低GIか，『糖尿病食事療法のための食品交換表』[4]を用いて概説する．この食品交換表の中で全食品は

［表1］（穀物，野菜で炭水化物を多く含むもの）
［表2］（果物）
［表3］（肉・魚・卵・大豆）
［表4］（乳製品）
［表5］（脂質）

D 低グリセミック指数食

a. 血糖上昇曲線下面積の求め方

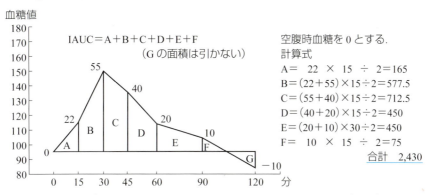

血糖上昇曲線下面積：incremental area under the blood glucose response curve（IAUC）

b. GI の求め方

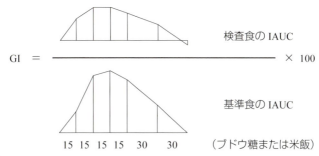

図1 GI 値の求め方.
（林進，他．今後の GI 研究は同じ手法で計測．PRACTICE 19：597-599, 2002.）

a. 血糖上昇曲線下面積（IAUC）の求め方
　ある食品を摂取して 0（食前），15，30，45，60，90，120 分後の血糖を測定し，グラフを書く．0 分値を基線とし，基線と，血糖上昇曲線で囲まれた部分の面積を図のように三角形，台形に分割して計算して求める．

b. GI 値の求め方
　GI は検査食の IAUC を基準食の IAUC で割った値に 100 を掛けて求める．
基準食は純粋なブドウ糖や白米を用いる（基準食に用いた食品により GI 値が異なってくることに注意）．

[表6]（野菜）の 6 項目に分類されている（[表1]～[表6] は『糖尿病食事療法のための食品交換表』中の分類表であり，本文中の表とは異なることに注意）．そのうち [表3]，[表4]，[表5] に含まれる食材はほぼ糖質を含まないため全て低 GI 食品と言って差し支えない．[表6] の野菜の中ではにんじん，かぼちゃ以外はほぼ全て低 GI と考えてよい．[表1] の穀物の中では，いも類は生またはとろろの長芋のみ低 GI，豆類はほぼ全て低 GI である．また通常，ごはんは中〜高 GI だが，白米より玄米，玄米より玄米に納豆を加えたもののほうが小腸での消化吸収が遅く，GI 値は下がる．サラヤのへるしごはん®は食物せんいやアミロースを多く含むため，小腸での消化吸収が緩やかで低 GI 食品（GI 値 54）に分類される．パンも中〜高 GI だが，小麦の外皮（ふすま・ブラン）を原料にしたふすまパンは低 GI であり，近年コンビニエンスストアなどでも容易に手に入る．麺類の中ではパスタ（茹で方はアルデンテ），そば（十割そば）は低 GI である．うどんの中には高 GI のものもある．最近はこんぶ麺，わかめ麺など糖質を含まな

第2章　ケトン食：各論

い麺も市販されており，低GI食品として利用できる．［表2］の果物は基本的に中～高GIのものが多いが，いちご，りんごなどは低GIである．

## b 低グリセミック指数食（低GI食）とは

ケトン食の抗けいれん作用機序の1つに，食事前後で血糖値，インスリンの変動が少ないことが関係していると推測されている[5]．その点を利用して，炭水化物の量の制限を緩和するかわりに低GI値の炭水化物を用いて血糖の変動を少なくすることで，ケトン食として応用させた食事療法が低グリセミック指数食（低GI食）である．古典的ケトン食や修正アトキンズ食，MCTケトン食に比べて産生されるケトン体の量は少ない〔血清$\beta$-ヒドロキシ酪酸（BHB）値は低い〕．2005年にマサチューセッツ総合病院のThiele，Pfeiferらが

考案した緩和ケトン食の1つの方法である[6,7]．ポイントは低GI値の炭水化物の選択（質の制限：GI値が50以下）と量の制限（1日40～60gまたは総熱量の10%）である．炭水化物摂取量から考えると，低GI食は炭水化物量制限が緩和された点で，修正アトキンズ食よりもさらに緩やかなケトン食と言える．従って，より長期継続しやすいメリットがある．さらに出来上がった献立はごはんや麺類など，日本人の「主食」が1日1食でも含まれることで，古典的ケトン食や修正アトキンズ食に比べてより「普通食」らしくなり患者や家族の心理的負担が軽くなると思われる[8]．

## c 低GI食の普及と科学的エビデンス

マサチューセッツ総合病院のThieleらによると，低GI食で6か月時に発作回数が90%以上減少した患者は34%，50～90%減

**表1** ブドウ糖を基準食とした時のGI値一覧

| 食品 | GI値 | 食品 | GI値 | 食品 | GI値 |
|---|---|---|---|---|---|
| ブドウ糖液 | 100 | 新粉もち | 68 | 寿司飯 | 55 |
| せんべい | 91 | カレーライス | 67 | 柿 | 54 |
| 赤飯 | 86 | 白玉 | 65 | 麦ご飯 | 53 |
| もち | 83 | 巨峰 | 62 | 発芽玄米ご飯 | 53 |
| 米飯 | 82 | 米飯と酢の物 | 61 | おしるこ | 48 |
| 粥 | 81 | 米飯とみそ汁 | 61 | うどん | 48 |
| 米飯と梅干し | 80 | 米飯とヨーグルト | 58 | バナナ | 48 |
| 塩むすび | 80 | パインアップル | 57 | みかん | 48 |
| バターライス | 79 | 米飯と牛乳 | 57 | 西瓜 | 47 |
| おかか米飯 | 79 | コーンフレークと牛乳 | 56 | スパゲッティ | 46 |
| 海苔巻き米飯 | 77 | 米飯ときな粉 | 56 | そば | 46 |
| 焼きおにぎり | 77 | 米飯と納豆 | 56 | メロン | 44 |
| パン | 75 | | | いちご | 38 |
| 米飯と卵 | 72 | | | グレープフルーツ | 36 |
| | | | | りんご | 34 |

（林進：食生活によるGlycemic Indexの活用．Kellogg's Update 104：1-4, 2009.）
元々のデータはサトウのごはんを基準食に用いている（サトウのごはんのGI＝100，ブドウ糖液のGI＝122）ため，Jenkins等のデータ（ブドウ糖が基準食でGI＝100）にあわせて，改変した．果物は日本GI研究会のデータと海外のデータが大きく異なるものが多い．例えばバナナは多くの海外のデータでは中～高GIであるが，日本GI研究会では低GIに分類されている．
日本と海外で差がないのはリンゴ，いちご．しかし最近は糖度の高い（甘い）いちごが増えていて，どのいちごでも低GIなのか，確証がない．

## D 低グリセミック指数食

少した患者は20%，50%以下しか減少しなかった患者は20%，発作回数が不変な患者は26%であった[7]．なお，血清BHB値と有効性の間に相関関係は認められなかった（BHB値が高いほど，発作抑制効果が上がるわけではなかった）．

2010年以降，マサチューセッツ総合病院以外の施設からも論文報告が徐々に増えつつある（表2）．特にAngelman症候群に合併するてんかんに対しては80%以上の有効性を認めている[9,10]．しかし，残念ながら，普通食や古典的ケトン食，MCTケトン食，修正アトキンズ食とのランダム化比較試験（RCT）はまだ行われておらず，現時点では科学的エビデンスの乏しい食事療法と言わざるをえない．

修正アトキンズ食と比較すると，低GI食はまだ認知度が低く，世界的に見ても一部の施設でしか行われておらず，実際行うにあたって医師も栄養士も慣れていない．また，

GI値は各国の食材や人種によって変動が大きいため海外のデータを流用しにくい．そのため実際に日本で利用できるGI値（日本人による日本食のGI値）の判明した食材が少ないのも，施行しにくい理由の一つである．さらに修正アトキンズ食に比べて献立を作成するのに時間と労力がかかり，調理者が慣れるまで大変であることが予測される（低GIの炭水化物を選ぶ点，炭水化物量の制限が強い点以外は糖尿病患者の献立作成と基本的には同じ手法である）．

# 2 導 入

以下の手順で献立を考える．
①1日摂取熱量（カロリー）を患者の年齢，活動度，普段の食事状況を参考に決定する．
②炭水化物を低GI値（ブドウ糖を基準食と

**表2 てんかんに対する低GI食の論文**

| 国 | 主研究者 | 発表年 | 研究デザイン | 症例数 | 有効率（発作消失率） | 基礎疾患 | 出典 |
|---|---|---|---|---|---|---|---|
| アメリカ* | Muzykewicz DA | 2009 | 前方視的 | 76 | 74%（0%） | | Epilepsia 50：1118-1126 |
| イタリア | Coppola G | 2011 | 後方視的 | 15 | 53.3%（0%） | | Seizure 20：526-528 |
| アメリカ* | Thibert RL | 2012 | 前方視的 | 6 | 83%（50%） | Angelman症候群 | Epilepsia 53：1498-1502 |
| アメリカ* | Larson AM | 2012 | 前方視的 | 15 | 47%（6%） | 結節性硬化症 | Epilepy Res 99：180-182 |
| トルコ | Martikainen MH | 2012 | 症例報告 | 1 | 100%（100%） | ミトコンドリア病（POLG1異常） | Epileptic Disord 14：438-441 |
| 日本 | Kumada T | 2013 | 症例報告 | 1 | 100%（0%） | 結節性硬化症 | Pediatr Neurol 48：390-392 |
| イラン | Karimzadeh P | 2014 | 後方視的 | 42 | 77.8%（16.6%） | | Seizure 23：570-572 |
| アメリカ* | Grocott OR | 2017 | 後方視的 | 23 | 95%（65%） | Angelman症候群 | Epilepsy Behav 68：45-50 |
| 韓国 | Kim SH | 2017 | 後方視的 | 36 | 56%（6%） | | Brain Dev 39：687-692 |

有効率は50%以上発作頻度が減少した患者割合，発作消失率は発作消失した患者割合を差す．
*はマサチューセッツ総合病院からのデータ．

したGI値が50以下）のものに限定し，摂取量を1日40〜60g，または総熱量の10％に設定する．
③残りの熱量を蛋白質，脂質にあてる．経験上，蛋白質は総熱量の約20％，脂質は約70％を占めることになる．実際の3大栄養素の組成の比較を図2に表した．低GI食はケトン比約1.0のケトン食に相当する．なお，各食材は重量を計測する必要はなく，『糖尿病食事療法のための食品交換表』[4]を参考に1単位（80kcal）毎に選択していく．

例えば，1日1,600kcal摂取する児の場合を仮定する．GI値が約50以下の炭水化物160kcal＝2単位，それ以外1,440kcal＝18単位．炭水化物2単位は食品交換表の［表1］（穀物，野菜で炭水化物を多く含むもの），［表2］（果物）から選ぶ．残りの18単位は［表3］（肉・魚・卵・大豆），［表4］（乳製品），［表5］（脂質），［表6］（野菜）から選ぶ．このようにして選んだ食材から献立を作成する．厳密には［表6］の野菜の中にも炭水化物は含まれているが，低GI食では無視しても問題にならない．**P156，第4章 B，献立例5**に1日の献立例を挙げる．このレシピの場合，最終的に［表6］の野菜に炭水化物は20g含まれていたが，［表1］，［表2］から選んだ炭水化物40gと合わせて60gまでに抑えられている．また，［表6］の各野菜のGI値は低いため，低GI食品の基準も満たしている[2]．この献立で明らかなように，1日のうち1食分位はごはんやそばなどの炭水化物が利用できる．

## 3 維 持

効果判定は他の種類のケトン食と同様，一旦は治療開始3か月時に行っているが，継続しやすいため3か月時に効果がなくても継続を希望する家族は多く，たいていが，6か月程継続した上で再評価している．われわれの

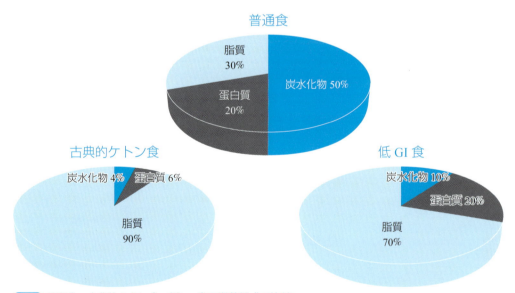

**図2** 普通食，古典的ケトン食，低GI食の栄養組成の比較
（Pfeifer HH et al. Low glycemic index treatment : implementation and new insights into efficacy. Epilepsia 49 : 42-5, 2008 より引用）
炭水化物，蛋白質，脂質の熱量（カロリー）の配分割合を示す．

経験では6か月，12か月後に効果が認められた例は経験していないが，文献上は6～12か月での効果発現例も認められる[11]．有効と判定し長期継続する場合も古典的ケトン食と同様2～3年継続の上，終了するかどうか家族と相談することが多いが，副作用が問題ない場合，家族の希望によっては3年以上継続しているケースもある．長期継続中の注意点を述べる．

## a サプリメントの必要性

マサチューセッツ総合病院ではカルシウム，水溶性ビタミンの補充等，古典的ケトン食や修正アトキンズ食同様にサプリメント補充を行いながら低GI食を継続している．われわれの施設で修正アトキンズ食を継続できなかったため2年後に低GI食を施行し長期継続できた患者(13歳女性)における修正アトキンズ食，低GI食の金属元素，水溶性ビタミンの % of dietary reference intake (%DRI) を比較した(図3)．全ての金属元素，水溶性ビタミンにおいて低GI食は修正アトキンズ食より%DRIが高く，低GI食の方が修正アトキンズ食よりさらに栄養学的にも緩和されたケトン食であるということがわかる．

## b 炭水化物制限について

低GI食ではこれ以上の炭水化物制限の緩和はできない．むしろ，効果が乏しい場合，そのまま炭水化物摂取量を30 g/日まで減量することで修正アトキンズ食に容易に変更できる．

# 4 合併症

われわれの経験上，また文献上でも古典的ケトン食で起こりやすい代謝性アシドーシス，腎結石，便秘，脂質異常症などはほとんど認められず，低GI食は古典的ケトン食より副作用が少ない可能性がある[7]（比較試験は行

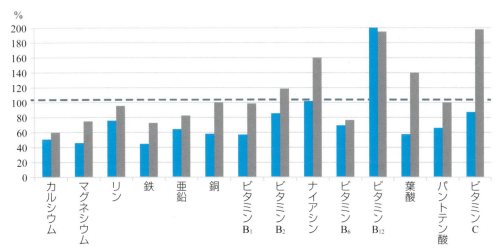

図3 低GI食，修正アトキンズ食の両方を行ったある患者の微量元素，金属元素，ビタミンの%DRIの比較

（青：修正アトキンズ食，グレー：低GI食）
%DRIについてはP61，第2章 C 修正アトキンズ食 を参照のこと．多くの微量元素で低GI食のほうが上回っていることがわかる．

第2章 ケトン食：各論

われていない).

## 5 評価

われわれの施設では，1か月ごとに外来受診し，献立などについて相談がある場合は随

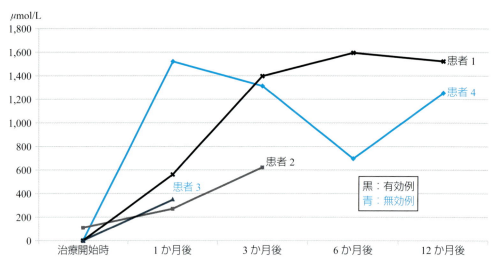

**図4a** われわれの施設で低GI食を行った4人の血清β-ヒドロキシ酪酸値
全例2,000 μmol/Lを超えなかった．また，有効例（患者1，2）が無効例（患者3，4）に比べて血清β-ヒドロキシ酪酸値が高いわけではなかった．

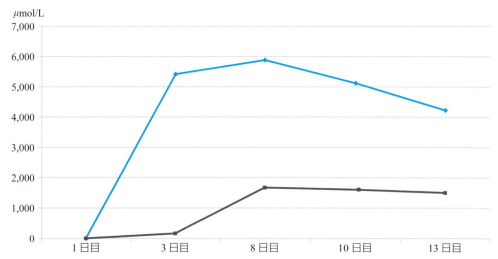

**図4b** 同一患者（図4-aの患者1）における低GI食，修正アトキンズ食開始時の血清β-ヒドロキシ酪酸値の比較
当患者は11歳時に修正アトキンズ食を試みたが2週間で継続できず中止，13歳時に低GI食を試みた．両食事療法開始後2週間の血清β-ヒドロキシ酪酸値を示す．
青：修正アトキンズ食，グレー：低GI食

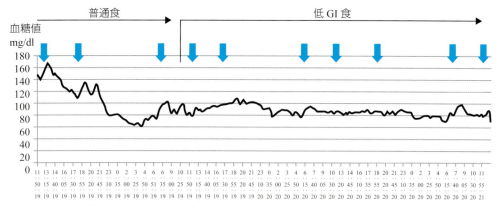

図5 低GI食中の持続血糖モニタリング
青矢印は食事のタイミングを示す．普通食から低GI食に切り替えてから，食事前後の血糖の変動が少なくなり，血糖値は概ね100 mg/dL以下に抑えられている．

時栄養士にも診察場面に加わってもらって相談している．少なくとも3か月ごとに血清，尿検体によるケトン体産生の確認および，副作用のモニタリングを行っている．しかし，低GI食が適切に行われているか，血液検査や尿検査などで判断するのは非常に難しい．なぜなら古典的ケトン食，MCTケトン食，修正アトキンズ食は適切に行われていれば血清，尿中のケトン体値が著明に上昇するが，低GI食の場合，ケトン体は上昇しても軽度であるからだ（図4）．低GI食が適切に行われているか判断する唯一の検査は持続血糖モニタリング測定である．随時血糖が100 mg/dL未満の方が発作コントロールが良いというデータがあり[7]，半年ごと（家族が不安な場合は3か月ごと）に入院して持続血糖モニタリングを行い，その結果を目安に食事調整を行っている（図5）．

### 文献

1) Brand-Miller J, et al : The new glucose revolution, 3rd ed. Marlowe and company, 2007.
2) ジェニー・ブランド・ミラー，他：やせる！低GIダイエット．マキノ出版，2002.
3) 杉山みち子，他：ごはん食とGlycemic Indexに関する研究．日本健康・栄養システム学会誌．3 : 1-15, 2003.
4) 日本糖尿病学会：糖尿病食事療法のための食品交換表 第7版．文光堂，2013.
5) Pfeifer HH, et al : Low glycemic index treatment : implementation and new insights into efficacy. Epilepsia 49 : 42-45, 2008.
6) Pfeifer HH, et al : Low-glycemic-index treatment : a liberalized ketogenic diet for treatment of intractable epilepsy. Neurology 65 : 1810-1812, 2005.
7) Muzykewicz DA, et al : Efficacy, safety, and tolerability of the low glycemic index treatment in pediatric neurology. Epilepsia 50 : 1118-1126, 2009.
8) Kumada T, et al : Glycemic index treatment using Japanese foods in a girl with Lennox-Gastaut syndrome. Pediatr Neurol 48 : 390-392, 2013.
9) Thibert RL, et al : Low glycemic index treatment for seizures in Angelman syndrome. Epilepsia 53 : 1498-1502, 2012.
10) Grocott OR, et al : Low glycemic index treatment for seizure control in Angelman syndrome : a case series from the Center for Dietary Therapy of Epilepsy at the Massachusetts General Hospital. Epilepsy Behav 68 : 45-50, 2017.
11) Larson AM, et al : Low glycemic index treatment for epilepsy in tuberous sclerosis complex. Epilepsy Res 99 : 180-182, 2012.

第2章 ケトン食：各論

# E 各種ケトン食の比較と使い分け

熊田知浩

## 1 各種ケトン食の有効性と副作用の比較

最も科学的エビデンスの高いランダム化比較試験（RCT）による各種ケトン食の比較データを紹介する．ケトン比4:1の古典的ケトン食とMCTケトン食はRCTで有効性（50％以上てんかん発作頻度が減少した患者の割合），副作用とも同等で有意差を認めなかった[1]．また，ケトン比4:1の古典的ケトン食と修正アトキンズ食のRCTによれば，有効性は同等であるが，発作消失率は2歳未満で古典的ケトン食の方が有意に高かった．一方で重篤な副作用は古典的ケトン食の方が多かった．この論文の筆者は2歳までは古典的ケトン食を，2歳以降は修正アトキンズ食を推奨している[2]．なお，低グリセミック指数食（低GI食）は他の種類のケトン食と有効性や副作用を比較検討した報告はない．

## 2 各種ケトン食の特色を活かした使い分け

患者年齢，食事形態，食事環境，基礎疾患などによって，より有効で継続しやすいタイプのケトン食を選択する．上記のように低GI食以外は各ケトン食間での有効性に大きな差異はないと考えられるので，環境の変化などにより途中でケトン食の種類を変更することも可能である．ライフスタイルに合わせて，継続しやすく有効性の高い食事療法を選択していく．

### a 古典的ケトン食

哺乳児や経管栄養児はケトン食用特殊ミルク（ケトンフォーミュラ®）を用いた古典的ケトン食が便利である．また修正アトキンズ食，MCTケトン食や低GI食などの「緩和ケトン食」で効果が不十分で，より高い効果を期待したい場合は古典的ケトン食への移行を考える．特に2歳までは発作消失率がより高い古典的ケトン食を推奨したい[2]．また年長児でも，家族がより厳格な食事療法を希望する場合は最初に試みてもよい．

### b MCTケトン食

MCTケトン食はMCTオイルを携行することで外食などを活用しやすい．また，学校給食はケトン食に対応してもらえないが，給食メニュー中のごはんやパンなどの主食をやめてその分の熱量のMCTオイルを足す，という方法で給食を活用することも可能である．ただし，MCTオイルは高価であり，下痢などの胃腸症状に耐えられない人もいて，誰でもうまく利用できるわけではない．

就学前に修正アトキンズ食で発作軽減していた女児で，就学を期にMCTケトン食に切り替え，給食を利用しながらケトン食を継続し，発作コントロールできている症例の経過と給食献立の変更を図1と表1に紹介する．

## E 各種ケトン食の比較と使い分け

### c 修正アトキンズ食

古典的ケトン食が継続できなかった場合に緩和ケトン食として試みる．

また，古典的ケトン食で開始したケトンフォーミュラ®の哺乳児が離乳食を併用するようになった場合，ケトンフォーミュラ®に含まれる糖質は計上せず経口摂取の分の栄養組成だけ修正アトキンズ食として計算し，古典的ケトン食と修正アトキンズ食の「混合ケトン食」として献立を用意する（P56，第2章 C 修正アトキンズ食参照）．さらに，思春期から成人まで，従来ケトン食を継続しにくいと言われてきた年長世代にも受け入れられやすい．ごはんやパン，麺類などの主食にこだわりがない場合は修正アトキンズ食は試みやすい．

### d 低GI食

最も制限の緩やかなケトン食で，少しでも

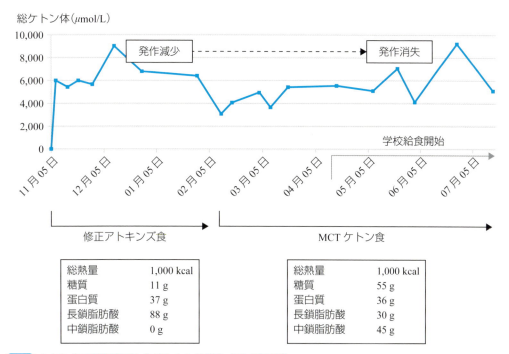

**図1** ケトン食の種類変更と血清ケトン体値（5歳女児の例）

5歳女児．新生児ヘルペス脳炎後遺症で点頭てんかん発症．修正アトキンズ食で発作減少．就学にあたり，学校給食を利用するためにMCTケトン食に変更．表1の献立から調整．修正アトキンズ食とMCTケトン食時の1日の栄養組成を記す．修正アトキンズ食→MCTケトン食に変更しても血清ケトン体値は大きな変動はなく，発作はさらに改善（消失）した．

**表1** 学校給食のある1週間の献立と変更

| 曜日 | もともとの献立 |
|---|---|
| 月 | アップルパン　マカロニグラタン　野菜炒め　きのことコーンの卵スープ　牛乳 |
| 火 | ごはん　さばの味噌煮　ごぼうサラダ　のっぺい汁　牛乳 |
| 水 | ごはん　さんまときのこあんかけ　イカと野菜のうま煮　豆腐のみそ汁　牛乳 |
| 木 | カレーうどん　なすとピーマンの味噌炒め　蒸しパン　牛乳 |
| 金 | ごはん　野菜たっぷり中華卵焼き　もやしのカラフルサラダ　ワカメスープ　牛乳 |

青字のメニューを変更した．パン，ごはん，うどんはやめて同じ熱量のMCTオイルを使用．牛乳はケトンフォーミュラ®に変更した．

第2章　ケトン食：各論

ご飯等の主食を摂取したい患者には受け入れられやすい食事療法である．思春期から成人まで，従来厳しい食事療法を継続しにくいと言われてきた年長世代でも継続可能であり，対象患者領域は修正アトキンズ食とオーバーラップする．修正アトキンズ食が継続できなかった場合などに試みる価値がある．また，修正アトキンズ食で発作が抑制され，2～3年の経過で徐々に通常食へと食事制限を解除していく過程で，低GI食を利用する場合もある．長期継続しやすいという観点からは，結節性硬化症など，食事療法を中止すると再発しやすい基礎疾患をもつ患者には勧めたい[3]．またAngelman症候群に対しては8割以上の患者で発作減少が期待できると報告さ

れており，同症候群の児は重度の知的障害があり厳格な食事療法に耐えられない可能性が高く，制限の緩和された低GI食はより受け入れられやすい[4]．

## 文献

1) Neal EG, et al : A randomized trial of classical and medium-chain triglyceride ketogenic diets in the treatment of childhood epilepsy. Epilepsia. 50 : 1109-1117, 2009.
2) Kim JA, et al : Efficacy of the classic ketogenic and the modified Atkins diets in refractory childhood epilepsy. Epilepsia 57 : 51-58, 2016.
3) Martinez CC, et al : Discontinuing the ketogenic diet in seizure-free children : recurrence and risk factors. Epilepsia 48 : 187-190, 2007.
4) Thibert RL, et al : Low glycemic index treatment for seizures in Angelman syndrome. Epilepsia 53 : 1498-1502, 2012.

# 第3章

## 疾患ごとのケトン食

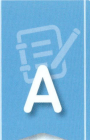

第3章 疾患ごとのケトン食

# てんかん

下野九理子

ケトン食療法は，ヒポクラテスの時代にてんかん患者が何らかの理由で絶食にした際に発作が減少したという臨床的観察に端を発している．1920年代にケトン食療法がてんかんの治療として取り入れられるようになった．しかし，その継続の難しさからいったんは下火になり，1990年代になって再度注目されるようになった治療である．わが国においては2016年に厚生労働省がケトン食療法を「てんかん治療食」として承認した．

## 1 適応基準

### a 難治てんかん

ケトン食療法は家族の中で別のメニューを必要とするため，治療する患者本人が食事に制限を強いられるのみならず，料理する保護者にも日常的に手間と負担をかけることになる．したがって，GLUT1欠損症以外のてんかんにおいては，通常の抗てんかん薬を少なくとも2剤以上，十分な量と十分な期間で治療し，効果不十分な場合に考慮することとなる．

殊に難治の経過を辿ることの多い一部のてんかん症候群ではケトン食療法を積極的に考慮することとされている．特に点頭てんかん（West症候群），Lennox-Gastaut症候群（LGS），ミオクロニー失立てんかん（MAE，Doose症候群），乳児重症ミオクロニーてんかん（Dravet症候群），Rett症候群，けいれん重積型脳症などにおいてケトン食療法が推奨されている[1]．ケトン食療法はさまざまな発作型に有効であることが報告されている．過去の臨床研究からは発作のタイプや脳波のパターンによってケトン食療法の効果に違いはなかったとするものが多い．治療前の発作の頻度によって有効性に差は生じない．

また，多くの抗てんかん薬では，薬疹が出現するなどの重篤な副作用のため，十分な投薬治療を行うことができないてんかん患者はケトン食療法の適応となる（表1）[2〜5]．

### b てんかん手術適応のないてんかん

海馬硬化を伴う内側側頭葉てんかんや腫瘍に伴う局在関連性てんかんなどでは，てんかん焦点切除の方が発作抑制効果と予後に優れているため，ケトン食療法よりは手術を考慮するべきである．全般てんかんや多焦点性，焦点の局在が明らかでないてんかんにおいては，手術による改善に乏しいため，ケトン食療法の方を考慮する方がよい．

### c 年齢・食事形態

ケトン食療法は乳幼児から時には成人まで幅広い年齢層において有効な治療である．一般的には乳幼児期は元来母乳中の脂肪を取り込み，ケトン体をエネルギーとして利用するためにモノカルボン酸トランスポーター（monocarboxylate transporter：MCT）の数が多い．そのため乳児では効率よくケトン体を産

**A　てんかん**

**表1　ケトン食療法の適応と禁忌**

| 適応疾患 |
|---|
| 　　難治てんかん（小児） |
| 　　副作用のため抗てんかん薬が不適応のてんかん |
| **推奨されるてんかん症候群および状態（少なくとも2つ以上の論文で有効性が報告されている）** |
| 　　GLUT1（glucose transporter 1）欠損症 |
| 　　ピルビン酸脱水素酵素欠損症 |
| 　　点頭てんかん（West 症候群） |
| 　　ミオクロニー失立てんかん（Doose 症候群） |
| 　　結節性硬化症 |
| 　　Rett 症候群 |
| 　　乳児重症ミオクロニーてんかん（Dravet 症候群） |
| 　　哺乳中のてんかん乳児 |
| 　　経管栄養中のてんかん患者 |
| 　　けいれん重積型脳症 |
| 　　Lennox-Gastaut 症候群（LGS） |
| **効果が期待される疾患（症例報告のあった疾患）** |
| 　　ミトコンドリア異常症 |
| 　　糖原病 V 型 |
| 　　後天性てんかん性失語（Landau-Kleffner 症候群） |
| 　　Lafora 病 |
| 　　亜急性硬化性全脳炎（SSPE） |
| **禁忌** |
| **絶対的禁忌** |
| 　　ピルビン酸カルボキシラーゼ欠損症 |
| 　　ポルフィリン症 |
| 　　カルニチン欠損症 |
| 　　CPT I，II 異常症 |
| 　　カルニチントランスロカーゼ欠損症 |
| 　　脂肪酸酸化障害 |
| **相対的禁忌** |
| 　　適切な栄養を維持することが困難な患者 |
| 　　神経画像や脳波からてんかん外科的に治療可能な焦点を持つてんかん |
| 　　保護者や介護者の協力が得られない場合 |

（Shorvon S, et al : The Treatment of Epilepsy. 3rd ed. Blackwell Publishing, pp 301-310, 2009. および Kossoff EH, et al : Optimal clinical management of children receiving the ketogenic diet : recommendations of the International Ketogenic Diet Study Group. Epilepsia 50 : 304-317, 2009. および Zhang Y, et al : Therapeatic effects of the ketogenic diet in children with Lennox-Gastaut syndrome. Epilepsy Res 128 : 176-180, 2016. より引用）

生し，ケトン食の効果が上がりやすい．しかし，脳の成熟とともに MCT は減少するために，思春期以降の成人ではケトン食の効果を得がたいという傾向がある[6]．一方，成人期においても低血糖，外傷などのストレス下には MCT が増加するという報告がある[7]．

また治療の継続性という点においては，通常の食生活が確立してしまった成人よりは，

幼少の子どもの方が，ケトン食に対する抵抗感が少なく，食事療法を受け入れやすい．さらに学校給食や外食の機会が多くなる思春期・成人期よりは，食事療法を熟知した保護者の手作り料理によって食生活が完結している乳幼児の方が管理がしやすい．さらに胃瘻や経鼻チューブを用いた経管栄養の患者においては，もともと食品の味を味わうことがな

第3章 疾患ごとのケトン食

いため，ケトンフォーミュラ®を用いたケトン食療法は受け入れやすい．

　知的障害を合併するてんかん患者においては，食事療法の意味の理解が不十分でほかの子どもの食事を食べたりすることがあるため，注意が必要だが，治療効果や適応については問題ない．ケトン食療法においては高脂肪食ではあるが，総カロリーは必要摂取カロリーに設定するため，肥満のてんかん患者においても試みることは可能である．

　脂質異常症の合併あるいは家族歴のあるてんかん患者に関してはケトン食により脂質異常症の悪化を来すことがある．脂質異常症の素因のある患者では，ケトン比を低めからゆっくり開始し，コレステロールや中性脂肪などの血液モニタリングを行うことでより安全にケトン食療法を継続できる．

　けいれん重積型脳症のように入院中で早期に効果を期待する場合には，栄養チューブからケトンフォーミュラ®を入れることで1週間以内にケトーシスを得られる．

### d 適応外のてんかん

　先天性代謝異常疾患であるピルビン酸カルボキシラーゼ欠損症，ポルフィリン症，カルニチン欠損症，脂肪酸酸化障害に合併したてんかんの場合には，ケトン食療法で原病の代謝疾患を悪化させる可能性があるため，禁忌である．

## 2 ケトン食の抗けいれん作用

　ケトン食療法がどのようにけいれんを抑制するのかということに関しては，未だ完全に解明されたわけではない．初期の頃は，アシドーシス，脱水，脂質異常症がけいれんを抑制すると考えられてきたが，ここ20年ほどでケトン症（ケトーシス）がけいれん抑制効果をもたらしていると考えられるようになっている．

　抗てんかん作用を持つ薬を開発する際には，種々のけいれん誘発マウスにおいて発作抑制効果を調べることが一般的である．よく使われる手法としては最大電撃ショックテスト（MES：全身強直間代けいれんのモデル），ペンチレンテトラゾール皮下注射テスト（scPTZ：欠神発作，ミオクロニー発作のモデル），ビククリン皮下注射（scBIC：$GABA_A$レセプターブロッカー），ピクロトキシン皮下注射（scPIC：$GABA_A$レセプターに関連したClチャンネルブロッカー），聴覚原性けいれん（AGS：反応性てんかんのモデル），電気的キンドリングモデル（6Hz：部分発作，全般発作のモデル）がある．これらのてんかんモデルマウスに対しての各種抗てんかん薬の効果を表2に示す．この結果からケトン食療法はさまざまなタイプの発作に有効な広いスペクトラムの治療法であることがわかる[8]．

　ケトン体（アセト酢酸：ACA，アセトン，$\beta$-ヒドロキシ酪酸：BHB）とは，体が多くのエネルギーを必要とする際には，蓄えられた脂肪が肝臓で分解され血中に放出され，優先的に脳に運ばれる物質であり，飢餓状態においては体から有効に作られ，脳のエネルギー必要量の65%を供給する．

　ケトン食療法による抗てんかん作用については，動物実験を中心にさまざまな機序が報告されてきている．てんかんは，興奮性ニューロンと抑制性ニューロンのアンバランスにより神経の電気的発火が亢進している状態である．興奮性ニューロンにおいてはACAによって小胞グルタミン酸トランスポーターを抑制し，興奮性神経伝達物質グルタミン酸の放出を低下させる（図1-①）[9]．

## 表2 てんかんモデルにおける各種抗てんかん薬とケトン食療法の効果

| | MES | scPTZ | scBIC | scPIC | AGS | 6Hz |
|---|---|---|---|---|---|---|
| ケトン食 | + | ± | + | + | ± | − |
| カルバマゼピン（CBZ） | + | − | − | + | + | ± |
| クロナゼパム（CZP） | − | + | + | + | ± | + |
| エトスクシミド（ESM） | − | + | + | + | | + |
| ファルバメート* | + | + | + | + | | + |
| ガバペンチン（GBP） | + | + | − | − | + | |
| プレガバリン* | | + | − | − | + | ± |
| ラモトリギン（LTG） | + | − | | + | + | ± |
| レベチラセタム（LEV） | | | + | | | + |
| フェノバルビタール（PB） | + | + | + | + | | |
| フェニトイン（PHT） | + | − | − | | + | ± |
| オクスカルバゼピン* | + | − | − | + | + | ± |
| タイアガビン* | − | + | − | + | + | + |
| トピラマート（TPM） | + | − | − | − | | − |
| バルプロ酸（VPA） | + | + | − | + | + | + |
| ビガバトリン | − | − | ± | − | ± | |
| ゾニサミド（ZNS） | + | + | + | − | | + |

（Holmes GL：What constitutes a relevant animal model of the ketogenic diet? Epilepsia 49（Suppl 8）：57-60, 2008. より引用）
MES：最大電撃ショックテスト，scPTZ：ペンチレンテトラゾール皮下注射テスト，scBIC：ビクトリン皮下注射，scPIC：ピクロトキシン皮下注射，AGS：聴覚原性けいれん，6Hz：電気的キンドリングモデル．
＊は 2017 年現在国内未承認薬．＋：有効，−：無効

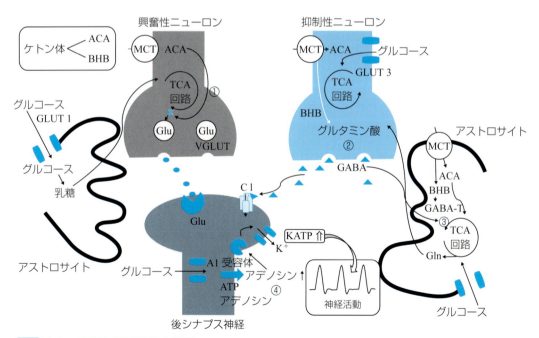

### 図1 ケトン食療法の抗てんかん作用

ACA：アセト酢酸，BHB：$\beta$-ヒドロキシ酪酸，GLUT1：グルコーストランスポーター 1，VGLUT：小胞グルタミン酸トランスポーター，Gln：グルタミン，Glu：グルタミン酸，KATP；ATP 感受性 $K^+$

また抑制性ニューロンにおいては BHB が抑制性伝達物質 γ-aminobutyric acid（GABA）の合成を促進し（図1-②）[10]，さらに放出された GABA を回収するアストロサイトの GABA-トランスアミナーゼ（GABA-T）を抑制することにより，シナプス間隙の GABA 濃度を上昇させる（図1-③）[11]．またケトン食によりモノアミンの アデノシンが増えることが報告され，A1 受容体を介して膜電位の調節を行う K-ATP の活性を上昇させることが報告されている（図1-④）[12]．

またエネルギー代謝の変化による抗てんかん作用として解糖系の抑制が神経発火を抑制する可能性も示唆されている．解糖系を抑制する物質として 2-Deoxy-D-glucose（2DG）が知られており，2DG を投与することによって側頭葉てんかんのモデルであるキンドリングモデルラットで脳由来神経栄養因子（brain-derived neurotrophic factor : BDNF）とそのレセプター（TrkB）の発現が増加し，抗てんかん作用を示したことが報告されている[13]．

さらにケトン食はミトコンドリアの ATP 産生を増加させ[14]活性酸素（ROS）を減少させ，抗酸化作用による[15]神経保護作用にも注目されている．また，ケトン食療法に伴うカロリー制限が insulin-like growth factor（IGF-1）や mammalian target of rapamycin（mTOR）を抑制することによる，けいれん抑制作用も報告されている[16, 17]．

# 3 抗てんかん薬との相互作用，併用の注意点

通常ケトン食療法はいくつかの抗てんかん薬で治療を試みられたのちに導入されるため，1 剤以上の抗てんかん薬と併用される．これらの抗てんかん薬のケトン食との相性を知っておくことは重要である．まずケトン食は通常の抗てんかん薬の血中濃度を大幅に変えることはない（表3）[18]．すなわち，ケトン食導入にあたって従来服用中の抗てんかん薬を減量したり，増量したりする必要はない．

認容性の点から考えるとバルプロ酸，トピラマートとゾニサミドはケトン食と副作用の点から共通するため，もっとも注目されてきた．伝統的には肝機能の悪化や膵炎のリスクといった副作用のため，バルプロ酸はケトン食中には使用しないこととされてきた．特に低カルニチン血症を来たすことが危惧されていた．しかし，ケトン食療法も含めた各種抗てんかん薬と血中カルニチン濃度の関係についての後方視的な研究からはケトン食療法によ

表3 ケトン食中の抗てんかん薬血中濃度

| 抗てんかん薬 | 患者数 | ケトン食前 平均±標準偏差 (μmol/L/mg/kg) | ケトン食後 平均±標準偏差 (μmol/L/mg/kg) | P value |
|---|---|---|---|---|
| バルプロ酸（VPA） | 26 | 16.8±7.2 | 15.9±7.9 | NS |
| トピラマート（TPM） | 14 | 2.5±1.8 | 2.6±1.9 | NS |
| フェノバルビタール（PB） | 10 | 38.3±15.9 | 38.1±17.1 | NS |
| ラモトリギン（LTG） | 19 | 5.6±4.6 | 5.4±4.6 | NS |
| クロナゼパム（CZP） | 11 | 1.0±0.5 | 1.1±0.4 | NS |
| カルバマゼピン（CBZ） | 7 | 1.3±0.6 | 1.1±0.5 | |
| フェニトイン（PHT） | 6 | 6.2±2.7 | 7.8±4.8 | |

（Dahlin MG, et al : Plasma levels of antiepileptic drugs in children on the ketogenic diet. Pediator Neurol 35 : 6-10, 2006. より引用）
NS : not singificant（統計学的有意差なし）

る血中カルニチン濃度の低下はなく，バルプロ酸の使用および多剤の抗てんかん薬使用が低カルニチン血症のリスクとなっていることが分かった[19]．近年のバルプロ酸併用ケトン食群とバルプロ酸非併用ケトン食群における副作用発現率の比較臨床成績からは有意な差を認めず，ケトン食療法中の患者にバルプロ酸は安全に使用できることがわかってきている[20]．

炭酸脱水素酵素阻害薬であるトピラマートやゾニサミドとの併用療法においては，尿路結石や代謝性アシドーシスの副作用の点においてケトン食療法の副作用と重複するため，注意が必要とされてきた．しかし，近年の臨床結果からは炭酸脱水素酵素阻害薬併用群と非併用群において尿路結石の発症率は変わらなかった[21]．むしろ尿路奇形や腎結石の家族歴のある患者，尿潜血陽性，尿中 Ca/Cr の上昇している患者において尿路結石のリスクが高いため，これらのリスクのある患者ではケトン食療法中は十分な水分摂取や尿をアルカリ化することが推奨される．

抗てんかん薬以外のてんかん治療との併用に関しては，迷走神経刺激療法（vagus nerve stimulation：VNS）とケトン食療法の併用において通常よりも早く VNS の効果が得られたとする報告[22]もある．

# 4 効果に関する最近の知見

## a 全体に対する有効率の割合

ケトン食療法における治療効果に関しては，158 人の小児（平均年齢 4.6 歳）に対して行われた研究において，3 か月時点で 50% 以上の発作軽減を得られたのが 70% と報告され，約 14% では発作消失がしていた[23]．一方，

その導入にあたっては 80% の患者で嘔吐や食事拒否，低血糖などの有害事象を経験しており，特に低年齢の患者において有害事象のリスクが高いことが報告されている．

また以前はケトン食療法は成人患者には適さないと考えられてきたが，近年成人の難治性てんかんにおいてケトン食療法の治療が試みられており，年齢，発作型，病因によらずケトン食療法は 1/3 の患者に 90% 以上の発作減少を得られたとの報告や，52% において 50% 以上の発作減少が得られたという報告がある[24,25]．さらに成人の大規模研究では 3 か月時点で 50% 以上の発作減少が 36%，発作消失が 16%，4 年後でも 21% が発作減少，7% が発作消失していたとの報告もある[26]．成人のケトン食療法では，副作用として，脂質異常症が 29% と最多で，次いで多いのが体重減少と便秘であったが，長期治療でも安全に継続できていたと報告されている．

## b 症候群別の治療効果

ケトン食療法はある種のてんかん症候群においてとくに有効性が認められているものがある．

乳児重症ミオクロニーてんかん（Dravet 症候群）においては 50% 以上の発作減少が約 60% であったとする報告があり，バルプロ酸・クロバザム・スチリペントールの 3 剤療法と同等の有効性であったという[27,28]．

またミオクロニー失立てんかん（MAE，Doose 症候群）においては抗てんかん薬と比較してケトン食療法の方が効果的で，約 50% の有効率であったとの報告がある[29,30]．また最近の研究では 30 人の MAE 患者で 47% で発作消失，83% で 50% 以上の発作減少を得られたという報告も出ており，MAE においては早期にケトン食療法を検討すべき

第3章　疾患ごとのケトン食

とされている[31].

さらに Lennox-Gastaut 症候群（LGS）においてもさまざまな報告があるが，おおよそ 50% 程度の患者において 50% 以上の発作減少が得られている．この結果はほぼ LGS に対する VNS の有効性と同等だという[3, 32].

点頭てんかんに対するケトン食療法の前方視的研究では Hong らが 104 人の患者にケトン食を導入し，6 か月時点で 50% 以上の発作減少は 64% に認め，2 年後には 77% に認めた．さらに 37% で少なくとも 6 か月間の発作消失期間を得られたと報告している[33].

また難治に経過することの多い結節性硬化症に伴うてんかんにおいても高い有効性が示され，推奨されている．

近年では特定のてんかん症候群のみならず，救命や集中治療において，急性脳症におけるけいれん重積状態や，超難治のてんかん重積状態に対して 4：1 のケトンフォーミュラ® の経管栄養を行い，約 2 日でケトーシスの状態にし，重積状態を離脱できたとする報告もある[34, 35].

## c　効果発現までの期間

ケトン食療法の導入に絶食期間をおくのか，ケトン比をどの程度から始め，どのように強化していくのかによってケトーシス状態になる早さに差があるが，十分なケトーシス状態を得てから早くて数日で効果が出現する場合から数か月を要する場合がある．一般的には効果判定は 3 か月の治療の後に行うことが推奨されている．

## d　発作抑制以外の効果

発作抑制以外の効果として，ケトン食療法によりカロリー制限を行うため，肥満の子どもの体重や BMI が減少したという報告がある．また，体重増加をきたすバルプロ酸など

の抗てんかん薬を減量するということと関係しているかもしれない．ケトン食療法により，他の抗てんかん薬を減量できれば，眠気などの副作用の軽減で日中の集中力や活動性に変化が見られる可能性がある．

## e　実際のケトン食有効例

[症例 1] 1 歳 4 か月，女児（図 2a，b）

**診断**：21 トリソミー，症候性 West 症候群

**現病歴**：発作発症前は坐位可能．1 歳 1 か月時，頭部前屈，上肢挙上させる発作が単発で頻発（1 〜 2 回 /1 時間），発作間欠期脳波にてヒプスアリスミアを認め West 症候群と診断．発作増加に伴い坐位不能となった．頭部 MRI 正常．

バルプロ酸，ビタミン $B_6$，副腎皮質刺激ホルモン（ACTH），ゾニサミドでも発作抑制されず，1 歳 4 か月時より修正アトキンズ食開始．炭水化物 10 g/ 日制限で開始したが 3 日目に全身倦怠感，食欲低下，代謝性アシドーシスのため中止．ゾニサミドを中止して再度炭水化物 30 g/ 日制限で開始し，徐々に炭水化物量を下げ，1 歳 5 か月時より炭水化物 10 g/ 日制限で継続．1 歳 8 か月頃から発作止まり，坐位が安定，周囲への反応がよくなってきた．現在 1 歳 10 か月，抗てんかん薬内服なし．エルカルチン®，ワッサー® V 顆粒，乳酸カルシウム内服中．1 歳 9 か月時，血清ケトン体は BHB 4,929 $\mu$mol/L，ACA 1,751 $\mu$mol/L.

[症例 2] 12 歳，男子（図 3a，b）

**診断**：症候性全般てんかん

**現病歴**：周産期特記すべき事項なし．独歩 24 か月，単語 18 か月と精神運動発達遅滞を指摘され，頭部 MRI 施行するも異常所見認めず．2 歳ごろより発作（啼泣後にチアノーゼを伴う呼吸停止，その直後に眼球上転を伴う脱力）が出現しクロナゼパム開始．発作型

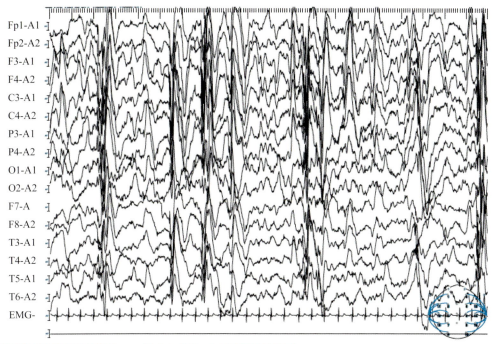

図2a 発作間欠期睡眠時 EEG（ケトン食前：ヒプスアリスミア）
全般性棘徐波と多焦点性棘波を認める．

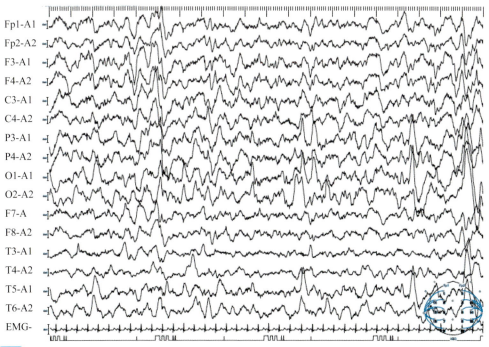

図2b ケトン食開始後5か月
高振棘徐波がわずかに残存するも著明な改善を認める．

# 第3章 疾患ごとのケトン食

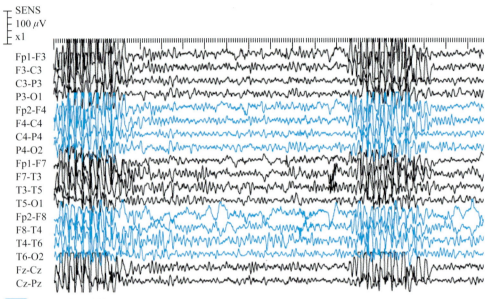

**図3a** ケトン食開始前
広範な(前頭部優位),約3 Hz, >200 μVの棘徐波複合のバースト(数秒)が多発.これに一致して座位では動作停止し,ゆっくりと前方か後方に倒れそうになる.

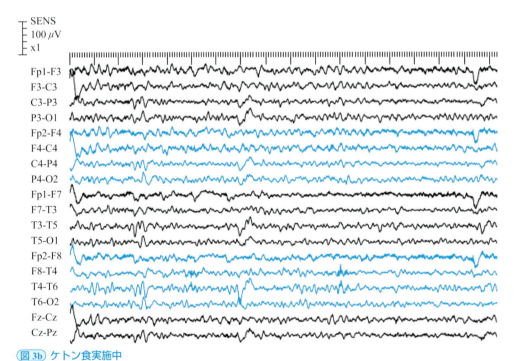

**図3b** ケトン食実施中
棘徐波複合のバーストはほとんど消失し,著明な改善を認める.

## A　てんかん

**表4　長期副作用（合併症）**

| 症状 | 人数（人） | 割合（%） |
|---|---|---|
| 低身長 | 12 | 43 |
| 腎結石 | 7 | 25 |
| 骨折 | 6 | 21 |

6年以上ケトン食療法治療28人の合併症.

**表5　長期副作用（血液データの推移）**

| 検査項目 | 治療前（mg/dL） | 治療中（mg/dL） |
|---|---|---|
| コレステロール | 178（43） | 201（74） |
| HDL | 52（40） | 54（19） |
| LDL | 103（38） | 129（65） |
| 中性脂肪 | 120（39） | 97（52） |
| アポリポ蛋白 | 104（65） | 147（37） |
| AST | 35（12） | 27（7） |
| ALT | 26（11） | 27（19） |
| $CO_2$ | 21（3） | 22（4） |

（Groesbeck DK, et al : Long-term use of the ketogenic diet in the treatment of epilepsy. Dev Med Child Neurol 48 : 978-981, 2006. より引用）
6年以上ケトン食療法中の血液検査データの推移.

は4歳頃より脱力発作に変化（持続時間は2秒間程度）．エトスクシミド，バルプロ酸，カルバマゼピンを試みるも発作のコントロールできず，11歳からミオクローヌスも合併し非定型欠神発作回数が頻回で転倒することが増えたため，ケトン食導入となった．ケトン食開始（ケトン比2：1，2,000 kcal/日，蛋白質30 g/日）し，非定型欠神発作は2週間で著明に減少し，明らかな発作は消失した．ケトン食開始後3週目の血清ケトン体はBHB 1,691 $\mu$mol/L，ACA 932 $\mu$mol/L.

# 5　ケトン食療法の継続期間

　ケトン食療法の効果発現までの期間を調べると約90%の患者において1か月以内，すべての患者において2か月以内に効果がみられていた．したがって，ケトン食療法の効果について判定するためには最低3か月続けてみて，効果がなければ中止する．

　ケトン食療法が有効であった場合にいつ中止するかということは難しい問題である．

　ケトン食療法を長期に行った場合の副作用について，1990年代には低蛋白血症や尿路結石，重症感染，胃腸障害，成長障害，心筋障害，骨折，脂質異常などが報告されている．その後の報告では十分なカロリー摂取を行えば年長児以降の患者においては成長障害をきたさなかったが，4歳未満でケトン食療法を始める場合には体重，身長の増加を抑制する可能性があるため，注意が必要とある[36,37]．また195人のコホート研究で6.7%に腎結石を合併し，尿中カルシウム排泄の多い患者においてハイリスクであったとされている[38]．

　6年以上の長期間に渡ってケトン食療法を行った28名のてんかん患者の合併症と血液検査を評価したところ，低身長，腎結石，骨折のリスクが高く，高コレステロールになる傾向が報告されている（表4，5）[39]．

　治療が有効で調子が良い時には治療を中止することを躊躇する傾向にあるが，ケトン食療法を長期間続けることに関しては発育や骨代謝に与える影響を考慮して2～3年の治療ののちに中止することを試みる．

　ケトン食療法中止の際には2～3か月かけてゆっくりとケトン比を下げていく．この際，脳波で評価を行う．ケトン食療法の中止によって発作が増えた場合にはまた再開する（図4）．

　また，ケトン食療法によって発作消失した患者を2年間の治療ののちに食事療法を中止した場合の再発については，20%で発作の再発を来たし，再発の時期は平均2.4年（0～5.5年）であった[40]．さらにケトン食を中止後

## 第3章 疾患ごとのケトン食

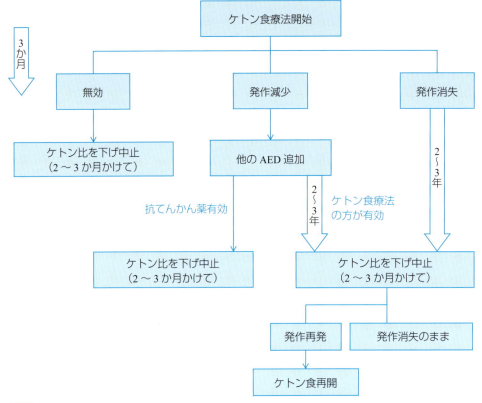

図4 ケトン食療法の中止基準

発作コントロール不良で再度ケトン食療法を始めた場合の治療効果を検討した研究では，50％以上の発作減少率が1回目では77％であったのに対し，2回目では50％であったという報告がある[41]．

## 6 抗てんかん薬の減量・中止

ケトン食療法が有効な場合，効果不十分な抗てんかん薬を減量・中止によって整理することで患者の眠気をはじめとする認知や行動面に与えていた副作用が軽減でき，認知・行動面の改善を見る可能性がある．発作が残存し，抗てんかん薬が一定の効果を持っている場合，ケトン食療法と併用で治療することが多い．

### 文献

1) Winesett SP, et al : The ketogenic diet in pharmacoresistant childhood epilepsy. Expert Rev Neurother 15 : 621-628, 2015.
2) Shorvon S, et al : The Treatment of Epilepsy. 3rd ed. Blackwell Publishing, pp301-310, 2009.
3) Kossoff EH, et al : Optimal clinical management of children receiving the ketogenic diet : recommendations of the International Ketogenic Diet Study Group. Epilepsia 50 : 304-317, 2009.
4) Zhang Y, et al : Therapeutic effects of the ketogenic diet in children with Lennox-Gastaut syndrome. Epilepsy Res 128 : 176-180, 2016.
5) Kossoff EH, et al : Ketogenic diets: evidence for short- and long-term efficacy. Neurotherapeutics 6 : 406-414, 2009.
6) McNally MA, et al : Ketone bodies in epilepsy. J Neurochem 121, 28-35, 2012.
7) Prins ML : Cerebral metabolic adaptation and ketone metabolism after brain injury. J Cereb Blood Flow Metab 28 : 1-16, 2008.
8) Holmes GL : What constitutes a relevant animal model of the ketogenic diet? Epilepsia 49（Suppl 8）: 57-60, 2008.
9) Juge N, et al : Metabolic control of vesicular glutamate

transport and release. Neuron 68, 99-112, 2010.

10) Neal EG, et al : Efficacy of dietary treatments for epilepsy. J Hum Nutr Diet 23 : 113-119, 2010.

11) Suzuki Y, et al : Beta-hydroxybutyrate alters GABA-transaminase activity in cultured astrocytes. Brain Res 1268 : 17-23, 2009.

12) Masino SA : Adenosine, ketogenic diet and epilepsy : the emerging therapeutic relationship between metabolism and brain activity. Curr Neuropharmacol 7 : 257-268, 2009.

13) Garriga-Canut M, et al : 2-Deoxy-D-glucose reduces epilepsy progression by NRSF-CtBP-dependent metabolic regulation of chromatin structure. Nat Neurosci 9 : 1382-1387, 2006.

14) Bough KJ, et al : Mitochondrial biogenesis in the anticonvulsant mechanism of the ketogenic diet. Ann Neurol 60 : 223-235, 2006.

15) Sullivan PG, et al : The ketogenic diet increases mitochondrial uncoupling protein levels and activity. Ann60, 223-235, Neurol 55, 576-580, 2004.

16) Maalouf M, et al : The neuroprotective properties of calorie restriction, the ketogenic diet, and ketone bodies. Brain Res Rev 59 : 293-315, 2009.

17) Yuen AW : Rationale for using intermittent calorie restriction as a dietary treatment for drug resistant epilepsy. Epilepsy Behav 33 : 110-114, 2014.

18) Dahlin MG : Plasma levels of antiepileptic drugs in children on the ketogenic diet. Pediatr Neurol 35 : 6-10, 2006.

19) Coppola G, et al : Plasma free carnitine in epilepsy children, adolescents and young adults treated with old and new antiepileptic drugs with or without ketogenic diet. Brain Dev 28 : 358-365, 2006.

20) Lyczkowski DA, et al : Safety and tolerability of the ketogenic diet in pediatric epilepsy : effects of valproate combination therapy. Epilepsia 46 : 1533-1538, 2005.

21) Kossoff EH, et al : Kidney stones, carbonic anhydrase inhibitors, and the ketogenic diet. Epilepsia 43 : 1168-1171, 2002.

22) Kossoff EH, et al : Combined ketogenic diet and vagus nerve stimulation : rational polytherapy? Epilepsia 48 : 77-81, 2007.

23) Lin A, et al : Complications during ketogenic diet initiation : prevalence, treatment, and influence on seizure outcomes. Pediatr Neurol 68 : 35-39, 2017.

24) Henderson CB, et al : Efficacy of the ketogenic diet as a treatment option for epilepsy : meta-analysis. J Child Neurol 21 : 193-198, 2006.

25) Nei M, et al : Ketogenic diet in adolescents and adults with epilepsy. Seizure 23 : 439-442, 2014.

26) Cervenka MC, et al : Establishing an adult epilepsy diet center: experience, efficacy and challenges. Epilepsy Behav 58 : 61-68, 2016.

27) Caraballo RH : Nonpharmacologic treatments of Dravet syndrome : focus on the ketogenic diet. Epilepsia 52 (Suppl 2) : 79-82, 2011.

28) Dressler A, et al : Efficacy and tolerability of the ketogenic diet in Dravet syndrome-Comparison with various standard antiepileptic drug regimen. Epilepsy Res 109 : 81-89, 2015.

29) Oguni H, et al : Treatment and long-term prognosis of myoclonic-astatic epilepsy of early childhood. Neuropediatrics 33 : 122-132, 2002.

30) Kilaru S, et al : Current treatment of myoclonic astatic epilepsy : clinical experience at the Children's Hospital of Philadelphia. Epilepsia 48 : 1703-1707, 2007.

31) Wiemer-Kruel A, et al : Modified Atkins diet is an effective treatment for children with Doose syndrome. Epilepsia 58 : 657-662, 2017.

32) Lemmon ME, et al : Efficacy of the ketogenic diet in Lennox-Gastaut syndrome : a retrospective review of one institution's experience and summary of the literature. Dev Med Child Neurol 54 : 464-468, 2012.

33) Hong AM, et al : Infantile spasms treated with the ketogenic diet: prospective single-center experience in 104 consecutive infants. Epilepsia 51 : 1403-1407, 2010.

34) Nabbout R : FIRES and IHHE : delineation of the syndromes. Epilepsia 54 (Suppl 6) : 54-56, 2013.

35) Cervenka MC, et al : Phase I/II multicenter ketogenic diet study for adult superrefractory status epilepticus. Neurology 88 : 938-943, 2017.

36) Vining EP, et al : Growth of children on the ketogenic diet. Dev Med Child Neurol 44 : 796-802, 2002.

37) Williams S, et al : Growth retardation in children with epilepsy on the ketogenic diet : a retrospective chart review. J Am Diet Assoc 102 : 405-407, 2002.

38) Sampath A, et al : Kidney stones and the ketogenic diet : risk factors and prevention. J Child Neurol 22 : 375-378, 2007.

39) Groesbeck DK, et al : Long-term use of the ketogenic diet in the treatment of epilepsy. Dev Med Child Neurol 48 : 978-981, 2006.

40) Martinez CC, et al : Discontinuing the ketogenic diet in seizure-free children : recurrence and risk factors. Epilepsia 48 : 187-190, 2007.

41) Kossoff EH, et al : Diet redux : outcomes from reattempting dietary therapy for epilepsy. J Child Neurol 31 : 1052-1056, 2016.

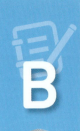

第3章 疾患ごとのケトン食

# B GLUT 1 欠損症

柳原恵子，西本裕紀子

## 1 GLUT 1 欠損症とは

### a GLUT 1 欠損症について

ヒトの臓器が機能するときには多くのエネルギーを必要とするが，その多くは食事から得たグルコース（ブドウ糖）から供給されている．食事のうち，炭水化物が分解されて血液中に移行したグルコースを各臓器にエネルギー源として取り込むには，グルコース・トランスポーター（glucose transporter：GLUT）という蛋白質が活躍するが，各臓器によって働く GLUT は異なる．ヒトではこれまで十数種類の GLUT が知られており，脳と赤血球ではこれをグルコース・トランスポーター1（GLUT 1）が担っている．ヒトの脳は体内に入った毒物などが脳に容易に移行しないよう血液から膜で遮断されており（この膜を血液脳関門，blood brain barrier：BBB という），脳はほかの臓器と比較して膨大なエネルギーが必要なので，この血液脳関門の膜上にはGLUT 1 が番人のように位置して，多くのグルコースを秒単位のスピードで脳内に取り込んでいく．GLUT 1 蛋白が何らかの理由でうまく働かないときは，この取り込むスピードが低下して脳のエネルギーが不足する．この病態を Glut-1 deficiency syndrome（GLUT 1 欠損症，GLUT-1 DS）という．

ほかの臓器より早期に重篤な症状が出現するのは，脳はおそらくギリギリのエネルギーで何とか活動しているため，グルコース不足が即症状発現につながるからだと考えられている．私たちは疲れたときに甘いものを食べると，すぐにまた活動を続けようという元気が出る．それは，グルコースが血液から脳内へ速やかに取り込まれたしるしだと思われる．GLUT 1 蛋白は，脳以外に「赤血球」という酸素を各臓器に運ぶ働きを持つ小器官にも多く含まれている．GLUT 1 欠損症の患者では赤血球の機能不全も存在するが，脳と違って大きな問題にはならない．それは，赤血球のエネルギー供給は脳と違っておそらく十分な余裕があり，取り込みスピードの低下があってもエネルギーがまだ十分に存在するからであろう．

### b GLUT 1 欠損症の症状

生後間もなくより脳では多くのエネルギーが必要なことから，乳児期早期から種々の神経症状が出現する．年少からみられる症状として，異常眼球運動，けいれん発作，発達遅滞，小頭症，意識減損を伴う無動の状態，などが多く報告されている．年長になるとけいれん発作を繰り返すようになり，てんかんという慢性疾患となる．発作は，年少では部分発作，年長では欠神発作が多く報告されている．また，年長では失調を呈することも多く，不随意運動や失調を呈する症例の報告もある．本症の大きな特徴は症状の変動が大きいことで，空腹時に悪化して食事後は改善する．たとえ食事が炭水化物を中心とするものであっ

B GLUT 1 欠損症

ても，一時的にグルコースが補充されるため改善がみられる．

けいれん発作は，本症でなく急性の低血糖でも認められるが，この場合は低血糖そのものが問題なのではなく，低血糖によって脳内に十分な糖（＝グルコース）が行き渡らないための症状であり，「急性の重度の脳内低エネルギー状態」ということができる．一方本症は「長期にわたる中等度の脳内低エネルギー状態」であり，これを改善する方法の1つがケトン食であるということができる．

## 2 ケトン食の実施

### a 短期的効果

2004年にわが国において複数施設からGLUT 1 欠損症が報告され，以後わが国においてもGLUT 1 欠損症の概念が急速に広まった．GLUT 1 欠損症と診断された患者では，ケトン食は，脳のエネルギー源をブドウ糖でなく脂質で供給するという理論的根拠に支えられた成因的治療として治療の第一選択として行われるようになり，日本人で本症の治療としてケトン食を行った場合，以下のような短期的な効果もわかってきた．

(1) てんかん発作は，開始後数日以内にすみやかに抑制されることが多い．

(2) 失調はてんかん発作ほどすみやかな効果はないが，全体として徐々に改善して日常生活で困らない程度になることが多い．

(3) 発達面は緩徐に改善が認められる症例も多いが，数年単位でみると非可逆的であることも多い．

(4) 症状の日内変動は，ケトン食がしっか

り実施されている場合は消失することが多い．

(5) たとえケトン比が低くても，てんかん発作・失調などの症状が改善することが多い．

一般的な欧米食のケトン比は約3：1〜4：1であり，従来の一般的な日本食のケトン比は（最近はかなり欧米化したが）約1：1〜2：1であるので，1〜2程度のケトン比の患者は欧米人からみると「これって本当にケトン食をやっているの？」となってしまう．しかし，従来通りの食事をしていた日本人がこのケトン比を保つのは本当に大変なことで，実際にも低いケトン比で短期的に改善がみられた患者は多く存在する．後述するが，ケトン比がある程度低くても長期継続する方が将来的な症状改善にはつながるのではないだろうか．

### b 長期的効果—ケトン食はいつまで必要か？どのくらいのケトン比が必要か？

世界初の症例報告は1991年であり，「一生必要である」「成人すれば基本的に不要となる」，などの諸説があるが，まだ推論の域を出ていない．乳幼児期・学童期は，発達に伴い脳は多大なエネルギーを必要とするので，この時期には本症にケトン食は必須であり，実施効果も大きいということは間違いない．成人期中止後に悪化がみられた報告もあり，長期継続が必要と考えられる．

また，本症では高いケトン比であれば症状の改善が大きいことは明らかであるが，残念ながら最初に高いケトン比で導入したが続けられず，途中でケトン食そのものをドロップアウトしてしまう場合もある．実際の比をどのくらいに保つかは，長期継続できるような

89

第3章　疾患ごとのケトン食

**図1** GLUT1異常症　女児（10歳　身長：139cm　体重：33.4kg）の　ケトン食実施例

| | 献立名 | 食品名 | 分量 | ケトン比とケトン食のポイント | | | | |
|---|---|---|---|---|---|---|---|---|
| **朝食**<br>7:30 | ミルク | ケトンフォーミュラ®<br>マクトンゼロパウダー®* | 100 mL<br>5 g | **ケトン比**<br>**2.0：1** | 蛋白質<br>12.4 g | 脂質<br>39.7 g | 炭水化物<br>7.0 g | エネルギー<br>440 kcal |
| | オムレツ | たまご<br>マクトンゼロパウダー®*<br>バター<br>塩・こしょう<br>ケチャップ | 50 g<br>5 g<br>5 g<br>少々<br>10 g | ＜ポイント＞<br>・ケトンフォーミュラ®を飲んでケトン比を上げる<br>・炭水化物の摂取を減らすため，主食を摂取しない．<br>・マクトンゼロパウダー®で脂肪量を増加させケトン比を上げる． | | | | |
| | ウインナー | ウインナー<br>油 | 30 g<br>4 g | | | | | |
| **間食**<br>10:00 | ミルク | ケトンフォーミュラ®<br>マクトンゼロパウダー®* | 100 mL<br>5 g | **ケトン比**<br>**3.3：1** | 蛋白質<br>2.1 g | 脂質<br>14 g | 炭水化物<br>2.2 g | エネルギー<br>143 kcal |
| | | | | ＜ポイント＞<br>・食間にケトンフォーミュラ®（マクトンゼロパウダー®入り）を摂取してケトン比を上げて空腹時間を減らす． | | | | |
| **昼食**<br>（給食）<br>12:30 | 米飯 | 米飯 | 30 g | **ケトン比**<br>**0.9：1** | 蛋白質<br>21.7 g | 脂質<br>46.2 g | 炭水化物<br>28.9 g | エネルギー<br>621 kcal |
| | さんま塩焼き | さんま<br>塩 | 50 g<br>適量 | ＜ポイント＞<br>・学校給食の牛乳の代わりにケトンフォーミュラ®（マクトンゼロパウダー®入り）を飲んでケトン比を上げる<br>・炭水化物の摂取を減らすため，主食を減量する．<br>・牛乳と主食で調整することにより，給食の副食をほぼ標準量で摂取する． | | | | |
| | さつまあげの磯煮 | さつまあげ<br>ひじき<br>ホールコーン<br>油<br>さとう<br>みりん<br>しょうゆ<br>だし汁 | 20 g<br>3 g<br>5 g<br>1 g<br>1.5 g<br>2 g<br>4 g<br>20 mL | | | | | |
| | けの汁 | 高野豆腐<br>うすあげ<br>こんにゃく<br>人参<br>大根<br>青ねぎ<br>干しいたけ<br>油<br>みそ<br>だし汁 | 3 g<br>5 g<br>10 g<br>10 g<br>10 g<br>3 g<br>1 g<br>1 g<br>10 g<br>100 mL | | | | | |
| | ミルク | ケトンフォーミュラ®<br>マクトンゼロパウダー®* | 200 mL<br>10 g | | | | | |
| **間食**<br>15:30 | ミルク | ケトンフォーミュラ®<br>マクトンゼロパウダー®* | 100 mL<br>5 g | **ケトン比**<br>**3.3：1** | 蛋白質<br>2.1 g | 脂質<br>14 g | 炭水化物<br>2.2 g | エネルギー<br>143 kcal |
| | | | | ＜ポイント＞<br>・食間にケトンフォーミュラ®（マクトンゼロパウダー®入り）を摂取してケトン比を上げて空腹時間を減らす． | | | | |
| **間食**<br>17:00 | チーズ | キャンディチーズ | 15 g | **ケトン比**<br>**1.1：1** | 蛋白質<br>3.4 g | 脂質<br>3.9 g | 炭水化物<br>0.2 g | エネルギー<br>51 kcal |
| | | | | ＜ポイント＞<br>・食間にケトン比の高いおやつを摂取してケトン比を上げて空腹時間を減らす． | | | | |

90

| | | | | ケトン比 | 蛋白質 | 脂質 | 炭水化物 | エネルギー |
|---|---|---|---|---|---|---|---|---|
| | ビビンバ | 米飯 | 30 g | 0.9：1 | 26.2 g | 46.2 g | 24.6 g | 633 kcal |
| | | 豚ミンチ | 100 g | | | | | |
| | | 土しょうが | 2 g | | | | | |
| | | ごま油 | 4 g | | | | | |
| | | パルスィート® | 2 g | | | | | |
| | | （カロリーゼロ） | | | | | | |
| | | 酒 | 10 g | | | | | |
| | | 赤みそ | 10 g | | | | | |
| | | ほうれん草 | 30 g | ＜ポイント＞ | | | | |
| 夕食 | | 人参 | 40 g | ・炭水化物の摂取を減らすため，主食を減量する． | | | | |
| 18:30 | | もやし | 30 g | ・砂糖の代わりに甘味料を使用して炭水化物量を減量する． | | | | |
| | | しょうゆ | 10 g | ・マクトンオイルで脂肪量を増加させケトン比を上げる． | | | | |
| | | いりごま | 2 g | ・主食量とマクトンオイルで脂肪，炭水化物量を調整すること | | | | |
| | | ごま油 | 10 g | により他は家族とほぼ同メニューで摂取する． | | | | |
| | | パルスィート® | 0.3 g | | | | | |
| | | （カロリーゼロ） | | | | | | |
| | | 塩・こしょう | 少々 | | | | | |
| | | マクトンオイル®** | 10 g | | | | | |
| | とうふ卵 | とうふ | 30 g | | | | | |
| | スープ | たまご | 20 g | | | | | |
| | | 三つ葉 | 3 g | | | | | |
| | | コンソメ | 2.5 g | | | | | |
| | ミルク | ケトンフォーミュラ® | 200 mL | ケトン比 | 蛋白質 | 脂質 | 炭水化物 | エネルギー |
| 夜食 | | マクトンゼロパウダー®* | 10 g | 3.3：1 | 4.2 g | 28 g | 4.4 g | 286 kcal |
| 21:00 | | | | ＜ポイント＞ | | | | |
| | | | | ・眠前にケトンフォーミュラ®（マクトンゼロパウダー®入り）を | | | | |
| | | | | 摂取してケトン比を上げて空腹時間を減らす． | | | | |
| | | 1日の総摂取量 | | ケトン比 | 蛋白質 | 脂質 | 炭水化物 | エネルギー |
| | | | | 1.3：1 | 72.5 g | 191.9 g | 69.7 g | 2,317 kcal |

\* マクトンゼロパウダー®：吸収が速く中性脂肪の蓄積がほとんどない MCT の粉末
\*\* マクトンオイル®：吸収が速く中性脂肪の蓄積がほとんどない MCT オイル

範囲内でできるだけ高い比に，患者ごとに試行錯誤しながら定めていくことが求められるだろう．

## C GLUT 1 欠損症におけるケトン食の特徴・注意点

ケトン食の導入・施行の具体的方法は一般のてんかんと同じなので，**P76，第3章 A てんかん**の章を参考にしていただきたい．ここでは，ケトン食実施において本症が一般のてんかんと異なる点を挙げる．

**1) 古典的ケトン食では，導入時の絶食でかえって症状の悪化が認められることがある**

脳へのエネルギー供給が十分でない，ということが病態である本症においては，絶食で食事によるエネルギー補給が断たれると症状悪化につながる可能性は容易に推測できる．ケトンが体内から十分に出されるようになるまでの期間が，とくに危惧される．本症においては絶食なしにするべきであろう．

**2) バルプロ酸ナトリウム（デパケン®，セレニカ®）を内服している場合は，ケトン食実施時にはカルニチン（エルカルチン®）を併用する方がよい**

てんかん患者ではバルプロ酸はよく使用される薬剤であり，また内服時にカルニチン低下を合併することが多い．GLUT 1 欠損症の患者がエネルギー源を脂質に傾けるケトン食を導入した場合，もしカルニチンが低くなっていると，その主たるエネルギー源の脂質がうまく利用できず，とくに重篤な事態に陥る

第3章　疾患ごとのケトン食

ことが予想される．血液中のカルニチン値が低い場合のカルニチン併用は必須だが，そうでなくても本症の患者がバルプロ酸を内服しているならケトン食実施中はカルニチン補充をしておくことが必須である．

### 3)　間欠的なケトンの補充でうまくいく場合もある

一般のてんかんにおけるケトン食では，尿中ケトン体がしっかり陽性になるようにつねに身体をケトンに傾けることが重要だが，GLUT 1 欠損症の患者においては「脳にエネルギーを補充する」という観点から，1 日に数回，間欠的にケトン比を上げるという少し変わったやり方でも短期的にうまくいっている場合がある(図1)．

● まとめ ●

GLUT 1 欠損症の患者にとって，脳内にう

まく取り込めないグルコースの代わりにほかの栄養素でエネルギーを補充しようというケトン食治療は，症状の根本的な改善につながる画期的な治療と考えられ，ほかのてんかんと異なり「ケトン食を長期にわたって継続する＝脳内にエネルギーを補充し続ける」ことがもっとも重要だと考えられる．ケトン食実施においては日常的に患者の食事を作る母親の精神的負担がとくに大きく，病院からは高いケトン比がよいと言われているが子どもが全然食べてくれず，悩んだ挙げ句に中断してしまう場合が往々にしてみられ，非常に残念である．家族，主治医，栄養士らがしっかりチームを組んで，個々の患者さんが長期にケトン食を継続するにはどのようなやり方でどのくらいの比でいくのかを中心に考えていく必要がある．

第3章 疾患ごとのケトン食

# C ピルビン酸脱水素酵素複合体欠損症

藤井達哉

　ピルビン酸脱水素酵素複合体（PDHC）はピルビン酸からアセチル-CoAを非可逆的に合成する酵素で，解糖系からミトコンドリアのTCAサイクル・電子伝達系へ至る律速段階にある重要な酵素である（図1）．PDHCは3つの酵素の複合体であり，それぞれピルビン酸脱水素酵素（E1），ジヒドロリポアミド・トランスアセチラーゼ（E2），およびジヒドロリポアミド脱水素酵素（E3）と呼ばれる．さらにE3に結合した複合体Xと，E1の活性を調節するE1キナーゼ（E1をリン酸化して活性を抑制する）およびE1ホスファターゼ（E1を脱リン酸化してE1を活性化する）が複合体を構成している．このうち，E1はE1αとE1βのサブユニットで構成されており，E1αの遺伝子はX染色体上にある．PDHC欠損症の大部分はこのE1αの欠損症である．E1α欠損症はしたがってX連鎖性劣性遺伝を示すが，この疾患は女性でも症状が出ることが多く，男女の発症頻度はほぼ同じとされる．しかし，症状は一般的に女性の方が軽い[1]．症状は多彩で，新生児期に重症の高乳酸血症を来たす例，乳児期以降にLeigh脳症と同じ臨床型の進行性神経症状を示す例，また間欠性の小脳失調として発症する例などがある．PDHC欠損症の治療には以下のものがある．

## 1 ビタミンB₁大量療法

　ビタミンB₁はPDHCのE1αの補酵素であるが，E1αの遺伝子変異のうちビタミンB₁とE1αの結合に関与する部分の変異が原因である例では，ビタミンB₁を大量に投与すればE1αとの結合不全を補うことができる場合がある．有効な例では劇的に効果があるので，最初に試みるべき療法である．

## 2 ジクロル酢酸ナトリウム（DCA）

　DCAは，E1キナーゼを抑制する働きがある．E1キナーゼはE1の活性を抑制するので，抑制を抑制することにより，結果としてE1の活性が上がる．しかし，DCAでE1のリン酸化を阻害しても，もともとE1が欠損しているので，E1の活性化は期待するほど上がらないことも多く，効果は一定しない．また末梢神経障害などの副作用も強いため，現在はほとんど使われていない．

## 3 ピルビン酸

　ピルビン酸はDCA同様E1キナーゼを抑制するためE1活性を上げる効果がある[2]．DCAのような重篤な副作用もないが，DCAと同様医薬品として承認されておらず，今後の承認を待ちたい．

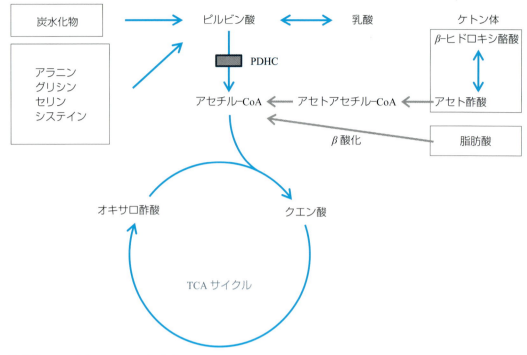

**図1　PDHC欠損症のケトン食療法**
ピルビン酸からのアセチル-CoA合成が阻害されているのを補うため，ケトン体からのアセチル-CoA合成を促進させる．

# 4　ケトン食

　PDHC欠損症ではピルビン酸からアセチル-CoAの合成が阻害される．その結果，炭水化物の異化によるエネルギー代謝はエネルギー産生の面ではミトコンドリアより圧倒的に効率の悪い解糖系に頼らざるを得ず，アラニン，グリシン，セリン，システインといったピルビン酸を経て代謝されるアミノ酸からのエネルギー産生も働かない．そこで，PDHCをバイパスしてエネルギー産生を促進させる目的でケトン食が治療に使われる．ピルビン酸からアセチル-CoAの合成ができなくても，ケトン食で脂肪酸の$\beta$-酸化が促進されれば，脂肪酸由来のアセチル-CoAが合成されるので，TCAサイクルが回ることが可能となる（図1）．またケトン食によって肝臓で合成されたケトン体は，PDHCの関与なくミトコンドリアでアセチル-CoAに代謝されることができる（**P5，第1章A　ケトン食とは**の**図2**）．PDHC欠損によって，ピルビン酸と乳酸が上昇するので，ケトン食の食事内容としては，とくに炭水化物の制限が重要になる．実際の臨床効果については諸説があるが，改善したという報告も多い[3]．

### 文献

1) Fujii T, et al：Pyruvate dehydrogenase deficiency：molecular basis for intrafamilial heterogeneity. Ann Neurol 36：83-89, 1994.
2) Tanaka M, et al：Therapeutic potential of pyruvate therapy for mitochondrial diseases. Mitochondrion 7：399-401, 2007.
3) Sofou K, et al：Ketogenic diet in pyruvate dehydrogenase complex deficiency：short-and long-term outcomes. J Inherit Metab Dis 40；237-245, 2017.

第3章 疾患ごとのケトン食

# D ケトン食が有効とされるその他の疾患

藤井達哉

　ケトン食が有効とされる疾患としては前述の3疾患以外にもさまざまな報告があるが，現段階では臨床現場における治療法としてはエビデンスが確立したものではない．したがって，ここに挙げる疾患の治療目的に安易にケトン食を導入するべきではない．導入に至っては，メリット・デメリットを十分に検討し，倫理委員会の承認を仰いだ上で行うべきであろう．

## 1 脳の悪性腫瘍

　一般的にガン細胞はエネルギー産生を糖代謝に依存している．脳神経細胞の第1のエネルギー源はブドウ糖であるが，第2のエネルギー源はケトン体である．一方，脳腫瘍細胞はケトン体をエネルギー源として使うための酵素系が発達していない．このことから，ケトン食療法を行えば，ブドウ糖の利用ができなくなった腫瘍細胞は弱り，正常の脳神経細胞はケトン体を利用して活動を続けることができると予想される．臨床効果については症例数が少なく，まだエビデンスが乏しいが，今後コクランレビューがその有用性を評価する予定である[1]．

## 2 糖原病

　糖原病のうち，IIIα型およびV型(マッカードル病)でケトン食が有効であったという報告がある[2]．

## 3 アルツハイマー病，パーキンソン病，脳卒中などを原因とする脳神経細胞障害の進行抑制

　ケトン食による脳神経のエネルギー代謝の改善や，活性酸素や炎症から神経細胞を保護する作用などによって，脳神経障害を抑制できるという研究報告がある[3]．

## 4 偏頭痛

　ケトン食で偏頭痛が改善したとの症例報告があるが，Kossoffらは思春期の偏頭痛患者8例にケトン食を試みたが明らかな有効性はなかったと報告している[4]．

### 文献

1) Reardom CH, et al : Ketogenic diet for primary brain and spinal cord tumors. Cochrane Database of Systematic Reviews 6, 2017.
2) Scholl-Bürgi S, et al : Ketogenic diets in patients with inherited metabolic disorders. J Inherit Metab Dis 38 : 765-773, 2015.
3) Gasior M, et al : Neuroprotective and disease-modifying effects of the ketogenic diet. Behav Pharmacol 17 : 431-439, 2006.
4) Kossoff EH, et al : Use of the modified Atkins diet for adolescents with chronic daily headache. Cephalalgia 30 : 1014-1016, 2010.

# 第4章

## ケトン食の献立の実践と
## 対応の実際

第4章 ケトン食の献立の実践と対応の実際

# A 難しくないケトン食

山道祐子

## 1 ケトン食とは

ケトン食療法は，糖質（炭水化物）を減らし，脂肪を増やした食事で，脂肪が分解されてケトン体が体内で作られることで効果が発揮される．

簡単にいうと，主食になるようなご飯やパン，パスタ，果物などは出来るだけ食べないようにして，砂糖の代わりに人工甘味料を使用する．

また，主菜になるような卵，豆腐，肉，魚をメインにし，脂肪（植物油やマヨネーズ，生クリームなど）を添加する．

## 2 簡単です！！ 〜ケトン比の算出方法〜

一般にケトン指数≒ケトン比としているが，欧米では以下に説明するケトン比を使用している（本文中に出てくるケトン比は全て下記の計算式で求めた）．

ケトン比＝脂肪：非脂肪（蛋白質＋炭水化物）

上記を計算式に変換すると

$$\text{ケトン比} = \frac{\text{脂質(g)}}{\text{蛋白質(g)} + \text{炭水化物(g)}} : 1$$

※炭水化物ではなく糖質表示の場合，糖質は「炭水化物から食物繊維を除いたもの」になるので糖質で計算してよい．
※日本食品標準成分表では脂肪は脂質と表示されており，脂肪は脂質で計算してよい．

## 3 どれくらいの栄養が必要なの？

基本は医師が指示したケトン比，エネルギー量，蛋白質量に従った栄養量が必要となる．
※エネルギー量，蛋白質量は「日本人の食事摂取基準」を参考にするとよい．

## 4 何を準備したらよいの？

①デジタルキッチンスケール（1gまで計量できるもの）
②日本食品標準成分表
☆ケトン食はきちんと計量することが大切です．慣れるまでは手間がかかりますが根気よく頑張りましょう．

## 5 ケトンフォーミュラ®，MCTオイル（中鎖脂肪酸オイル）ってなに？

### a ケトンフォーミュラ®

明治乳業「ケトンフォーミュラ®（明治817-B）」は，ケトン比が3：1になるよう調整されている特殊ミルクである．脂質のうち40％が中鎖脂肪酸トリグリセリド（MCT）と

なっている.

基本はケトンフォーミュラ®14 g に対して, お湯 100 mL で溶かす. ココアなどを加えて飲むこともでき, 小麦粉のように料理に使用することもできる. (**P133, 第4章 B おいしい献立**, レシピ集のデザート参照)

市販されていないので, 主治医より処方してもらう.

## b MCT オイル(中鎖脂肪酸オイル)

消化吸収がよく, 速やかに分解しエネルギーになる油である. MCT オイルを利用することでケトン体が生成しやすくなる.

レシピ中に使用している MCT オイルは, ヤシ油から分別された中鎖脂肪酸油 100% の油脂で, 消化吸収が良く, 速やかに分解・エネルギー化されるといわれている.

通常の油と比べ発煙温度が低いため, 揚げたり炒めたりするよりも, ドレッシングやマヨネーズに混ぜたり, でき上がりの料理にあえるなどの方法が適している.

・MCT オイルの購入先の例

商品名:日清 MCT オイル

購入先:日清オイリオ オンラインショップ

連絡先:0120-258-862

価　格:200 g　1,944 円(税込)

　　　　400 g　3,337 円(税込)

賞味期限:3 年

## 6 ケトン比を気にせずに簡単に使える食品はあるの?

実際にケトン比を計算しなくても利用できる食品を示す(**表**).

主治医より指示されたケトン比よりも高いものであれば利用できる.

例えば, 『ケトン比 2:1』と指示されている場合, くるみ(ケトン比 2.6)を摂取しても, 指示されたケトン比より下がることはないので問題はない. ただし, 体重管理が必要な方は, 使用量に注意が必要なので医師または栄養士に相談する.

### 参考文献

(1) 文部科学省科学技術・学術審議会資源調査分科会:日本食品標準成分表 2015 年版(七訂).

(2) 特殊ミルク共同安全開発委員会広報部会:特殊ミルク情報 52, 2016.

第4章　ケトン食の献立の実践と対応の実際

**表** 高ケトン比の食品

| 食品名 | 食品 100g あたりの栄養量 | | | | |
|---|---|---|---|---|---|
| | エネルギー (kcal) | 蛋白質 (g) | 脂質 (g) | 炭水化物 (g) | ケトン比 |
| クリーム　乳脂肪 | 433 | 2 | 45 | 3 | 8.8 |
| クリーム　乳脂肪・植物性脂肪 | 409 | 4 | 42 | 3 | 5.7 |
| コーヒーホワイトナー　液状　植物性脂肪 | 248 | 4 | 25 | 2 | 4.1 |
| クリーム　植物性脂肪 | 392 | 7 | 39 | 3 | 4.0 |
| コーヒーホワイトナー　液状　乳脂肪・植物性脂肪 | 228 | 5 | 22 | 4 | 2.5 |
| コーヒーホワイトナー　液状　乳脂肪 | 211 | 5 | 18 | 6 | 1.7 |
| たいせいようさば　生 | 326 | 17 | 27 | 0 | 1.5 |
| いわし缶詰　油漬 | 359 | 20 | 31 | 0 | 1.5 |
| くろまぐろ　脂身　生 | 344 | 20 | 28 | 0 | 1.4 |
| さんま　皮つき, 生 | 297 | 18 | 24 | 0 | 1.3 |
| かつお缶詰　油漬　フレーク | 293 | 19 | 24 | 0 | 1.3 |
| たちうお　生 | 266 | 17 | 21 | 0 | 1.3 |
| うなぎ　白焼き | 331 | 21 | 26 | 0 | 1.2 |
| まぐろ缶詰　油漬　フレーク　ライト | 267 | 18 | 22 | 0 | 1.2 |
| めざし　生 | 257 | 18 | 19 | 1 | 1.0 |
| さんま　開き干し | 261 | 19 | 19 | 0 | 1.0 |
| うし　ばら　脂身つき　生 | 426 | 13 | 39 | 0 | 3.0 |
| ぶた　ベーコン | 405 | 13 | 39 | 0 | 3.0 |
| ぶた　ばら　脂身つき　生 | 395 | 14 | 35 | 0 | 2.4 |
| ぶた　ウインナーソーセージ | 321 | 13 | 29 | 3 | 1.8 |
| ぶた　かたロース　脂身つき　生 | 253 | 17 | 19 | 0 | 1.1 |
| ぶた　[ひき肉]　生 | 236 | 18 | 17 | 0 | 1.0 |
| ナチュラルチーズ　クリーム | 346 | 8 | 33 | 2 | 3.1 |
| オリーブ　塩漬 | 145 | 1 | 15 | 5 | 2.7 |
| アボカド　生 | 187 | 3 | 19 | 6 | 2.1 |
| 鶏卵　卵黄　生 | 387 | 17 | 34 | 0 | 2.0 |
| プロセスチーズ | 339 | 23 | 26 | 1 | 1.1 |
| マカダミアナッツ　いり | 720 | 8 | 77 | 12 | 3.7 |
| ココナッツミルク | 150 | 2 | 16 | 3 | 3.4 |
| ペカン　フライ | 702 | 10 | 73 | 13 | 3.2 |
| くるみ　いり | 674 | 15 | 69 | 12 | 2.6 |
| ヘーゼルナッツ　フライ | 684 | 14 | 69 | 14 | 2.5 |
| ココナッツパウダー | 668 | 6 | 66 | 24 | 2.2 |
| ピスタチオ　いり | 615 | 17 | 56 | 21 | 1.5 |
| ごま　乾 | 578 | 20 | 52 | 18 | 1.4 |
| アーモンド　乾 | 587 | 20 | 52 | 21 | 1.3 |
| バターピーナッツ | 592 | 26 | 51 | 18 | 1.2 |
| ピーナッツバター | 640 | 25 | 51 | 21 | 1.1 |
| らっかせい　乾 | 562 | 25 | 48 | 19 | 1.1 |
| カシューナッツ　フライ | 576 | 20 | 48 | 27 | 1.0 |

栄養成分は「日本食品標準成分表 2015 年版（七訂）」に準じる.

第4章　ケトン食の献立の実践と対応の実際

# B おいしい献立

山道祐子，平田隆司，和田崇男，glut1異常症患者会，高田美雪

ケトン食開始にあたって

## 1 初級編

1日の必要なエネルギー量，蛋白質量，ケトン比を主治医に確認する．

### 1) 病院の栄養士のレシピを利用する

最初は，医師が指示したエネルギー量，蛋白質量，ケトン比に対応したレシピを病院の栄養士に作成してもらい，そのとおりに食事を作る．とにかく慣れよう．

### 2) この本に掲載されているレシピを利用する

レシピ集より料理を選び，医師から指示されているケトン比の材料で作る．

料理を組み合わせて総エネルギーが指示どおりになればよいので，指示エネルギーによって分量を2分の1や2倍などで対応すれば，ケトン比は変わらず分量を増減できる．

以下に具体例を挙げる．

〈医師の指示が「ケトン比2:1」，1食あたりのエネルギー500 kcalの場合〉

(1) 作りたい料理をレシピ集から選ぶ
　ハンバーグ(**P120**)，中華スープ(**P130**)，野菜パンケーキ(**P136**)
(2) 各料理の『ケトン比2:1』の材料とエネルギーを確認する
　・ハンバーグ(ケトン比2:1，433 kcal)
　・中華スープ(ケトン比2:1，124 kcal)
　・パンケーキ(ケトン比2:1，197 kcal)
(3) エネルギーが医師に指示された500 kcalになるように調整する
　・ハンバーグの材料をすべて半量で作る
　　→(ケトン比2:1，217 kcal)
　・中華スープはレシピどおりに作る
　　→(ケトン比2:1，124 kcal)
　・野菜パンケーキの材料をすべて半量で作る
　　→(ケトン比2:1，131 kcal)

3品のエネルギーを合計すると，217＋124＋131＝472 kcal の【ケトン比2:1】となる．

このような方法で，ケトン比と指示エネルギーを保ったままレシピを活用することができる．

### 3) 食品交換表を利用する

食品交換表(P106〜114)を利用して，すでにできているレシピの中で，一部の食材だけを別の食材に置きかえてメニューに変化をつける．

〈医師の指示が『ケトン比1:1』，P132のポテトサラダをさつまいもサラダに変えたい場合〉

(1) 材料のじゃがいも60 gをさつまいもに置きかえたい時は(**P110**，交換表6)を見る．
(2) じゃがいも 41 g でさつまいも23 gと交換できるので，じゃがいも60 g (60 g÷41 g＝1.5) はさつまいも35 g (23 g×1.5＝34.5) と交換できることになる．
(3) ほかの材料はそのままで，じゃがいもの代わりにさつまいもを35 g使ってサラダを作ればよい．

第4章　ケトン食の献立の実践と対応の実際

## 2 中級編
### ～食品構成表をもとに献立を作る～

医師の指示にそった食品構成表を栄養士に作成してもらう.

例：エネルギー 1,500 kcal/日, 蛋白質 30 g/日, ケトン比 2：1 の場合

(1) 表1 の食品構成表をもとに, 献立を作成する. 食品構成表内の食品をすべて計量し, 1日ですべて使用するようにする.

それぞれの食品は, **P106 ～ 114** の交換表 **1 ～ 10** を用いて色々な食品に交換することができる.

たとえば, 『さけ 40 g』を『まあじ 46 g』へ交換できる(**P107**, 交換表2 参照).

※食欲のない方は交換量が少ない食品, 空腹感の強い方は交換量の多い食品を選ぶとよい.

(2) アレルギーや年齢により食品構成表内の食品を使用できない場合, 主となる栄養素が同じ区分(蛋白質, 脂質, 炭水化物)の食品と交換することができる.

たとえば, 卵アレルギーの場合, 『鶏卵 20 g』を『木綿豆腐 31 g＋油 1 g』へ交換できる(表2).

同じように表2, 3 の　　地の食品はその下の□□地の食品の記載の分量と交換できる.

(3) 3 食それぞれに必ず脂質に区分される食品を摂るように注意する.

※朝食に果物だけしか食べないなど, 朝昼夕の食事ごとのケトン比が極端に低くなる場合, 十分にケトン体を作れないおそれがある.

※1 食でも脂質に区分される食品をとらない場合, 残りの 2 食での脂質の摂取量が多量になり, 下痢や胸焼けなどの症状が出るおそれがある.

### 食品構成表の具体的な活用例

### 1) ステップ1：朝食のメニューを決める（表4）

『オムレツ, ポテトサラダ, ミルク』

表1 の食品構成表より使用食材を決める. 使用した具材には色を塗った.

食品交換の計算方法は以下のとおりである.

食品の使用量(表4 ～ 6) ÷

同食材の交換量(交換表1 ～ 10) ＝ A

A ×実際に使用したい食品の交換量(交換表 1 ～ 10) ＝実際の使用量

〈オムレツ〉

・鶏卵 40 g

---

**表1** 1,500 kcal/, 蛋白質 30 g/ 日, ケトン比 2：1 の場合

| 区分 | 食品名 | 重量(g) | 栄養価 エネルギー(kcal) | 蛋白質(g) | 脂質(g) | 炭水化物(g) |
|---|---|---|---|---|---|---|
| 蛋白質 | さけ | 40 | 53 | 9 | 2 | 0 |
| | 木綿豆腐 | 20 | 14 | 1 | 1 | 0 |
| | 豚かたロース | 40 | 101 | 7 | 8 | 0 |
| | 鶏卵 | 40 | 60 | 5 | 4 | 0 |
| 脂質 | MCT オイル | 100 | 900 | 0 | 100 | 0 |
| | ケトンフォーミュラ® | 30 | 222 | 5 | 22 | 3 |
| 炭水化物 | 米飯 | 20 | 34 | 1 | 0 | 7 |
| | きゃべつ | 300 | 69 | 4 | 1 | 16 |
| | りんご | 40 | 24 | 0 | 0 | 6 |
| | ケチャップ | 10 | 12 | 0 | 0 | 3 |
| 合計 | | | 1,490 | 31 | 137 | 35 |

B おいしい献立

- MCT オイル 10 g
- キャベツ 20 g →玉ねぎ 13 g（交換表 7）
- MCT オイル 5g →バター 6g
  （交換表 1　5÷10＝0.5　0.5×12＝6）
- ケチャップ 10 g

〈ポテトサラダ〉

- 米飯 20 g →じゃがいも 41 g（交換表 6）

- キャベツ 10 g →きゅうり 17 g
  （交換表 7　10÷20＝0.5　0.5×33＝16.5）
- キャベツ 20 g →にんじん 13 g（交換表 7）
- キャベツ 50 g →スイートコーン 15 g
  （交換表 7　50÷20＝2.5　2.5×6＝15）
- MCT オイル 10 g →マヨネーズ 13 g
  （交換表 1）

### 表2　たんぱく質を主に含む食品交換表

| 食品名 | 食品 100 g あたりの栄養量 | | | | 蛋白質(g)+炭水化物(g) | 交換量(g) | 油の増減(g) |
| --- | --- | --- | --- | --- | --- | --- | --- |
| | エネルギー(kcal) | 蛋白質(g) | 脂質(g) | 炭水化物(g) | | | |
| さけ　生 | 133 | 22 | 4 | 0 | 22 | 20 | 0 |
| 木綿豆腐 | 72 | 7 | 4 | 2 | 8 | 54 | −1 |
| ぶた　かたロース　脂身つき　生 | 253 | 17 | 19 | 0 | 17 | 26 | −4 |
| 鶏卵　全卵　生 | 151 | 12 | 10 | 0 | 13 | 35 | −3 |
| 木綿豆腐 | 72 | 7 | 4 | 2 | 8 | 20 | 0 |
| さけ　生 | 133 | 22 | 4 | 0 | 22 | 7 | 0 |
| ぶた　かたロース　脂身つき　生 | 253 | 17 | 19 | 0 | 17 | 10 | −1 |
| 鶏卵　全卵　生 | 151 | 12 | 10 | 0 | 13 | 13 | −1 |
| ぶた　かたロース　脂身つき　生 | 253 | 17 | 19 | 0 | 17 | 20 | 0 |
| さけ　生 | 133 | 22 | 4 | 0 | 22 | 15 | 3 |
| 木綿豆腐 | 72 | 7 | 4 | 2 | 8 | 42 | 2 |
| 鶏卵　全卵　生 | 151 | 12 | 10 | 0 | 13 | 27 | 1 |
| 鶏卵　全卵　生 | 151 | 12 | 10 | 0 | 13 | 20 | 0 |
| さけ　生 | 133 | 22 | 4 | 0 | 22 | 11 | 2 |
| 木綿豆腐 | 72 | 7 | 4 | 2 | 8 | 31 | 1 |
| ぶた　かたロース　脂身つき　生 | 253 | 17 | 19 | 0 | 17 | 15 | −1 |

栄養成分は「日本食品標準成分表 2015 年版（七訂）」に準じる.

### 表3　炭水化物を主に含む食品交換表

| 食品名 | 食品 100 g あたりの栄養量 | | | | 蛋白質(g)+炭水化物(g) | 交換量(g) |
| --- | --- | --- | --- | --- | --- | --- |
| | エネルギー(kcal) | 蛋白質(g) | 脂質(g) | 炭水化物(g) | | |
| [めし]　精白米　うるち米 | 168 | 3 | 0 | 37 | 40 | 20 |
| キャベツ　結球葉　生 | 23 | 1 | 0 | 5 | 7 | 122 |
| りんご　皮つき　生 | 61 | 0 | 0 | 16 | 16 | 50 |
| トマトケチャップ | 119 | 2 | 0 | 27 | 29 | 27 |
| キャベツ　結球葉　生 | 23 | 1 | 0 | 5 | 7 | 20 |
| [めし]　精白米　うるち米 | 168 | 3 | 0 | 37 | 40 | 3 |
| りんご　皮つき　生 | 61 | 0 | 0 | 16 | 16 | 8 |
| トマトケチャップ | 119 | 2 | 0 | 27 | 29 | 4 |
| りんご　皮つき　生 | 61 | 0 | 0 | 16 | 16 | 20 |
| [めし]　精白米　うるち米 | 168 | 3 | 0 | 37 | 40 | 8 |
| キャベツ　結球葉　生 | 23 | 1 | 0 | 5 | 7 | 49 |
| トマトケチャップ | 119 | 2 | 0 | 27 | 29 | 11 |

栄養成分は「日本食品標準成分表 2015 年版（七訂）」に準じる.

103

・MCT オイル 5 g

・食塩, こしょう

〈ミルク〉

・ケトンフォーミュラ® 15 g, 湯 100 g

※ステップ 1 では, 食品交換表 1 〜 10 を参考に, 各食品を献立に合わせて交換した.

## 2) ステップ 2：残りの食材で昼食メニューを考える(表5)

『野菜のベーコン巻き, コンソメスープ, 苺ミルク』

〈野菜のベーコン巻き〉

・豚かたロース 40 g →ベーコン 52 g(油 − 12 g)

(交換表 4　40÷20= 2 　 2 ×26 = 52　油 −6× 2 = −12)

・キャベツ 40 g →えのきたけ 40 g

(交換表 7　40÷20= 2 　 2 ×20=40)

・キャベツ 20 g →アスパラガス 20 g(交換表 7)

・MCT オイル 3 g →サラダ油 3 g(交換表 1)

〈コンソメスープ〉

・キャベツ 20 g →大根 28 g(交換表 7)

・キャベツ 20 g →ブロッコリー 14 g(交換表 7)

・洋風だし, 食塩, こしょう, 白湯 100 g

・MCT オイル 10 g

**表4 ステップ1**

| 区分 | 食品名 | 使用量 (g) | 栄 養 価 | | | 3食合計 (g) |
| --- | --- | --- | --- | --- | --- | --- |
| | | | エネルギー (kcal) | 蛋白質 (g) | 脂質 (g) | 炭水化物 (g) | |

| 区分 | 食品名 | 使用量 (g) | エネルギー (kcal) | 蛋白質 (g) | 脂質 (g) | 炭水化物 (g) | 3食合計 (g) |
| --- | --- | --- | --- | --- | --- | --- | --- |
| 蛋白質 | さけ | 0 | 0 | 0 | 0 | 0 | 40 |
| | 木綿豆腐 | 0 | 0 | 0 | 0 | 0 | 20 |
| | 豚かたロース | 0 | 0 | 0 | 0 | 0 | 40 |
| | 鶏卵 | 40 | 60 | 5 | 4 | 0 | 40 |
| 脂質 | MCT オイル | 30 | 270 | 0 | 30 | 0 | 100 |
| | ケトンフォーミュラ® | 15 | 111 | 2 | 11 | 1 | 30 |
| 炭水化物 | 米飯 | 20 | 34 | 1 | 0 | 7 | 20 |
| | きゃべつ | 100 | 23 | 1 | 0 | 5 | 300 |
| | りんご | 0 | 0 | 0 | 0 | 0 | 40 |
| | ケチャップ | 10 | 12 | 0 | 0 | 3 | 10 |
| 合計 | | | 510 | 9 | 45 | 17 | |

MCT オイル 100 g のうち 30 g を使用. キャベツ 350 g のうち 100 g を使用.

**表5 ステップ2**

| 区分 | 食品名 | 使用量 (g) | エネルギー (kcal) | 蛋白質 (g) | 脂質 (g) | 炭水化物 (g) | 2食合計 (g) |
| --- | --- | --- | --- | --- | --- | --- | --- |
| 蛋白質 | さけ | 0 | 0 | 0 | 0 | 0 | 40 |
| | 木綿豆腐 | 0 | 0 | 0 | 0 | 0 | 20 |
| | 豚かたロース | 40 | 101 | 7 | 8 | 0 | 40 |
| | 鶏卵 | 0 | 0 | 0 | 0 | 0 | 0 |
| 脂質 | MCT オイル | 25 | 225 | 0 | 25 | 0 | 70 |
| | ケトンフォーミュラ® | 15 | 111 | 2 | 11 | 1 | 15 |
| 炭水化物 | 米飯 | 0 | 0 | 0 | 0 | 0 | 0 |
| | きゃべつ | 100 | 23 | 1 | 0 | 5 | 200 |
| | りんご | 20 | 12 | 0 | 0 | 3 | 40 |
| | ケチャップ | 0 | 0 | 0 | 0 | 0 | 0 |
| 合計 | | | 473 | 10 | 44 | 10 | |

MCT オイル 70 g のうち 25 g を使用. キャベツ 250 g のうち 100 g を使用. りんご 40 g のうち 20 g を使用.

〈苺ミルク〉

・りんご 20 g → 苺 35 g（**交換表 8**）

・ケトンフォーミュラ® 15 g，湯 100 g

・お好みで人工甘味料（カロリーゼロのもの）

　昼食に MCT オイルを 25 g 使用することに決めたが，豚かたロースをベーコンに変更した際に『油 − 12 g』となる．よって，『25 g − 12 g ＝ 13 g』となり，実際に使用する量は 13 g となる．

※ステップ 2 では，ステップ 1 の交換に加え，油の増減もおこなった

### 3) ステップ 3：残りの食材で夕食メニューを考える（表 6）

『揚げ茄子のグラタン風，中華スープ』

　まずは，りんご 20 g → キャベツ 49 g（**表 3**）

〈揚げ茄子のグラタン風〉

・さけ 40 g

・キャベツ 100 g → なす 105 g
　（**交換表 7**　100 ÷ 20 ＝ 5 　 5 × 21 ＝ 105）

・キャベツ 19 g → しめじ 31 g
　（**交換表 10**　19 ÷ 20 ＝ 0.95 0.95 × 33 ＝ 31）

・MCT オイル 15 g → サラダ油 15 g（揚げ油）

・食塩，こしょう

・MCT オイル 10 g → マヨネーズ 13 g（**交換表 1**）

・MCT オイル 9 g

・木綿豆腐 20 g
　→ 鶏卵 13 g（油 − 1 g）（**表 2**）
　→ チーズ 7 g（油 − 1 g）
　（**交換表 5**　13 ÷ 20 ＝ 0.65 　 0.65 × 11 ＝ 7）

〈中華スープ〉

・キャベツ 10 g → ちんげんさい 25 g
　（**交換表 7**　10 ÷ 20 ＝ 0.5 　 0.5 × 50 ＝ 25）

・キャベツ 20 g → にんじん 13 g（**交換表 7**）

・中華スープの素，食塩，こしょう，白湯 100 g

・MCT オイル 10 g

　チーズを使用したいが，上記の食品構成表では鶏卵を朝食に使用しているため，交換できない．よって，木綿豆腐 20 g を**表 2**より鶏卵 13 g（油 − 1 g）と交換する．次に**交換表 5**を利用して鶏卵 13 g をチーズ 7 g に交換する．夕食に MCT オイルを 45 g 使用することに決めたが，木綿豆腐 20 g をチーズ 7 g に変更した際に『油 − 1 g』となる．よって，『45 g − 1 g ＝ 44 g』となり，実際に使用する量は 44 g となる．

※ステップ 3 では，ステップ 2 の交換に加え，炭水化物を主に含む食品同士の交換と蛋白質を主に含む食品同士の交換もおこなった．

**表6　ステップ3**

| 区分 | 食品名 | 使用量 (g) | エネルギー (kcal) | 蛋白質 (g) | 脂質 (g) | 炭水化物 (g) | 1 食合計 (g) |
|---|---|---|---|---|---|---|---|
| 蛋白質 | さけ | 40 | 53 | 9 | 2 | 0 | 40 |
| | 木綿豆腐 | 20 | 14 | 1 | 1 | 0 | 20 |
| | 豚かたロース | 0 | 0 | 0 | 0 | 0 | 0 |
| | 鶏卵 | 0 | 0 | 0 | 0 | 0 | 0 |
| 脂質 | MCT オイル | 45 | 405 | 0 | 45 | 0 | 45 |
| | ケトンフォーミュラ® | 0 | 0 | 0 | 0 | 0 | 0 |
| 炭水化物 | 米飯 | 0 | 0 | 0 | 0 | 0 | 0 |
| | きゃべつ | 100 | 23 | 1 | 0 | 5 | 100 |
| | りんご | 20 | 12 | 0 | 0 | 3 | 20 |
| | ケチャップ | 0 | 0 | 0 | 0 | 0 | 0 |
| 合計 | | | 508 | 12 | 48 | 9 | |

## 第4章 ケトン食の献立の実践と対応の実際

#### 交換表① 脂質：MCTオイル10gと交換できる量

| 食品名 | 食品100gあたりの栄養量 | | | | 交換量<br>（g） |
|---|---|---|---|---|---|
| | エネルギー<br>（kcal） | 蛋白質<br>（g） | 脂質<br>（g） | 炭水化物<br>（g） | |
| MCTオイル | 900 | 0 | 100 | 0 | 10 |
| オリーブ油 | 921 | 0 | 100 | 0 | 10 |
| ごま油 | 921 | 0 | 100 | 0 | 10 |
| サフラワー油　ハイリノール | 921 | 0 | 100 | 0 | 10 |
| 大豆油 | 921 | 0 | 100 | 0 | 10 |
| ラード | 941 | 0 | 100 | 0 | 10 |
| ショートニング　家庭用 | 920 | 0 | 100 | 0 | 10 |
| 牛脂 | 940 | 0 | 100 | 0 | 10 |
| ラー油 | 919 | 0 | 100 | 0 | 10 |
| ソフトタイプマーガリン　家庭用 | 769 | 0 | 83 | 0 | 12 |
| 有塩バター | 745 | 1 | 81 | 0 | 12 |
| ファットスプレッド | 635 | 0 | 69 | 0 | 14 |
| マカダミアナッツ　いり | 720 | 8 | 77 | 12 | 13 |
| マヨネーズ　全卵型 | 703 | 2 | 75 | 5 | 13 |
| マヨネーズ　卵黄型 | 670 | 3 | 72 | 2 | 14 |
| ケトンフォーミュラ® | 741 | 15 | 72 | 9 | 14 |
| にわとり　［副生物］　皮　もも　生 | 513 | 7 | 52 | 0 | 19 |
| フレンチドレッシング | 406 | 0 | 42 | 6 | 24 |
| サウザンアイランドドレッシング | 416 | 1 | 41 | 9 | 24 |
| ナチュラルチーズ　クリーム | 346 | 8 | 33 | 2 | 30 |
| クリーム　乳脂肪 | 433 | 2 | 45 | 3 | 22 |
| コーヒーホワイトナー　液状　植物性脂肪 | 248 | 4 | 25 | 2 | 40 |

MCTオイルは中鎖脂肪酸油100%である．発煙温度が低いため，揚げ物などの料理に向かないが，和え物やスープなどに活用する．
交換表1の中でも蛋白質と炭水化物を多く含む食品に偏って交換すると，ケトン比が下がるおそれがあるため注意が必要である．
栄養成分は「日本食品標準成分表2015年版（七訂）」に準じる．

---

### 交換量はどのように決めているの？

　各交換表内の食品のケトン比に大きな差はありません．（一部ケトン比が高い物はあるが，交換上問題はありません）

　よって，炭水化物・蛋白質を主に含む食品の中でも主食・野菜・果物は蛋白質＋炭水化物量を基準にしています．（炭水化物を主に含む食品の中には，きな粉のように脂質含量が多い食品もありますが，交換してもケトン比は高くなるため問題はありません.）

　炭水化物・蛋白質を主に含む食品の中でも肉や魚のように食品ごとでの脂質含有量が違うものは油の増減で調整するように記載しています．その際の 油の増減 は，脂質量を基準にしています．
脂質を多く含む食品（MCTオイルやケトンフォーミュラ®）は脂質量を基準にしています．

B おいしい献立

(交換表2) 蛋白質：さけ20gと交換できる量

| 食品名 | 食品100gあたりの栄養量 | | | | 蛋白質(g)+炭水化物(g) | 交換量(g) | 油の増減(g) |
|---|---|---|---|---|---|---|---|
| | エネルギー(kcal) | 蛋白質(g) | 脂質(g) | 炭水化物(g) | | | |
| さけ 生 | 133 | 22 | 4 | 0 | 22 | 20 | 0 |
| なまこ 生 | 23 | 5 | 0 | 1 | 5 | 88 | 1 |
| くらげ 塩蔵 塩抜き | 22 | 5 | 0 | 0 | 5 | 86 | 1 |
| あさり 生 | 30 | 6 | 0 | 0 | 6 | 70 | 1 |
| はまぐり 生 | 39 | 6 | 1 | 2 | 8 | 57 | 0 |
| かき 養殖 生 | 60 | 7 | 1 | 5 | 11 | 40 | 0 |
| ほたるいか 生 | 84 | 12 | 4 | 0 | 12 | 37 | 0 |
| しじみ 生 | 64 | 8 | 1 | 5 | 12 | 37 | 0 |
| たらばがに 生 | 59 | 13 | 0 | 0 | 13 | 34 | 1 |
| わかさぎ 生 | 77 | 14 | 2 | 0 | 15 | 31 | 0 |
| しらす 生 | 76 | 15 | 1 | 0 | 15 | 30 | 1 |
| まだこ 生 | 76 | 16 | 1 | 0 | 17 | 27 | 1 |
| ずわいがに 水煮缶詰 | 73 | 16 | 0 | 0 | 17 | 27 | 1 |
| たちうお 生 | 266 | 17 | 21 | 0 | 17 | 27 | −5 |
| あわび 生 | 73 | 13 | 0 | 4 | 17 | 27 | 1 |
| ホキ 生 | 84 | 17 | 1 | 0 | 17 | 26 | 0 |
| メルルーサ 生 | 77 | 17 | 1 | 0 | 17 | 26 | 1 |
| いさき 生 | 127 | 17 | 6 | 0 | 17 | 26 | −1 |
| たいせいようさば 生 | 326 | 17 | 27 | 0 | 18 | 25 | −6 |
| あなご 蒸し | 194 | 18 | 13 | 0 | 18 | 25 | −2 |
| まだら 生 | 77 | 18 | 0 | 0 | 18 | 25 | 1 |
| さんま 皮つき 生 | 297 | 18 | 24 | 0 | 18 | 25 | −5 |
| まぐろ缶詰 油漬 フレーク ライト | 267 | 18 | 22 | 0 | 18 | 25 | −5 |
| するめいか 生 | 83 | 18 | 1 | 0 | 18 | 25 | 1 |
| あゆ 養殖 生 | 152 | 18 | 8 | 1 | 18 | 24 | −1 |
| きす 生 | 80 | 19 | 0 | 0 | 19 | 24 | 1 |
| ブラックタイガー 養殖 生 | 82 | 18 | 0 | 0 | 19 | 24 | 1 |
| めざし 生 | 257 | 18 | 19 | 1 | 19 | 24 | −4 |
| しばえび 生 | 83 | 19 | 0 | 0 | 19 | 24 | 1 |
| あまだい 生 | 113 | 19 | 4 | 0 | 19 | 24 | 0 |
| かつお缶詰 油漬 フレーク | 293 | 19 | 24 | 0 | 19 | 24 | −5 |
| かます 生 | 148 | 19 | 7 | 0 | 19 | 24 | −1 |
| なると※ | 80 | 8 | 0 | 12 | 19 | 23 | 1 |
| うに 生うに | 120 | 16 | 5 | 3 | 19 | 23 | 0 |
| めかじき 生 | 153 | 19 | 8 | 0 | 19 | 23 | −1 |
| まいわし 生 | 169 | 19 | 9 | 0 | 19 | 23 | −1 |
| さんま 開き干し | 261 | 19 | 19 | 0 | 19 | 23 | −4 |
| とらふぐ 養殖 生 | 85 | 19 | 0 | 0 | 20 | 23 | 1 |
| まがれい 生 | 95 | 20 | 1 | 0 | 20 | 23 | 1 |
| まあじ 皮つき, 生 | 126 | 20 | 5 | 0 | 20 | 23 | 0 |
| すずき 生 | 123 | 20 | 4 | 0 | 20 | 23 | 0 |
| あまえび 生 | 87 | 20 | 0 | 0 | 20 | 23 | 1 |
| くろまぐろ 脂身 生 | 344 | 20 | 28 | 0 | 20 | 22 | −5 |
| さわら 生 | 177 | 20 | 10 | 0 | 20 | 22 | −1 |
| まあじ 開き干し 生 | 168 | 20 | 9 | 0 | 20 | 22 | −1 |
| ほたてがい 貝柱 生 | 88 | 17 | 0 | 4 | 20 | 22 | 1 |
| いわし缶詰 油漬 | 359 | 20 | 31 | 0 | 21 | 22 | −6 |
| ほっけ 開き干し 生 | 176 | 21 | 9 | 0 | 21 | 22 | −1 |
| うなぎ 白焼き | 331 | 21 | 26 | 0 | 21 | 22 | −5 |
| まだい 養殖 皮つき 生 | 177 | 21 | 9 | 0 | 21 | 21 | −1 |
| ぶり はまち 養殖 皮つき 生 | 251 | 21 | 17 | 0 | 21 | 21 | −3 |
| かんぱち 生 | 129 | 21 | 4 | 0 | 21 | 21 | 0 |
| ししゃも 生干し 生 | 166 | 21 | 8 | 0 | 21 | 21 | −1 |
| かに風味かまぼこ※ | 90 | 12 | 1 | 9 | 21 | 21 | 1 |
| はんぺん※ | 94 | 10 | 1 | 11 | 21 | 21 | 1 |
| サーモン 皮つき 生 | 224 | 21 | 14 | 0 | 22 | 21 | -2 |
| ひらめ 養殖 皮つき 生 | 126 | 22 | 4 | 0 | 22 | 21 | 0 |
| 蒸しかまぼこ※ | 95 | 12 | 1 | 10 | 22 | 21 | 1 |
| しらす干し 微乾燥品 | 113 | 23 | 2 | 0 | 23 | 19 | 1 |

107

## 第4章　ケトン食の献立の実践と対応の実際

| 食品名 | 食品100gあたりの栄養量 | | | | 蛋白質(g)+炭水化物(g) | 交換量(g) | 油の増減(g) |
|---|---|---|---|---|---|---|---|
| | エネルギー(kcal) | 蛋白質(g) | 脂質(g) | 炭水化物(g) | | | |
| からしめんたいこ | 126 | 21 | 3 | 3 | 24 | 19 | 0 |
| 魚肉ソーセージ※ | 161 | 12 | 7 | 13 | 24 | 19 | −1 |
| 缶詰　アンチョビ | 158 | 24 | 7 | 0 | 24 | 18 | 0 |
| たらこ　生 | 140 | 24 | 5 | 0 | 24 | 18 | 0 |
| かつお　生 | 165 | 25 | 6 | 0 | 25 | 18 | 0 |
| かずのこ　生 | 162 | 25 | 7 | 0 | 25 | 18 | 0 |
| びんなが　生 | 117 | 26 | 1 | 0 | 26 | 17 | 1 |
| くろまぐろ　赤身　生 | 125 | 26 | 1 | 0 | 27 | 17 | 1 |
| キャビア　塩蔵品 | 263 | 26 | 17 | 1 | 27 | 16 | −2 |
| すじこ | 282 | 31 | 17 | 1 | 31 | 14 | −2 |
| イクラ | 272 | 33 | 16 | 0 | 33 | 14 | −1 |
| しらす干し　半乾燥品 | 206 | 41 | 4 | 1 | 41 | 11 | 0 |
| さくらえび　素干し | 312 | 65 | 4 | 0 | 65 | 7 | 1 |

食品ごとでの脂質含有量が違うものは"油の増減"で調整する.
※練り製品は炭水化物を多く含む食品であり，偏って交換すると，ケトン比が下がるおそれがあるため注意が必要である.
栄養成分は「日本食品標準成分表 2015 年版(七訂)」に準じる.

### 交換表3 蛋白質：木綿豆腐 20 g と交換できる量

| 食品名 | 食品100gあたりの栄養量 | | | | 蛋白質(g)+炭水化物(g) | 交換量(g) |
|---|---|---|---|---|---|---|
| | エネルギー(kcal) | 蛋白質(g) | 脂質(g) | 炭水化物(g) | | |
| 木綿豆腐 | 72 | 7 | 4 | 2 | 8 | 20 |
| 豆乳 | 46 | 4 | 2 | 3 | 7 | 24 |
| 絹ごし豆腐 | 56 | 5 | 3 | 2 | 7 | 24 |
| 焼き豆腐 | 88 | 8 | 6 | 1 | 9 | 19 |
| 生揚げ | 150 | 11 | 11 | 1 | 12 | 14 |
| がんもどき | 228 | 15 | 18 | 2 | 17 | 10 |
| おから　生 | 111 | 6 | 4 | 14 | 20 | 8 |
| 水煮缶詰　黄大豆 | 140 | 13 | 7 | 8 | 21 | 8 |
| 油揚げ　生 | 410 | 23 | 34 | 0 | 24 | 7 |
| 糸引き納豆 | 200 | 17 | 10 | 12 | 29 | 6 |
| こしあん | 155 | 10 | 1 | 27 | 37 | 4 |
| ゆで小豆缶詰 | 218 | 4 | 0 | 49 | 54 | 3 |
| 凍り豆腐　乾 | 536 | 51 | 34 | 4 | 55 | 3 |
| 湯葉　干し　乾 | 530 | 50 | 32 | 7 | 58 | 3 |
| つぶしあん | 244 | 6 | 1 | 54 | 60 | 3 |
| 全粒　国産　黄大豆　乾 | 422 | 34 | 20 | 30 | 63 | 3 |
| きな粉　脱皮大豆　黄大豆 | 451 | 38 | 25 | 30 | 67 | 2 |
| おから　乾燥 | 421 | 23 | 14 | 52 | 75 | 2 |
| いんげんまめ　全粒　乾 | 333 | 20 | 2 | 58 | 78 | 2 |
| あずき　全粒　乾 | 339 | 20 | 2 | 59 | 79 | 2 |
| そらまめ　全粒　乾 | 348 | 26 | 2 | 56 | 82 | 2 |

栄養成分は「日本食品標準成分表 2015 年版(七訂)」に準じる.

B　おいしい献立

**交換表 4** 蛋白質：豚かたロース 20 g と交換できる量換表

| 食品名 | 食品 100 g あたりの栄養量 | | | | 蛋白質(g)<br>+炭水化物(g) | 交換量<br>(g) | 油の増減<br>(g) |
|---|---|---|---|---|---|---|---|
| | エネルギー<br>(kcal) | 蛋白質<br>(g) | 脂質<br>(g) | 炭水化物<br>(g) | | | |
| ぶた　かたロース　脂身つき　生 | 253 | 17 | 19 | 0 | 17 | 20 | 0 |
| うし　かた　脂身つき　生 | 257 | 17 | 20 | 0 | 17 | 20 | 0 |
| うし　かた　赤肉　生 | 143 | 20 | 6 | 1 | 20 | 17 | 3 |
| うし　かたロース　脂身つき　生 | 318 | 16 | 26 | 0 | 16 | 21 | −2 |
| うし　コンビーフ缶詰 | 203 | 20 | 13 | 2 | 22 | 16 | 2 |
| うし　サーロイン　脂身つき　生 | 334 | 17 | 28 | 0 | 17 | 20 | −2 |
| うし　ばら　脂身つき　生 | 426 | 13 | 39 | 0 | 13 | 26 | −7 |
| うし　ビーフジャーキー | 315 | 55 | 8 | 6 | 61 | 6 | 3 |
| うし　ヒレ　赤肉　生 | 195 | 21 | 11 | 1 | 21 | 16 | 2 |
| うし　もも　脂身つき　生 | 209 | 20 | 13 | 0 | 20 | 17 | 2 |
| うし　もも　赤肉　生 | 140 | 22 | 5 | 0 | 22 | 15 | 3 |
| うし　リブロース　脂身つき　生 | 409 | 14 | 37 | 0 | 14 | 24 | −5 |
| にわとり　［ひき肉］　生 | 186 | 18 | 12 | 0 | 18 | 20 | 1 |
| にわとり　ささ身　生 | 105 | 23 | 1 | 0 | 23 | 15 | 4 |
| にわとり　むね　皮つき　生 | 145 | 21 | 6 | 0 | 21 | 16 | 3 |
| にわとり　むね　皮なし　生 | 116 | 23 | 2 | 0 | 23 | 15 | 4 |
| にわとり　もも　皮つき　生 | 204 | 17 | 14 | 0 | 17 | 21 | 1 |
| にわとり　もも　皮なし　生 | 127 | 19 | 5 | 0 | 19 | 18 | 3 |
| にわとり　手羽元　皮つき　生 | 197 | 18 | 13 | 0 | 18 | 19 | 1 |
| にわとり　手羽先　皮つき　生 | 226 | 17 | 16 | 0 | 17 | 20 | 1 |
| ぶた　［ひき肉］　生 | 236 | 18 | 17 | 0 | 18 | 19 | 0 |
| ぶた　ウインナーソーセージ | 321 | 13 | 29 | 3 | 16 | 21 | −2 |
| ぶた　かた　脂身つき　生 | 216 | 19 | 15 | 0 | 19 | 18 | 1 |
| ぶた　かた　赤肉　生 | 125 | 21 | 4 | 0 | 21 | 16 | 3 |
| ぶた　ゼラチン | 344 | 88 | 0 | 0 | 88 | 4 | 4 |
| ぶた　ばら　脂身つき　生 | 395 | 14 | 35 | 0 | 15 | 24 | −5 |
| ぶた　ヒレ　赤肉　生 | 130 | 22 | 4 | 0 | 23 | 15 | 3 |
| ぶた　ベーコン | 405 | 13 | 39 | 0 | 13 | 26 | −6 |
| ぶた　もも　脂身つき　生 | 183 | 21 | 10 | 0 | 21 | 17 | 2 |
| ぶた　もも　赤肉　生 | 128 | 22 | 4 | 0 | 22 | 15 | 3 |
| ぶた　ロース　脂身つき　生 | 263 | 19 | 19 | 0 | 20 | 18 | 0 |
| ぶた　ロースハム | 196 | 17 | 14 | 1 | 18 | 19 | 1 |
| ぶた　生ハム　促成 | 247 | 24 | 17 | 1 | 25 | 14 | 1 |

食品ごとでの脂質含有量が違うものは"油の増減"で調整する.
"うし"は乳用肥育牛肉，"ぶた"は大型種肉，"にわとり"は若鶏肉とした.
栄養成分は「日本食品標準成分表 2015 年版（七訂）」に準じる.

**交換表 5** 蛋白質：鶏卵 20 g と交換できる量

| 食品名 | 食品 100 g あたりの栄養量 | | | | 蛋白質(g)<br>+炭水化物(g) | 交換量<br>(g) |
|---|---|---|---|---|---|---|
| | エネルギー<br>(kcal) | 蛋白質<br>(g) | 脂質<br>(g) | 炭水化物<br>(g) | | |
| 鶏卵　全卵　生 | 151 | 12 | 10 | 0 | 13 | 20 |
| 普通牛乳 | 67 | 3 | 4 | 5 | 8 | 31 |
| たまご豆腐 | 79 | 6 | 5 | 2 | 8 | 30 |
| ヨーグルト　全脂無糖 | 62 | 4 | 3 | 5 | 9 | 30 |
| ナチュラルチーズ　クリーム | 346 | 8 | 33 | 2 | 11 | 24 |
| 鶏卵　卵白　生 | 47 | 11 | 0 | 0 | 11 | 23 |
| 鶏卵　卵黄　生 | 387 | 17 | 34 | 0 | 17 | 15 |
| プロセスチーズ | 339 | 23 | 26 | 1 | 24 | 11 |
| ナチュラルチーズ　パルメザン | 475 | 44 | 31 | 2 | 46 | 5 |

栄養成分は「日本食品標準成分表 2015 年版（七訂）」に準じる.

109

## 第4章 ケトン食の献立の実践と対応の実際

**交換表⑥** 炭水化物：米飯 20 g と交換できる量

| 食品名 | 食品 100 g あたりの栄養量 | | | | 蛋白質(g)+炭水化物(g) | 交換量(g) |
|---|---|---|---|---|---|---|
| | エネルギー(kcal) | 蛋白質(g) | 脂質(g) | 炭水化物(g) | | |
| [めし] 精白米 うるち米 | 168 | 3 | 0 | 37 | 40 | 20 |
| ごま豆腐 | 81 | 2 | 4 | 9 | 11 | 75 |
| さといも 球茎 生 | 58 | 2 | 0 | 13 | 15 | 54 |
| ながいも 塊根 生 | 65 | 2 | 0 | 14 | 16 | 49 |
| じゃがいも 塊茎 生 | 76 | 2 | 0 | 18 | 19 | 41 |
| うどん ゆで | 105 | 3 | 0 | 22 | 24 | 33 |
| そうめん・ひやむぎ ゆで | 127 | 4 | 0 | 26 | 29 | 27 |
| そば ゆで | 132 | 5 | 1 | 26 | 31 | 26 |
| さつまいも 塊根 皮つき 生 | 140 | 1 | 1 | 33 | 34 | 23 |
| 中華めん ゆで | 149 | 5 | 1 | 29 | 34 | 23 |
| マカロニ・スパゲッティ ゆで | 165 | 5 | 1 | 32 | 37 | 21 |
| 生ふ | 163 | 13 | 1 | 26 | 39 | 20 |
| 蒸し中華めん | 198 | 5 | 2 | 38 | 44 | 18 |
| 赤飯 | 190 | 4 | 1 | 42 | 46 | 17 |
| [めし] 精白米 もち米 | 202 | 4 | 1 | 44 | 47 | 17 |
| クロワッサン | 448 | 8 | 27 | 44 | 52 | 15 |
| 生パスタ 生 | 247 | 8 | 2 | 47 | 55 | 14 |
| もち | 224 | 4 | 1 | 51 | 55 | 14 |
| 食パン | 264 | 9 | 4 | 47 | 56 | 14 |
| ロールパン | 316 | 10 | 9 | 49 | 59 | 13 |
| ピザ生地 | 268 | 9 | 3 | 51 | 60 | 13 |
| うどん 生 | 270 | 6 | 1 | 57 | 63 | 13 |
| 中華めん 生 | 281 | 9 | 1 | 56 | 64 | 12 |
| そば そば 生 | 274 | 10 | 2 | 55 | 64 | 12 |
| ぎょうざの皮 | 291 | 9 | 1 | 57 | 66 | 12 |
| フランスパン | 279 | 9 | 1 | 58 | 67 | 12 |
| しゅうまいの皮 | 295 | 8 | 1 | 59 | 67 | 12 |
| とうもろこし ポップコーン | 484 | 10 | 23 | 60 | 70 | 11 |
| パン粉 乾燥 | 373 | 15 | 7 | 63 | 78 | 10 |
| 干しうどん 乾 | 348 | 9 | 1 | 72 | 80 | 10 |
| そば 干しそば 乾 | 344 | 14 | 2 | 67 | 81 | 10 |
| じゃがいもでん粉 | 330 | 0 | 0 | 82 | 82 | 10 |
| そうめん・ひやむぎ 乾 | 356 | 10 | 1 | 73 | 82 | 10 |
| えんばく オートミール | 380 | 14 | 6 | 69 | 83 | 10 |
| 干し中華めん 乾 | 365 | 11 | 2 | 73 | 84 | 9 |
| 強力粉 1等 | 365 | 12 | 2 | 72 | 84 | 9 |
| [穀粒] 精白米 もち米 | 359 | 6 | 1 | 77 | 84 | 9 |
| [穀粒] 精白米 うるち米 | 358 | 6 | 1 | 78 | 84 | 9 |
| 薄力粉 1等 | 367 | 8 | 2 | 76 | 84 | 9 |
| 中力粉 1等 | 367 | 9 | 2 | 75 | 84 | 9 |
| 焼きふ 車ふ | 387 | 30 | 3 | 54 | 84 | 9 |
| 上新粉 | 362 | 6 | 1 | 79 | 85 | 9 |
| くずでん粉 | 347 | 0 | 0 | 86 | 86 | 9 |
| マカロニ・スパゲッティ 乾 | 379 | 12 | 2 | 74 | 86 | 9 |
| 白玉粉 | 369 | 6 | 1 | 80 | 86 | 9 |
| とうもろこしでん粉 | 354 | 0 | 1 | 86 | 86 | 9 |
| はるさめ 普通はるさめ 乾 | 350 | 0 | 0 | 87 | 87 | 9 |
| ビーフン | 377 | 7 | 2 | 80 | 87 | 9 |
| タピオカパール 乾 | 355 | 0 | 0 | 88 | 88 | 9 |
| 米粉 | 374 | 6 | 1 | 82 | 88 | 9 |
| くずきり 乾 | 356 | 0 | 0 | 88 | 88 | 9 |
| コーンフレーク | 381 | 8 | 2 | 84 | 91 | 9 |

栄養成分は「日本食品標準成分表 2015 年版（七訂）」に準じる.

## B おいしい献立

**交換表 ⑦ 炭水化物：キャベツ 20 g と交換できる量**

| 食品名 | 食品 100 g あたりの栄養量 | | | | 蛋白質(g)＋炭水化物(g) | 交換量(g) |
|---|---|---|---|---|---|---|
| | エネルギー(kcal) | 蛋白質(g) | 脂質(g) | 炭水化物(g) | | |
| キャベツ　結球葉　生 | 23 | 1 | 0 | 5 | 7 | 20 |
| チンゲンサイ　葉　生 | 9 | 1 | 0 | 2 | 3 | 50 |
| みょうが　花穂　生 | 12 | 1 | 0 | 3 | 4 | 37 |
| アルファルファもやし　生 | 12 | 2 | 0 | 2 | 4 | 36 |
| おおさかしろな　葉　生 | 13 | 1 | 0 | 2 | 4 | 36 |
| レタス　水耕栽培　結球葉　生 | 14 | 1 | 0 | 3 | 4 | 35 |
| 糸みつば　葉　生 | 13 | 1 | 0 | 3 | 4 | 34 |
| こまつな　葉　生 | 14 | 2 | 0 | 2 | 4 | 33 |
| きゅうり　果実　生 | 14 | 1 | 0 | 3 | 4 | 33 |
| セロリ　葉柄　生 | 15 | 0 | 0 | 4 | 4 | 33 |
| はくさい　結球葉　生 | 14 | 1 | 0 | 3 | 4 | 33 |
| ズッキーニ　果実　生 | 14 | 1 | 0 | 3 | 4 | 32 |
| しろうり　果実　生 | 15 | 1 | 0 | 3 | 4 | 31 |
| とうがん　果実　生 | 16 | 1 | 0 | 4 | 4 | 30 |
| だいこん　根　皮つき　生 | 18 | 1 | 0 | 4 | 5 | 28 |
| クレソン　茎葉　生 | 15 | 2 | 0 | 3 | 5 | 28 |
| にがうり　果実　生 | 17 | 1 | 0 | 4 | 5 | 27 |
| かぶ　根　皮つき　生 | 20 | 1 | 0 | 5 | 5 | 25 |
| ほうれんそう　葉　通年平均　生 | 20 | 2 | 0 | 3 | 5 | 25 |
| かいわれだいこん　芽ばえ　生 | 21 | 2 | 1 | 3 | 5 | 24 |
| トマト　果実　生 | 19 | 1 | 0 | 5 | 5 | 24 |
| にら　葉　生 | 21 | 2 | 0 | 4 | 6 | 23 |
| 青ピーマン　果実　生 | 22 | 1 | 0 | 5 | 6 | 22 |
| だいずもやし　生 | 37 | 4 | 2 | 2 | 6 | 22 |
| バジル　葉　生 | 24 | 2 | 1 | 4 | 6 | 22 |
| なす　果実　生 | 22 | 1 | 0 | 5 | 6 | 21 |
| かぶ　葉　生 | 20 | 2 | 0 | 4 | 6 | 21 |
| しゅんぎく　葉　生 | 22 | 2 | 0 | 4 | 6 | 21 |
| アスパラガス　若茎　生 | 22 | 3 | 0 | 4 | 7 | 20 |
| いんげんまめ　さやいんげん　若ざや　生 | 23 | 2 | 0 | 5 | 7 | 19 |
| トウミョウ　芽ばえ　生 | 24 | 4 | 0 | 3 | 7 | 19 |
| みずな　葉　生 | 23 | 2 | 0 | 5 | 7 | 19 |
| しょうが　根茎　生 | 30 | 1 | 0 | 7 | 8 | 17 |
| だいこん　葉　生 | 25 | 2 | 0 | 5 | 8 | 17 |
| ししとう　果実　生 | 27 | 2 | 0 | 6 | 8 | 17 |
| たけのこ　若茎　生 | 26 | 4 | 0 | 4 | 8 | 16 |
| 赤ピーマン　果実　生 | 30 | 1 | 0 | 7 | 8 | 16 |
| カリフラワー　花序　生 | 27 | 3 | 0 | 5 | 8 | 16 |
| ヤングコーン　幼雌穂　生 | 29 | 2 | 0 | 6 | 8 | 16 |
| ミニトマト　果実　生 | 29 | 1 | 0 | 7 | 8 | 16 |
| オクラ　果実　生 | 30 | 2 | 0 | 7 | 9 | 15 |
| わけぎ　葉　生 | 30 | 2 | 0 | 7 | 9 | 14 |
| ブロッコリー　花序　生 | 33 | 4 | 1 | 5 | 10 | 14 |
| 根深ねぎ　葉　軟白　生 | 34 | 1 | 0 | 8 | 10 | 13 |
| たまねぎ　りん茎　生 | 37 | 1 | 0 | 9 | 10 | 13 |
| にんじん　根　皮つき　生 | 39 | 1 | 0 | 9 | 10 | 13 |
| さやえんどう　若ざや　生 | 36 | 3 | 0 | 8 | 11 | 12 |
| モロヘイヤ　茎葉　生 | 38 | 5 | 1 | 6 | 11 | 12 |
| しそ　葉　生 | 37 | 4 | 0 | 8 | 11 | 11 |
| パセリ　葉　生 | 43 | 4 | 1 | 8 | 12 | 11 |
| 日本かぼちゃ　果実　生 | 49 | 2 | 0 | 11 | 13 | 10 |
| 茎にんにく　花茎　生 | 45 | 2 | 0 | 11 | 13 | 10 |
| スナップえんどう　若ざや　生 | 43 | 3 | 0 | 10 | 13 | 10 |
| ごぼう　根　生 | 65 | 2 | 0 | 15 | 17 | 8 |
| れんこん　根茎　生 | 66 | 2 | 0 | 16 | 17 | 7 |
| スイートコーン　缶詰　ホールカーネルスタイル | 82 | 2 | 1 | 18 | 20 | 6 |
| とうがらし　果実　生 | 96 | 4 | 3 | 16 | 20 | 6 |
| スイートコーン　缶詰　クリームスタイル | 84 | 2 | 1 | 19 | 20 | 6 |
| スイートコーン　未熟種子　生 | 92 | 4 | 2 | 17 | 20 | 6 |
| えだまめ　生 | 135 | 12 | 6 | 9 | 21 | 6 |
| グリンピース　生 | 93 | 7 | 0 | 15 | 22 | 6 |
| 西洋かぼちゃ　果実　生 | 91 | 2 | 0 | 21 | 23 | 6 |
| ゆりね　りん茎　生 | 125 | 4 | 0 | 28 | 32 | 4 |
| かんぴょう　乾 | 260 | 6 | 0 | 68 | 74 | 2 |
| 切干しだいこん　乾 | 301 | 10 | 1 | 70 | 79 | 2 |

栄養成分は「日本食品標準成分表 2015 年版（七訂）」に準じる.

## 第4章　ケトン食の献立の実践と対応の実際

**交換表⑧ 炭水化物：りんご20gと交換できる量**

| 食品名 | 食品100gあたりの栄養量 | | | | 蛋白質(g) +炭水化物(g) | 交換量 (g) |
|---|---|---|---|---|---|---|
| | エネルギー (kcal) | 蛋白質 (g) | 脂質 (g) | 炭水化物 (g) | | |
| りんご　皮つき　生 | 61 | 0 | 0 | 16 | 16 | 20 |
| ゆず　果汁　生 | 21 | 1 | 0 | 7 | 8 | 44 |
| レモン　果汁　生 | 26 | 0 | 0 | 9 | 9 | 36 |
| いちご　生 | 34 | 1 | 0 | 9 | 9 | 35 |
| にほんすもも　生 | 44 | 1 | 1 | 9 | 10 | 33 |
| パパイア　完熟　生 | 38 | 1 | 0 | 10 | 10 | 33 |
| すいか　赤肉種　生 | 37 | 1 | 0 | 10 | 10 | 32 |
| グレープフルーツ　白肉種　砂じょう　生 | 38 | 1 | 0 | 10 | 11 | 31 |
| もも　生 | 40 | 1 | 0 | 10 | 11 | 30 |
| びわ　生 | 40 | 0 | 0 | 11 | 11 | 30 |
| ラズベリー　生 | 41 | 1 | 0 | 10 | 11 | 29 |
| ネクタリン　生 | 43 | 1 | 0 | 11 | 11 | 29 |
| メロン　温室メロン　生 | 42 | 1 | 0 | 10 | 11 | 29 |
| 日本なし　生 | 43 | 0 | 0 | 11 | 12 | 28 |
| うんしゅうみかん　じょうのう　普通　生 | 46 | 1 | 0 | 12 | 13 | 26 |
| オレンジ　ネーブル　砂じょう　生 | 46 | 1 | 0 | 12 | 13 | 26 |
| プルーン　生 | 49 | 1 | 0 | 13 | 13 | 25 |
| ブルーベリー　生 | 49 | 1 | 0 | 13 | 13 | 24 |
| パインアップル　生 | 51 | 1 | 0 | 13 | 14 | 23 |
| キウイフルーツ　緑肉種　生 | 53 | 1 | 0 | 14 | 15 | 23 |
| 西洋なし　生 | 54 | 0 | 0 | 14 | 15 | 22 |
| いちじく　生 | 54 | 1 | 0 | 14 | 15 | 22 |
| ざくろ　生 | 56 | 0 | 0 | 16 | 16 | 21 |
| ぶどう　生 | 59 | 0 | 0 | 16 | 16 | 20 |
| さくらんぼ　国産　生 | 60 | 1 | 0 | 15 | 16 | 20 |
| かき　甘がき　生 | 60 | 0 | 0 | 16 | 16 | 20 |
| ライチー　生 | 63 | 1 | 0 | 16 | 17 | 19 |
| マンゴー　生 | 64 | 1 | 0 | 17 | 18 | 19 |
| きんかん　全果　生 | 71 | 1 | 1 | 18 | 18 | 18 |
| さくらんぼ　米国産　生 | 66 | 1 | 0 | 17 | 18 | 18 |
| ココナッツ　ナタデココ | 73 | 0 | 0 | 20 | 20 | 16 |
| バナナ　生 | 86 | 1 | 0 | 23 | 24 | 14 |
| プルーン　乾 | 235 | 3 | 0 | 62 | 65 | 5 |
| かき　干しがき | 276 | 2 | 2 | 71 | 73 | 5 |

栄養成分は「日本食品標準成分表2015年版(七訂)」に準じる.

---

### 栄養士よりアドバイス

(1)オリーブ油やMCTオイルを大量に使うことにより下痢をする場合

(2)乳児期よりケトン食を開始するため，大量の油が使えない場合

　　上記の場合はケトンフォーミュラ®や生クリーム，マヨネーズを中心に利用してみてください.

(3)油料理やマヨネーズに飽きてきた時は，『鶏皮』に交換し，しょうゆや人工甘味料で甘辛く焼き鳥風にする
　　と，料理で使う油を減らすことができ，料理は1品増やすことができます.

B　おいしい献立

**交換表 9** 炭水化物：ケチャップ 5 g と交換できる量

| 食品名 | 食品 100 g あたりの栄養量 | | | | 蛋白質(g)+炭水化物(g) | 交換量(g) |
|---|---|---|---|---|---|---|
| | エネルギー(kcal) | 蛋白質(g) | 脂質(g) | 炭水化物(g) | | |
| 食塩 | 0 | 0 | 0 | 0 | 0 | 自由 |
| 煮干しだし | 1 | 0 | 0 | 0 | 0 | 自由 |
| かつおだし | 3 | 1 | 0 | 0 | 1 | 自由 |
| かつお・昆布だし | 2 | 0 | Tr | 0 | 1 | 自由 |
| 中華だし | 3 | 1 | 0 | 0 | 1 | 自由 |
| しいたけだし | 4 | 0 | 0 | 1 | 1 | 自由 |
| 昆布だし | 4 | 0 | Tr | 1 | 1 | 自由 |
| 鳥がらだし | 7 | 1 | 0 | 0 | 1 | 自由 |
| 洋風だし | 6 | 1 | 0 | 0 | 2 | 自由 |
| トマトケチャップ | 119 | 2 | Tr | 27 | 29 | 5 |
| 穀物酢 | 25 | 0 | 0 | 2 | 3 | 58 |
| フレンチドレッシング | 406 | 0 | 42 | 6 | 6 | 24 |
| 和風ドレッシング | 198 | 2 | 18 | 5 | 7 | 20 |
| しょうが　おろし | 43 | 1 | 1 | 9 | 9 | 16 |
| トウバンジャン | 60 | 2 | 2 | 8 | 10 | 15 |
| 冷やし中華のたれ | 57 | 3 | 2 | 8 | 10 | 14 |
| サウザンアイランドドレッシング | 416 | 1 | 41 | 9 | 10 | 14 |
| めんつゆ　ストレート | 44 | 2 | 0 | 9 | 11 | 13 |
| ぽん酢しょうゆ | 47 | 3 | 0 | 8 | 12 | 13 |
| トマトピューレー | 41 | 2 | 0 | 10 | 12 | 12 |
| うすくちしょうゆ | 54 | 6 | 0 | 8 | 14 | 11 |
| デミグラスソース | 82 | 3 | 3 | 11 | 14 | 10 |
| こいくちしょうゆ | 71 | 8 | 0 | 10 | 18 | 8 |
| 粒入りマスタード | 229 | 8 | 16 | 13 | 20 | 7 |
| オイスターソース | 107 | 8 | 0 | 18 | 26 | 6 |
| ウスターソース | 117 | 1 | 0 | 27 | 28 | 5 |
| ベーキングパウダー | 127 | 0 | 1 | 29 | 29 | 5 |
| ごまドレッシング | 360 | 9 | 26 | 21 | 30 | 5 |
| 米みそ　赤色辛みそ | 186 | 13 | 6 | 21 | 34 | 4 |
| お好み焼きソース | 148 | 2 | 0 | 34 | 36 | 4 |
| 焼き肉のたれ | 169 | 4 | 2 | 33 | 37 | 4 |
| にんにく　おろし | 171 | 5 | 1 | 37 | 42 | 3 |
| わさび　練り | 265 | 3 | 10 | 40 | 43 | 3 |
| からし　練り | 315 | 6 | 15 | 40 | 46 | 3 |
| テンメンジャン | 256 | 9 | 8 | 38 | 47 | 3 |
| 昆布茶 | 98 | 6 | 0 | 42 | 48 | 3 |
| 固形ブイヨン | 235 | 7 | 4 | 42 | 49 | 3 |
| 顆粒中華だし | 211 | 13 | 2 | 37 | 49 | 3 |
| カレールウ | 512 | 7 | 34 | 45 | 51 | 3 |
| ハヤシルウ | 512 | 6 | 33 | 48 | 53 | 3 |
| みりん風調味料 | 226 | 0 | 0 | 55 | 55 | 3 |
| 顆粒和風だし | 224 | 24 | 0 | 31 | 55 | 3 |
| ピュアココア | 271 | 19 | 22 | 42 | 61 | 2 |
| インスタントコーヒー | 288 | 15 | 0 | 57 | 71 | 2 |
| パン酵母　乾燥 | 313 | 37 | 7 | 43 | 80 | 2 |

栄養成分は「日本食品標準成分表 2015 年版（七訂）」に準じる.
Tr（トレース）は含まれているが最小記載量に達していないことを示す.

113

## 第４章　ケトン食の献立の実践と対応の実際

**交換表⑩** 糖質：キャベツ 20 g と交換できる量

| 食品名 | 食品 100 g あたりの栄養量 | | | | | | 蛋白質(g)＋糖質(g) | 交換量(g) |
|---|---|---|---|---|---|---|---|---|
| | エネルギー(kcal) | 蛋白質(g) | 脂質(g) | 炭水化物(g) | 食物繊維総量(g) | 糖質量(g) | | |
| 寒天 | 3 | 0 | 0 | 2 | 2 | 0 | 0 | 自由 |
| 板こんにゃく | 5 | 0 | 0 | 2 | 2 | 0 | 0 | 自由 |
| ところてん | 2 | 0 | 0 | 1 | 1 | 0 | 0 | 自由 |
| もずく　塩蔵　塩抜き | 4 | 0 | 0 | 1 | 1 | 0 | 0 | 自由 |
| しらたき | 6 | 0 | 0 | 3 | 3 | 0 | 0 | 自由 |
| キャベツ　結球葉　生 | 23 | 1 | 0 | 5 | 2 | 3 | 7 | 20 |
| うみぶどう　生 | 4 | 1 | 0 | 1 | 1 | 0 | 1 | 144 |
| めかぶわかめ　生 | 11 | 1 | 1 | 3 | 3 | 0 | 1 | 144 |
| くきわかめ　湯通し塩蔵　塩抜き | 15 | 1 | 0 | 6 | 5 | 0 | 2 | 87 |
| まいたけ　生 | 15 | 2 | 1 | 4 | 4 | 1 | 3 | 45 |
| 粉寒天 | 165 | 0 | 0 | 82 | 79 | 3 | 3 | 45 |
| マッシュルーム　生 | 11 | 3 | 0 | 2 | 2 | 0 | 3 | 43 |
| なめこ　生 | 15 | 2 | 0 | 5 | 3 | 2 | 4 | 36 |
| わかめ　原藻　生 | 16 | 2 | 0 | 6 | 4 | 2 | 4 | 33 |
| ぶなしめじ　生 | 18 | 3 | 1 | 5 | 4 | 1 | 4 | 33 |
| 生しいたけ　菌床栽培　生 | 19 | 3 | 0 | 6 | 4 | 2 | 5 | 29 |
| エリンギ　生 | 19 | 3 | 0 | 6 | 3 | 3 | 5 | 24 |
| まつたけ　生 | 23 | 2 | 1 | 8 | 5 | 4 | 6 | 24 |
| えのきたけ　生 | 22 | 3 | 0 | 8 | 4 | 4 | 6 | 20 |
| 刻み昆布 | 105 | 5 | 1 | 46 | 39 | 7 | 12 | 11 |
| ほしひじき　ステンレス釜　乾 | 149 | 9 | 3 | 58 | 52 | 7 | 16 | 8 |
| きくらげ　乾 | 167 | 8 | 2 | 71 | 57 | 14 | 22 | 6 |
| てんぐさ　素干し | 144 | 16 | 1 | 54 | 47 | 7 | 23 | 6 |
| カットわかめ | 138 | 18 | 4 | 42 | 36 | 6 | 24 | 5 |
| 削り昆布 | 117 | 7 | 1 | 50 | 28 | 22 | 29 | 5 |
| あおさ　素干し | 130 | 22 | 1 | 42 | 29 | 13 | 35 | 4 |
| 塩昆布 | 110 | 17 | 0 | 37 | 13 | 24 | 41 | 3 |
| しいたけ　乾しいたけ　乾 | 182 | 19 | 4 | 63 | 41 | 22 | 42 | 3 |
| あまのり　焼きのり | 188 | 41 | 4 | 44 | 36 | 8 | 50 | 3 |

海藻類，きのこ類，こんにゃくは食物繊維含有量が多いため，糖質で交換量を表した．
栄養成分は「日本食品標準成分表 2015 年版（七訂）」に準じる．

---

## 3 応用編 ～市販の加工食品や菓子などを利用したい場合～

炭水化物を多く含む市販のお菓子が食べたい時，脂質量の調整によって食べることができる（※栄養成分の表示があるものに限る．また砂糖を使っていないものが望ましい）．たとえば，『ケトン比 2：1』で，『かっぱえびせん® 1/6 袋（15 g）』が食べたいとき．

表7 より，かっぱえびせん®（15 g）でエネルギー 74 kcal，蛋白質 1 g，脂質 3 g，炭水化物 10 g となる．

$$ケトン比＝\frac{脂質(g)}{蛋白質(g)＋炭水化物(g)}：1$$

$2＝\boxed{脂質}÷(1＋10)$

$\boxed{脂質}＝2×(1＋10)$

$\boxed{脂質}＝22$

よって脂質が 22 g 必要．元々かっぱえびせん 15 g に脂質は 3 g 含まれているので

$\boxed{脂質}＝22－3$

$\boxed{脂質}＝19$

**B　おいしい献立**

**表7** おかしの成分表

| 食品名 | メーカー | エネルギー (kcal) | 蛋白質 (g) | 脂質 (g) | 炭水化物 (g) |
|---|---|---|---|---|---|
| ポテトチップス　うすしお味<br>(1袋60g当たり) | カルビー | 336 | 3.1 | 21.6 | 32.3 |
| じゃがりこ　サラダ<br>(1カップ60g当たり) | カルビー | 299 | 4.3 | 14.4 | 38.0 |
| サッポロポテト　つぶつぶベジタブル<br>(1袋85g当たり) | カルビー | 413 | 5.1 | 17.9 | 57.9 |
| サッポロポテト　バーベQあじ<br>(1袋85g当たり) | カルビー | 434 | 4.9 | 22.1 | 53.9 |
| かっぱえびせん<br>(1袋90g当たり) | カルビー | 445 | 5.7 | 19.9 | 60.7 |

| 食品名 | メーカー | エネルギー (kcal) | 蛋白質 (g) | 脂質 (g) | 糖質 (g) |
|---|---|---|---|---|---|
| おいしいoff　砂糖ゼロ<br>(1袋33g当たり) | 明治 | 163 | 3.0 | 12.5 | 13.4 |
| ゼロ　ノンシュガーチョコレート<br>(1本10g当たり) | ロッテ | 48 | 0.8 | 4.0 | 3.9 |
| 中鎖脂肪酸　メモリオン<br>(1本15g当たり) | 日清オイリオ | 60 | 0.0 | 6.2 | 1.1 |

(カルビーホームページ　http://faq.calbee.co.jp/faq_detail.html?page=1&id=5
明治ホームページ　http://catalog-p.meiji.co.jp/products/sweets/chocolate/010141/00118.html
ロッテホームページ　https://www.lotte.co.jp/products/brand/zero/
日清オイリオホームページ　http://products.nisshin-oillio.com/katei/kourei/memorion/019024.php　を元に作成)

　よって約20gの脂質を追加で摂取する必要があり，下記のように増やすことができる．

　**交換表1**より20gの脂質を計算すると

方法①：飲み物の紅茶(人工甘味料入り)に生クリーム(乳脂肪)を44g追加で摂取する

方法②：その日の料理にマヨネーズ26gを追加する

※1日の食事摂取量に上記の栄養がプラスになる為，くれぐれも体重管理には注意してください．

（山道祐子）

**文献**

1) 文部科学省科学技術・学術審議会資源調査分科会：日本食品標準成分表2015年版(七訂)．
2) 特殊ミルク共同安全開発委員会広報部会：特殊ミルク情報52, 2016.
3) 丸山博：ケトン食の本―奇跡の食事療法―．第一出版, 2010.

# 4 | おいしくする工夫

　まずは見た目においしそうだと思わせる工夫が大切である．そのため，ときには季節の行事にあったメニューにしたり，食紅を使ったり，型抜きをつかったりして限られた食材でも飽きないようにしたい．献立はなるべく家族・給食と同じになるようにし，使う食材は違っても見た目が似ている方が喜んで食べる患者が多い．また，食べやすい食感になるように工夫したり，よく使う塩・油はいろいろな種類を使い分けるようにする．

例：塩…塩コショウ，岩塩，ハーブソルト，カレー塩，など

　　油…ごま油，オリーブオイル，バター，グレープシードオイルなど

　ケトン比が高く単品でも使いやすい食材は

第4章　ケトン食の献立の実践と対応の実際

一手間かけることで，飽きないようにする．たとえば，そのままでも食べられるチーズは，レンジで1分加熱することでカリカリになり食感が変わる．

ケトンフォーミュラ®もそのままだと飲みにくく飽きてしまうので一手間かける．ケトンフォーミュラ®に少量の果物や，カロリー0のゼリー，カロリー0飲料（炭酸でないもの），人口甘味料を混ぜミキサーにかける，などである．

（glut1異常症患者会）

## 5 修正アトキンズ食によるケトン食の1例

### a 献立を立てる際のポイント

(1)日本人の食事摂取基準を参考に1日のエネルギー必要量を設定する．

(2)1日のエネルギー必要量から炭水化物10g（約40kcal）分を引いて残りを蛋白質と脂肪のエネルギーと考え，蛋白質と脂質の1日当たりの摂取目安量を設定する．修正アトキンズ食は，炭水化物を制限する以外ほかの制限を必要としない方法であるが，当院では食べやすい食事を検討した結果，蛋白質はエネルギー比の20%まで，脂肪エネルギー比は70～85%を目安に設定している．

(3)設定された栄養素量に見合うようにおおまかな食品構成を作る（表8）．

(4)食品構成をもとに献立を立てる．このとき，P59～60で紹介しているエクセル形式計算ソフトを使用すれば，食材の重量を入力するだけで炭水化物・蛋白質・脂質の栄養素量を自動的に計算してくれる．

この表は，食品成分表[1]からケトン食としてよく使う食品を抜粋したもので，自由に食

**表8　1日の食品構成の目安**

| 食品名 | 分量(g) | 炭水化物(g) |
|---|---|---|
| 肉・魚など※ | | おおよそ2g |
| 　肉・魚 | 150～200 | |
| 　卵 | 50 | |
| 　豆腐・加工品 | 40 | |
| 　乳製品 | 20 | |
| 油脂など※ | 40～60 | おおよそ1～2g 使う油により変わる |
| 野菜・きのこなど | 100～150 | おおよそ4g |
| 　ほうれん草など | 20 | |
| 　大根・トマトなど | 20 | |
| 　玉ねぎ・人参など | 10 | |
| 調味料など | | おおよそ3g |
| 　みそ | 5 | |
| 　コンソメ・中華スープの素 | 適量 | 糖質あり |
| 　しょうゆ | 適量 | 糖質あり |
| 　塩 | 適量 | |
| 　甘味料（カロリー0） | 必要に応じて | |

【例1】約1,300kcal，蛋白質55g，脂質110g，炭水化物10g以下（献立例1～3）

| 食品名 | 分量(g) | 炭水化物(g) |
|---|---|---|
| ケトンフォーミュラ® | 30 | |
| 肉・魚など※ | | おおよそ2g |
| 　肉ミンチ | 30 | |
| 　魚・魚加工品 | 50 | |
| 　卵 | 25 | |
| 　豆腐類・乳製品 | 30 | |
| 油脂など※ | 20～30 | おおよそ1～2g 使う油により変わる |
| 野菜・きのこなど | 60～80 | おおよそ2g |
| 　ほうれん草など | | |
| 　ブロッコリーなど | | |
| 　にんじん | | |
| 調味料など | | おおよそ2g |
| 　みそ | 5 | |
| 　ケチャップ | 3 | |
| 　しょうゆ・コンソメ | 適量 | 糖質あり |
| 　塩 | 適量 | 糖質あり |
| 　甘味料（カロリー0） | 必要に応じて | |

【例2】約700kcal，蛋白質30g，脂質60g，炭水化物10g以下（献立例4）

※使用する肉や魚なの種類および部位によって脂質の量が変わる．
　ここでは脂肪分の比較的多い肉を使用したが，脂身の少ない部位を使用する場合は油脂類を適宜追加する．

116

材を追加することもできる．おおよそ炭水化物10gを目安にすることと，エネルギー量を目安に食材を使用すると，最初に設定した栄養素量にほぼ近づく．

## b 注意事項

(1) お茶，水，塩は自由に飲んで（使って）かまわない．

(2) 自由に飲食できないものとして，ジュース，スポーツ飲料，牛乳，ヨーグルト，プリンなどの嗜好品をはじめ炭水化物（糖質）を含むものがあげられる．

(3) 野菜は人参や玉ねぎなど糖質の多い野菜の使用量には注意が必要である．繊維質の多い色の濃い葉野菜などはいわゆる糖質量は少ないのでほかの野菜に比べて多く使用できる．食物繊維の分は炭水化物の量に含めず考える．

(4) 砂糖の代わりに甘味料を使用する．味噌やケチャップ，ソースなども炭水化物を含む．使用量には注意する．だしを使う料理は，だしを効かせることが調理のポイントである．一味足りないときは，味をみながら塩を補う．

(5) 食事が全量食べきれなかったときは残してもかまわない．

(6) われわれの施設では，幼児期から学童期に水分補給としてお茶以外の水分が必要な場合，医師と相談してケトンフォーミュラ®の飲用を勧めている．この場合ミルク中の炭水化物は制限炭水化物の量には含めない．経口食の量が少なく注入と併用の場合（**P152**，**第4章 B，おいしい献立，献立例4**）も同様である．

## c その他

市販の加工品や調理済み食品は法律により

エネルギー，たんぱく質，脂質，炭水化物，食塩（ナトリウム）の含有量を表示することが義務づけられていて，炭水化物量から食物繊維分を差し引いたものを「糖質」と呼んでいる[3]．市販の加工品など利用する場合は表示された糖質量を用い，炭水化物量と食物繊維分が示されている場合は，炭水化物−食物繊維で糖質量を求めてその値を用いるとよい．

一方，食品成分表に示された炭水化物は原則として差引き法，すなわち可食部100g−（水分＋蛋白質＋脂質＋灰分等の合計重量g）で計算された数値が収載されている[1]．この計算方法で求められた炭水化物には水分，灰分，蛋白質，脂質のいずれでもなく食物繊維でもない成分が含まれることになる．また，ほかの成分の分析誤差などが炭水化物にしわ寄せされるということがある．

また，炭水化物を構成するでん粉，糖類，食物繊維など異なる栄養的価値をもつものが一緒に評価されるなど問題点があり，国際的な流れで，わが国でもでん粉，糖類を直接分析または推計し単糖換算するFAO（国際連合食糧農業機関）推奨方式が採用され，日本食品標準成分表2015年版（七訂）で利用可能炭水化物（単糖当量）が示された[1]．未測定食品や諸外国の食品成分表をもとに推計した数値も混在しているので，現時点では付加的情報とされている．したがってエクセル計算表では従来からの差引き法による炭水化物量を示した．

## 6 低GI食によるケトン食の1例

## a 献立を立てる際のポイントと注意点

**P64**，**第2章 D　低グリセミック指数食**に基づき，献立を立てる．

第4章　ケトン食の献立の実践と対応の実際

ここでは献立例（P140～158）で紹介している「献立例5　1,600 kcal 食　炭水化物 40 g 制限（食物繊維分除く）」を『糖尿病食事療法のための交換表』（日本糖尿病学会 編，文光堂 2013）により 20 単位で考えてみる．この炭水化物指示量は糖尿病の食事療法とは一切関係がなく，ケトン食療法のための指示量である．

『糖尿病食事療法のための食品交換表』の表分類［表1］から付録まで，1 単位 80 kcal あたりの栄養素の平均含有量を参考に単位配分を行う（**表9**）[2]．

［表1］（穀類），［表2］（くだもの）は GI 値が 50 以下の食品から選択する（大体 1～1.5 単位）．炭水化物の制限が緩和される場合，単位数を増やせる．［表3］（肉，魚，卵）はほとんど炭水化物を含まないが，大豆製品は含む．豚ばら肉など脂肪分の多い肉は，［表5］（多脂性食品）のところに含める．［表4］（牛乳やヨーグルト）は炭水化物を含む．多く使用する場合は表1や表2で調整する．本来の糖尿病交換表の交換には沿っていない．［表5］（油脂類）の炭水化物量は 0 になっているが，ナッツや生クリームなど使用する場合は炭水化物を含む．［表6］（野菜，きのこや海藻類，こんにゃく）はたくさん使用できる．［調味料］の使用量には気を付ける．最近の低糖質ブームで市販されている小麦ふすまを使ったパンをはじめ，こんにゃくやおからで作られた糖質を含まない麺なども使用できる．この場合，主食だと思って単純に［表1］に含めると炭水化物量の計算上誤差が生じる．

それぞれ使用する食材は，**P64**，**第2章 D，低グリセミック指数食**の項を参考にする．

※［表1］～［表6］は「糖尿病食事療法のための食品交換表」中の分類法であり，本文中の表とは異なることに注意する[2]．

**表9** ケトン食療法のための炭水化物指示量

| 食品の分類 | 予定単位数 | 炭水化物（g） | 蛋白質（g） | 脂質（g） |
|---|---|---|---|---|
| ［表1］ | 1 | 18 | 2 | 0 |
| ［表2］ | 0.2 | 3.8 | 0.2 | 0 |
| ［表3］ | 6 | 6 | 48 | 30 |
| ［表4］ | 1 | 7 | 4 | 4 |
| ［表5］ | 10 | 0 | 0 | 90 |
| ［表6］ | 1 | 14 | 4 | 1 |
| ［調味料］ | 0.5 | 6 | 1.5 | 1 |
| 合計 | 20 | 55* | 60 | 126 |

（日本糖尿病学会 編：糖尿病食事療法のための食品交換表 第7版．文光堂，2013．を元に作成）
*：食物繊維を含む

**文献**

1) 医歯薬出版：日本食品成分表 2015 年版（七訂）本表編．医歯薬出版，2016．
2) 日本糖尿病学会：糖尿病食事療法のための食品交換表 第7版．文光堂，2013．
3) 日本糖尿病学会：医療者のためのカーボカウント指導テキスト．文光堂，2017．

（高田美雪）

## 7 古典的ケトン食，修正アトキンズ食，低GI食のレシピ集（献立）

後に，（古典的）ケトン食，修正アトキンズ食，低 GI 食の献立・レシピ集を紹介する．レシピ集は料理別に主菜・副菜・デザートに分けて紹介する．また，献立は 1 日の摂取エネルギー量・炭水化物量で分けた．当てはまるケトン比別に材料（g）の表を活用してほしい．ほか，クリスマスや誕生日など，特別な日のためのケーキもレシピ集に入れた．それぞれのイベントごとも楽しんでほしい．

（高田美雪，山道祐子，平田隆司，和田崇男，glut 1 異常症患者会）

B おいしい献立

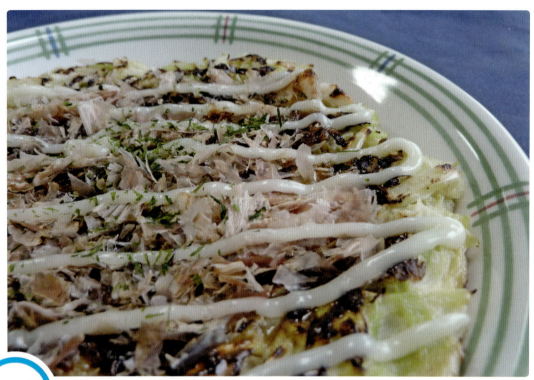

写真はケトン比 1.5:1

**主菜** お好み焼き（人気 No. 1）

### 材料(g)

| | ケトン比 | 1.0:1 | 1.5:1 | 2.0:1 | 2.5:1 | 3.0:1 |
|---|---|---|---|---|---|---|
| 1 | ケトンフォーミュラ® | 20 | 20 | 20 | 20 | 20 |
| 2 | だし汁 | 20 | 20 | 20 | 20 | 20 |
| 3 | ながいも | 20 | 20 | 10 | 10 | |
| 4 | 豚肉（バラ・スライス） | 10 | 20 | 30 | 30 | 20 |
| 5 | ちくわ | 5 | 5 | | | |
| 6 | 鶏卵 | 20 | 20 | 20 | 20 | 20 |
| 7 | キャベツ | 150 | 150 | 100 | 50 | 50 |
| 8 | もやし | | | | 20 | 30 |
| 9 | 濃口しょうゆ | 1 | 1 | 1 | 1 | 1 |
| 10 | 蒸し中華めん | 20 | | | | |
| 11 | コーンサラダ油 | 2 | 2 | 2 | 2 | 2 |
| 12 | お好みソース | 10 | 10 | 10 | | |
| 13 | 濃口しょうゆ | | | | 5 | 5 |
| 14 | 花かつお | 少々 | 少々 | 少々 | 少々 | 少々 |
| 15 | 青のり | 少々 | 少々 | 少々 | 少々 | 少々 |
| 16 | マヨネーズ（全卵） | 7.5 | 10 | 10 | 10 | 15 |
| 17 | MCTオイル | 7.5 | 10 | 10 | 10 | 15 |
| | エネルギー(kcal) | 471 | 514 | 533 | 514 | 546 |
| | 蛋白質(g) | 12 | 12 | 12 | 12 | 10 |
| | 脂質(g) | 36 | 45 | 48 | 48 | 53 |
| | 炭水化物(g) | 25 | 17 | 13 | 8 | 7 |

### 作り方

❶ ボールにケトンフォーミュラ®，だし汁，鶏卵を混ぜ合わせる．

❷ キャベツは粗めのみじん切りにし，電子レンジで加熱する．

❸ ちくわはたて 1/2 の小口切りにする．

❹ ❶❷❸をさっくりと混ぜ合わせ，熱したフライパンに流して，豚肉をのせ，両面を弱火でふたをして焼きあげる．

❺ でき上がりにお好みソース又は濃口しょうゆを塗り，花かつお，青のりを散らして MCT マヨネーズをかける．

#### Point & Advice

**MCT マヨネーズの作り方**

❶ マヨネーズにMCTオイルを少量ずつ加え，分離しないように混ぜます．

❷ 味にしまりがない時は，塩こしょうでととのえましょう．

❸ MCTマヨネーズは，食べる直前にかけましょう．

**生地を裏返す目安**

フライパンとふたの隙間から蒸気が出始めてから裏返すと焦げません！

第4章 ケトン食の献立の実践と対応の実際

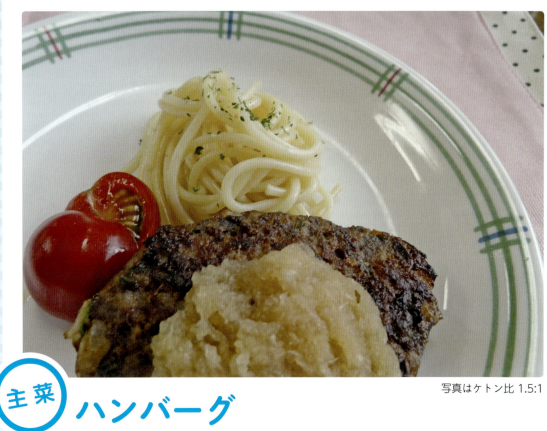

写真はケトン比 1.5:1

## 主菜 ハンバーグ

### 材料(g)

| | ケトン比 | 1.0:1 | 1.5:1 | 2.0:1 | 2.5:1 | 3.0:1 |
|---|---|---|---|---|---|---|
| 1 | 豚肉（バラ・ミンチ） | 30 | 30 | 30 | 30 | 30 |
| 2 | 牛肉（バラ・ミンチ） | 30 | 30 | 30 | 30 | 30 |
| 3 | MCTオイル | | 10 | 10 | 10 | 15 |
| 4 | 玉ねぎ | 20 | 20 | 20 | 10 | |
| 5 | 青ねぎ | 5 | 5 | 5 | 5 | 5 |
| 6 | 鶏卵 | 15 | 15 | 15 | 15 | 15 |
| 7 | 食塩 | 少々 | 少々 | 少々 | 少々 | 少々 |
| 8 | 白こしょう | 少々 | 少々 | 少々 | 少々 | 少々 |
| 9 | コーンサラダ油 | 2 | 2 | 2 | 2 | 2 |
| 10 | 大根 | 30 | 30 | 30 | 30 | 30 |
| 11 | 青じそドレッシング（ノンオイル） | 10 | 10 | 10 | 10 | 10 |
| 12 | プチトマト | 30 | 30 | 30 | 15 | 15 |
| 13 | スパゲティ（乾） | 15 | 10 | 5 | | |
| 14 | バター | 3 | 2 | 1 | | |
| | エネルギー(kcal) | 405 | 469 | 433 | 408 | 449 |
| | 蛋白質(g) | 13 | 12 | 11 | 11 | 10 |
| | 脂質(g) | 30 | 39 | 38 | 37 | 42 |
| | 炭水化物(g) | 17 | 14 | 8 | 4 | 3 |

### 作り方

1. 玉ねぎをみじん切りにし少量の油で色付くまでよく炒め，ボールへ取り出して冷ます．
2. ミンチ肉を手早く練る．（1分を目標に）
3. 1～8のすべての材料を練り合わせる．（好みの香辛料があればここで加える．）
4. 両手でキャッチボールして空気を抜き，形を整える．
5. 熱したフライパンにコーンサラダ油をひき，フタをしてこんがり焼く．（真ん中をくぼませ，必ずくぼんだ方から先に焼く．）

### Point & Advice

・MCTオイルは生地にしっかり練りこましょう．
・乾燥バジルや黒こしょうなど，好みの香辛料を加えても美味しくいただけます．

大根おろしの変わりにソースやケチャップを使う際

フライパンに残った肉汁（MCT入り）も混ぜ込みましょう！

B おいしい献立

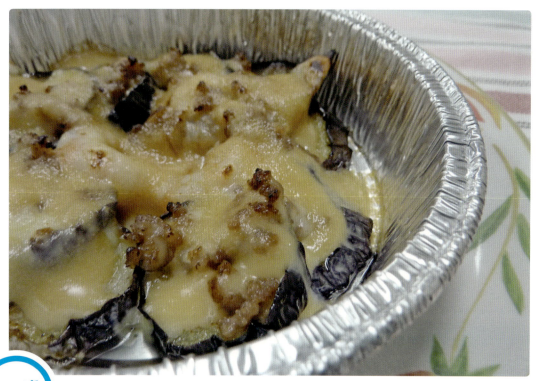

写真はケトン比 3.0:1

**主菜** なすのグラタン風

## 材料(g)

| | ケトン比 | 1.0:1 | 1.5:1 | 2.0:1 | 2.5:1 | 3.0:1 |
|---|---|---|---|---|---|---|
| 1 | なす | 50 | 100 | 100 | 100 | 100 |
| 2 | コーンサラダ油 | | 14 | 14 | 14 | 14 |
| 3 | えび | | | | 10 | 15 |
| 4 | 豚肉(バラ・ミンチ) | | | | 15 | 15 |
| 5 | ウインナーソーセージ | 20 | | | | |
| 6 | ベーコン | | | 20 | 30 | |
| 7 | コーンサラダ油 | 3 | 1 | 2 | 3 | 3 |
| 8 | 濃口しょうゆ | 1 | 1 | 1 | 2 | 2 |
| 9 | じゃがいも | 80 | 60 | 40 | 20 | |
| 10 | 食塩 | 少々 | 少々 | 少々 | 少々 | |
| 11 | ブロッコリー | 40 | | | | |
| 12 | チーズ(ピザ用) | 15 | 15 | 15 | 15 | 15 |
| 13 | マヨネーズ(全卵) | 10 | 7.5 | 10 | 12.5 | 12.5 |
| 14 | MCTオイル | 10 | 7.5 | 10 | 12.5 | 12.5 |
| 15 | パセリ | 少々 | 少々 | 少々 | 少々 | 少々 |
| | エネルギー(kcal) | 378 | 460 | 533 | 520 | 509 |
| | 蛋白質(g) | 10 | 8 | 9 | 9 | 10 |
| | 脂質(g) | 29 | 40 | 49 | 49 | 49 |
| | 炭水化物(g) | 20 | 16 | 13 | 10 | 6 |

## 作り方

1. じゃがいもは1cm角に切って水にさらしてから，電子レンジで加熱する(串が通る程度)．
2. なすは1cm弱の輪切りにする．
3. ブロッコリーはたて1/2に切り，ゆでて水分をとる．
4. フライパンにコーンサラダ油をひき，ウインナーソーセージ(ベーコン)となすを炒める．
   (1.5:1以上は，なすを素揚げし，ベーコン(豚バラミンチ，芝えび)は炒めておく)．
5. じゃがいも，なす，ウインナーソーセージ(ベーコン)，ブロッコリーの順に重ね並べる．
6. 5の上にMCTマヨネーズをかけ，チーズをのせて，200℃のオーブンで，5分程度焼く．

**Point & Advice**

MCTマヨネーズにカレー粉を加えると，また別の1品ができます．

第4章 ケトン食の献立の実践と対応の実際

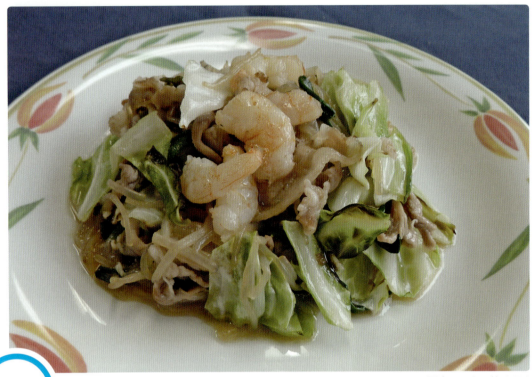

写真はケトン比 1.5:1

**主菜　焼きそば風**

### 📋 材料(g)

| | ケトン比 | 1.0:1 | 1.5:1 | 2.0:1 | 2.5:1 | 3.0:1 |
|---|---|---|---|---|---|---|
| 1 | 蒸し中華めん | 40 | | | | |
| 2 | 糸こんにゃく | 60 | 100 | 100 | 80 | 80 |
| 3 | にら | 20 | 20 | 20 | 10 | 10 |
| 4 | 豚肉(バラ・スライス) | 40 | 30 | 40 | 50 | 50 |
| 5 | えび | | 10 | 20 | 10 | |
| 6 | もやし | 50 | 50 | 50 | 50 | 50 |
| 7 | キャベツ | | | 30 | | |
| 8 | MCTオイル | 15 | 15 | 15 | 15 | 15 |
| 9 | オイスターオイル | 5 | 5 | 5 | 5 | 5 |
| 10 | 濃口しょうゆ (a) | 3 | 3 | 3 | 3 | 3 |
| 11 | 食塩 | 少々 | 少々 | 少々 | 少々 | 少々 |
| 12 | 白こしょう | 少々 | 少々 | 少々 | 少々 | 少々 |
| 13 | マヨネーズ(全卵) | | | | | 5 |
| 14 | MCTオイル | | | | | 5 |
| | エネルギー(kcal) | 419 | 314 | 342 | 374 | 454 |
| | 蛋白質(g) | 11 | 10 | 9 | 9 | 9 |
| | 脂質(g) | 32 | 27 | 31 | 35 | 44 |
| | 炭水化物(g) | 21 | 8 | 6 | 5 | 6 |

### 📋 作り方

❶ 糸こんにゃくはゆがき，からいりして水気をとばす．(さらにクッキングペーパーで水分をとる.)

❷ にらは3cm程度に切り，豚肉は一口大に切る．

❸ フライパンを熱し，豚肉を炒め，色が変わったらにら，もやしを加え炒める．(ほぐしておいた中華めんはここで加える)

❹ 調味料(a)を加えて全体に絡まるように混ぜ合わる．このときにMCTオイルも混ぜる．

❺ 器に盛り，好みでかつお節，青のりをトッピングする．

> 📎 **Point & Advice**
> 中華めんはあらかじめレンジにかけ，ほぐしておきましょう．

122

B　おいしい献立

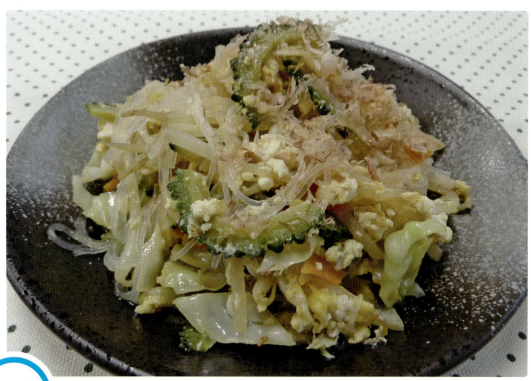

写真はケトン比 1.0:1

## 主菜　ゴーヤチャンプルー

### 材料(g)

| | ケトン比 | 1.0:1 | 1.5:1 | 2.0:1 | 2.5:1 | 3.0:1 |
|---|---|---|---|---|---|---|
| 1 | 木綿豆腐 | 50 | 50 | | | |
| 2 | 豚肉(バラ・スライス) | | 10 | 30 | 30 | 30 |
| 3 | にがうり | 20 | 20 | 20 | 10 | 10 |
| 4 | キャベツ | 80 | 60 | 40 | 40 | 40 |
| 5 | もやし | 20 | 20 | 50 | 50 | 50 |
| 6 | にんじん | 20 | 20 | 10 | 10 | 10 |
| 7 | 春雨 | 5 | | | | |
| 8 | 鶏卵 | 20 | 20 | 20 | 20 | 20 |
| 9 | MCTオイル | 10 | 10 | 10 | 15 | 15 |
| 10 | ごま油 | 2 | 2 | 2 | 2 | 2 |
| 11 | コーンサラダ油 | 5 | 5 | 5 | 5 | 5 |
| 12 | 食塩 | 少々 | 少々 | 少々 | 少々 | 少々 |
| 13 | 濃口しょうゆ (a) | 5 | 5 | 3 | 3 | 3 |
| 14 | 料理酒 | 5 | 5 | 3 | 3 | 3 |
| 15 | 糸かつお | 少々 | 少々 | 少々 | 少々 | 少々 |
| 16 | マヨネーズ(全卵) | | | | | 5 |
| 17 | MCTオイル | | | | | 5 |
| | エネルギー(kcal) | 286 | 307 | 347 | 391 | 471 |
| | 蛋白質(g) | 9 | 10 | 9 | 9 | 9 |
| | 脂質(g) | 22 | 26 | 31 | 36 | 45 |
| | 炭水化物(g) | 13 | 8 | 6 | 5 | 6 |

### 作り方

❶ にがうりはたて半分に切り，種とワタを取り除き，横に薄切りにし，水洗いして水分をとる．

❷ 木綿豆腐は軽くつぶし，ラップをかけずに電子レンジで1分加熱し，クッキングペーパーで水分をとる．

❸ もやしはザク切り，キャベツ・にんじんは1cm×3cmの短冊切り，豚肉は3cmの長さに切る．

❹ 中華鍋でごま油とコーンサラダ油を強火で熱し，豚肉をほぐしながら炒める．

❺ ❹ににがうり，木綿豆腐，にんじん，キャベツ，もやしを順に加えて炒める．

❻ ❺に調味料(a)を加えて味をととのえ，溶き卵(MCTオイルを混ぜた)をまわし入れて炒め合わせる．

#### Point & Advice

・水分が鍋底に残らないように，強火で手早く炒めましょう．
・ゴマ油を加えることにより香ばしく仕上がります．
・MCTオイルは溶き卵に合わせておきましょう．

第4章 ケトン食の献立の実践と対応の実際

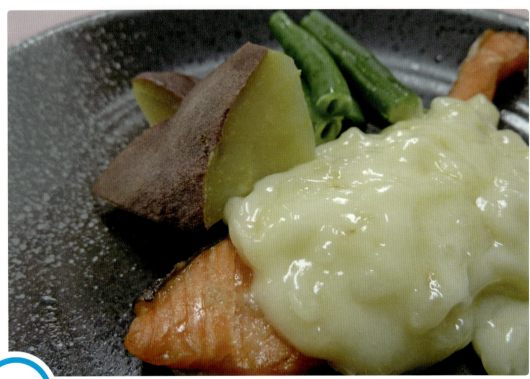

写真はケトン比 1.5:1

## 主菜 焼き魚のタルタルソース

### 材料(g)

| | ケトン比 | 1.0:1 | 1.5:1 | 2.0:1 | 2.5:1 | 3.0:1 |
|---|---|---|---|---|---|---|
| 1 | さけ | 40 | 40 | 40 | | |
| 2 | さば | | | | 40 | 40 |
| 3 | 食塩 | 少々 | 少々 | 少々 | 少々 | 少々 |
| 4 | 白こしょう | 少々 | 少々 | 少々 | 少々 | 少々 |
| 5 | バター | 2 | 2 | 2 | 2 | 2 |
| 6 | 玉ねぎ | 10 | 15 | 15 | 15 | 10 |
| 7 | 鶏卵 | | | | | 10 |
| 8 | マヨネーズ(全卵) | 12.5 | 15 | 15 | 15 | 15 |
| 9 | MCTオイル | 12.5 | 15 | 15 | 15 | 15 |
| 10 | 三度豆 | 20 | 20 | 30 | 30 | |
| 11 | 食塩 | 少々 | 少々 | 少々 | 少々 | |
| 12 | さつまいも | 40 | 20 | | | |
| 13 | プチトマト | | | 15 | | |
| | エネルギー(kcal) | 334 | 348 | 328 | 368 | 373 |
| | 蛋白質(g) | 10 | 10 | 10 | 9 | 10 |
| | 脂質(g) | 25 | 30 | 30 | 35 | 36 |
| | 炭水化物(g) | 16 | 10 | 5 | 4 | 2 |

### 作り方

1. さば(さけ)は塩こしょうし、10分ほどおいておく.
2. 玉ねぎをみじん切りにし、水にさらして水分をとり、(3.0：1はゆでた卵と一緒に) MCTマヨネーズを混ぜ合わせる.
3. 天板にバターを塗り、①のさば(さけ)を並べ、200℃のオーブンで7〜8分焼く.
4. 焼き上がりに②のタルタルソースをかける.
5. さつまいもはふかし、三度豆はゆでて4cmに切り添える.

#### Point & Advice
タルタルソースは食べる直前にかけましょう.

B　おいしい献立

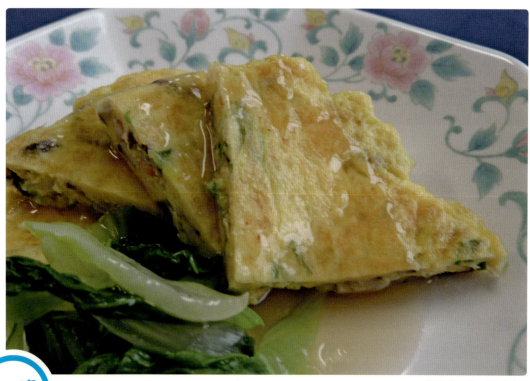

写真はケトン比 2.0:1

## 主菜　芙蓉卵

### 材料(g)

| | ケトン比 | 1.0:1 | 1.5:1 | 2.0:1 | 2.5:1 | 3.0:1 |
|---|---|---|---|---|---|---|
| 1 | 鶏卵 | 60 | 60 | 60 | 60 | 60 |
| 2 | 青ねぎ | 5 | 5 | 5 | 5 | 5 |
| 3 | カニフレーク | 10 | 10 | 10 | 10 | 10 |
| 4 | 生しいたけ | 10 | 10 | 10 | 10 | 10 |
| 5 | 食塩 | 少々 | 少々 | 少々 | 少々 | 少々 |
| 6 | 白こしょう | 少々 | 少々 | 少々 | 少々 | 少々 |
| 7 | MCTオイル | 15 | 15 | 15 | 10 | 15 |
| 8 | コーンサラダ油 | 2 | 2 | 2 | 2 | 2 |
| 9 | だし汁 | 25 | 25 | 25 | | |
| 10 | 中華風スープの素 (a) | 0.5 | 0.5 | 0.5 | | |
| 11 | 濃口しょうゆ | 0.5 | 0.5 | 0.5 | | |
| 12 | 片栗粉(少量の水で溶いておく) | 0.5 | 0.5 | 0.5 | | |
| 13 | チンゲンサイ(添物として) | 30 | 30 | | 40 | 30 |
| 14 | りんご(添物として) | 60 | 20 | | | |
| 15 | マヨネーズ(全卵) | | | | 7.5 | 7.5 |
| 16 | MCTオイル | | | | 7.5 | 7.5 |
| | エネルギー(kcal) | 298 | 275 | 261 | 337 | 381 |
| | 蛋白質(g) | 10 | 10 | 10 | 10 | 10 |
| | 脂質(g) | 23 | 23 | 23 | 31 | 36 |
| | 炭水化物(g) | 12 | 5 | 2 | 2 | 2 |

### 作り方

❶ 生しいたけは細切り，青ねぎは斜め切りにする．

❷ 鍋にだし汁，調味料(a)を加えスープを作り，水溶き片栗粉でとろみをつける．

❸ フライパンに半分量のコーンサラダ油を入れ❶の材料とカニフレークを炒め，塩こしょうで味をととのえる．

❹ 溶き卵に冷ました❸と，MCTオイルを加える．

❺ 熱したフライパンに残りのコーンサラダ油をひき，いったん火を弱火にして❹を入れ，両面を焼く．

❻ お皿にのせ，上から❷のあんをかける(ケトン比 2.5：1 以上は，あんの代わりに MCT マヨネーズをかける)．

#### Point & Advice

MCTオイルは，溶き卵に加えて合わせましょう．卵は，素早く焼き上げましょう．

第4章 ケトン食の献立の実践と対応の実際

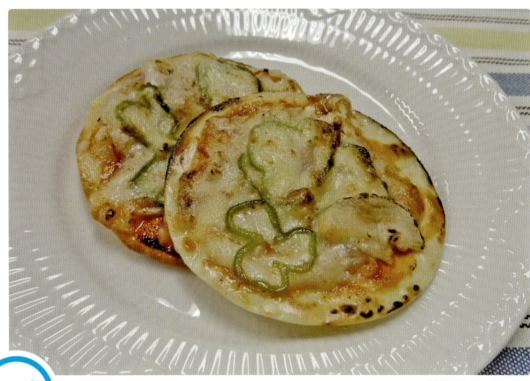

写真はケトン比 1.5:1

## 主菜 ピザ（人気 No.2）

### 材料(g)

| | ケトン比 | 1.0:1 | 1.5:1 | 2.0:1 | 2.5:1 | 3.0:1 |
|---|---|---|---|---|---|---|
| 1 | ケトンフォーミュラ® | | | 20 | 20 | 20 |
| 2 | 水 | | | 20 | 20 | 20 |
| 3 | 生クリーム | | | 10 | 10 | 10 |
| 4 | 鶏卵 | | | 20 | 20 | 20 |
| 5 | コーンサラダ油 | | | 2 | 2 | 2 |
| 6 | 食パン | 45 | | | | |
| 7 | ぎょうざの皮 | | 18 | | | |
| 8 | ケチャップ | 10 | 10 | 10 | 10 | 5 |
| 9 | 玉ねぎ | 20 | 10 | 10 | 10 | 10 |
| 10 | 青ピーマン | 10 | 5 | 5 | 5 | 5 |
| 11 | ベーコン | | | 15 | 15 | 15 |
| 12 | コーンサラダ油 | 2 | 2 | 2 | 2 | 2 |
| 13 | ツナ缶（油漬け） | 20 | 20 | | | |
| 14 | じゃがいも | | | 15 | | |
| 15 | マヨネーズ（全卵） | 15 | 15 | 5 | 7.5 | 10 |
| 16 | MCTオイル | 15 | 15 | 5 | 7.5 | 10 |
| 17 | チーズ（ピザ用） | 10 | 10 | 10 | 10 | 10 |
| | エネルギー(kcal) | 495 | 419 | 460 | 490 | 523 |
| | 蛋白質(g) | 10 | 8 | 11 | 10 | 10 |
| | 脂質(g) | 37 | 36 | 42 | 47 | 51 |
| | 炭水化物(g) | 28 | 15 | 9 | 7 | 5 |

### 作り方

1. ケトンフォーミュラ®に生クリームと水を加え，少し時間をおき，なめらかにする．
2. ❶に鶏卵を加えて生地を作り，フライパンにふたをして弱火で両面をしっかり焼く．
3. 焼きあがった❷の上にケチャップを塗り広げる．
4. MCTマヨネーズにツナ（油も入れる）を混ぜ合わせる．
5. ❸にスライスした玉ねぎをのせ，❹を全体に塗りのばす．
6. ピーマンを散らしてチーズをのせ，200℃のオーブンで，3分程度焼く．

#### Point & Advice

ケトンフォーミュラ®に生クリームと水を加えるときは，分離しないよう少量ずつ入れるようにしましょう．

**生地を裏返す目安**

フライパンとふたの隙間から少量の蒸気が出始めた時

B おいしい献立

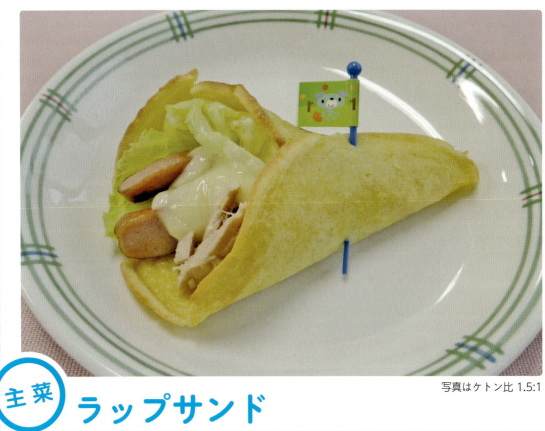

写真はケトン比 1.5:1

## 主菜 ラップサンド

### 材料(g)

| | ケトン比 | 1.0:1 | 1.5:1 | 2.0:1 | 2.5:1 | 3.0:1 |
|---|---|---|---|---|---|---|
| 1 | 鶏卵 | 25 | 25 | 25 | 25 | 25 |
| 2 | ケトンフォーミュラ® | 5 | 5 | 10 | 15 | 15 |
| 3 | 小麦粉 | 10 | 10 | 5 | | |
| 4 | 水 | 7.5 | 7.5 | 7.5 | 7.5 | 7.5 |
| 5 | コーンサラダ油 | 4 | 4 | 4 | 4 | 4 |
| 6 | ウインナーソーセージ | 30 | 15 | 15 | 15 | 15 |
| 7 | コーンサラダ油 | 2 | 2 | 2 | 2 | 2 |
| 8 | レタス | 10 | 5 | 5 | 5 | 5 |
| 9 | ケチャップ | 8 | | | 4 | |
| 10 | ツナ缶(油漬け) | | 10 | 10 | 10 | 5 |
| 11 | きゅうり | | | | 5 | 5 |
| 12 | マヨネーズ(全卵) | | 5 | 5 | 5 | 5 |
| 13 | MCTオイル | | 5 | 5 | 5 | 5 |
| | エネルギー(kcal) | 274 | 303 | 321 | 346 | 338 |
| | 蛋白質(g) | 9 | 8 | 9 | 9 | 8 |
| | 脂質(g) | 21 | 26 | 29 | 33 | 33 |
| | 炭水化物(g) | 12 | 9 | 6 | 4 | 2 |

### 作り方

1. ケトンフォーミュラ®，小麦粉，ベーキングパウダーを合わせ，泡立て器でかきまぜながら振るいにかける．
2. 鶏卵と水を混ぜてこし器でこす．
3. ①に②を流し入れ，ダマができないように丁寧に混ぜ合わせる．
4. ラップをして室温で30分程度おく(室温が高い場合は冷蔵庫に入れる)．
5. フライパンにコーンサラダ油をひき，生地を流しいれ，弱火で両面を焼く．
6. ウインナーソーセージは炒め，ツナ缶はMCTマヨネーズと和えておき，レタスやきゅうりとともに⑤で包む．

#### Point & Advice

粉は，ダマにならないように数回に分けて卵と混ぜましょう．

第4章 ケトン食の献立の実践と対応の実際

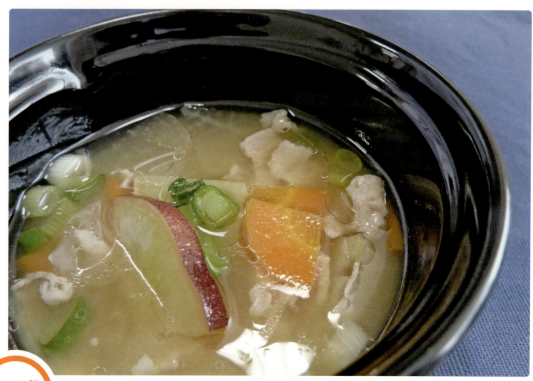

写真はケトン比 1.0:1

## 副菜　豚汁

### ✅ 材料(g)

| | ケトン比 | 1.0:1 | 1.5:1 | 2.0:1 | 2.5:1 | 3.0:1 |
|---|---|---|---|---|---|---|
| 1 | 豚肉(バラ・スライス) | 10 | 15 | 15 | 20 | 20 |
| 2 | だいこん | 10 | 10 | 20 | 10 | |
| 3 | にんじん | 5 | 10 | 10 | | |
| 4 | もやし | | | | 5 | 20 |
| 5 | さつまいも | 10 | | | | |
| 6 | 青ねぎ | 3 | 3 | 3 | 3 | |
| 7 | MCTオイル | 5 | 5 | 10 | 10 | 10 |
| 8 | 赤味噌 | 7 | 7 | 7 | 7 | 4 |
| 9 | 白味噌 | 3 | 3 | 3 | 3 | 2 |
| 10 | だし汁 | 110 | 110 | 110 | 110 | 70 |
| | エネルギー(kcal) | 126 | 137 | 184 | 201 | 192 |
| | 蛋白質(g) | 3 | 4 | 4 | 4 | 4 |
| | 脂質(g) | 10 | 12 | 17 | 19 | 18 |
| | 炭水化物(g) | 7 | 4 | 5 | 3 | 2 |

### ✅ 作り方

❶ 野菜をいちょう切りにする．豚肉は一口大にしておく．
❷ 鍋にすべての野菜と冷ましただし汁を入れ，強火にかける(沸騰したらアクを丁寧にとる)．
❸ 味噌を半量だけ溶き入れ，鍋にふたをし，野菜が柔らかくなるまで弱火で煮る．
❹ 野菜を煮ている間に，豚肉を炒めておく．
❺ 野菜がやわらかくなったら豚肉を入れ，残りの味噌を溶き入れる．
❻ 火を止め，MCTオイルを加える．

#### 📎 Point & Advice

- 豚肉からでた脂もすべて使いましょう．
- MCTオイルを入れたら加熱をしないようにしましょう．
- 味噌は合わせ味噌でもOKです．

B おいしい献立

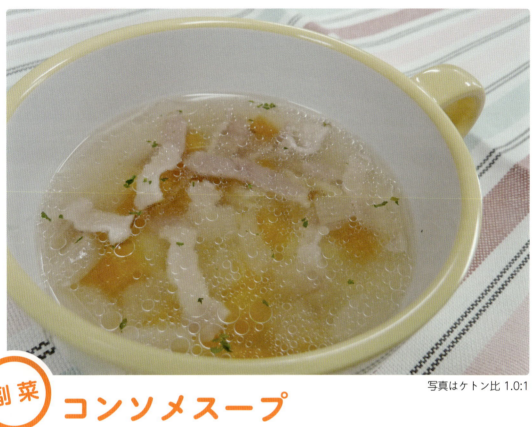

写真はケトン比 1.0:1

**副菜 コンソメスープ**

### 材料(g)

| | ケトン比 | 1.0:1 | 1.5:1 | 2.0:1 | 2.5:1 | 3.0:1 |
|---|---|---|---|---|---|---|
| 1 | ベーコン | 10 | 10 | 10 | 10 | 15 |
| 2 | 玉ねぎ | 20 | 20 | 15 | 15 | 15 |
| 3 | にんじん | 15 | 15 | 10 | 10 | 10 |
| 4 | マカロニ | 3 | | | | |
| 5 | スイートコーン | | | 10 | 5 | |
| 6 | コンソメスープの素 | 1 | 1 | 1 | 1 | 1 |
| 7 | 食塩 (a) | 少々 | 少々 | 少々 | 少々 | 少々 |
| 8 | こしょう | 少々 | 少々 | 少々 | 少々 | 少々 |
| 9 | 白湯 | 100 | 100 | 100 | 100 | 100 |
| 10 | MCTオイル | 5 | 8 | 8 | 8 | 10 |
| 11 | パセリ | 少々 | 少々 | 少々 | 少々 | 少々 |
| | エネルギー(kcal) | 112 | 137 | 130 | 125 | 163 |
| | 蛋白質(g) | 2 | 2 | 2 | 2 | 2 |
| | 脂質(g) | 9 | 12 | 12 | 12 | 16 |
| | 炭水化物(g) | 6 | 5 | 4 | 3 | 3 |

### 作り方

1. 白湯に調味料(a)を入れスープを作る．
2. ベーコンは細切りにし，玉ねぎ・にんじんは皮をむき，粗みじんに切る．
3. 熱したフライパンでベーコンを炒め，たまねぎ・にんじんを加えて炒め，①のスープを加える．
4. 火を止め，MCTオイルを加える．

**Point & Advice**

具材を炒めるときは弱火にし，こがさないよう注意しましょう．

129

第4章 ケトン食の献立の実践と対応の実際

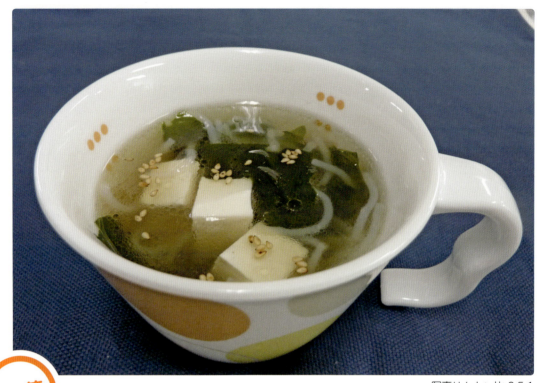

写真はケトン比 2.5:1

### 副菜 中華スープ

#### 材料(g)

| | ケトン比 | 1.0:1 | 1.5:1 | 2.0:1 | 2.5:1 | 3.0:1 |
|---|---|---|---|---|---|---|
| 1 | 木綿豆腐 | 30 | 30 | 15 | 20 | 20 |
| 2 | 干わかめ | 0.5 | 0.5 | 0.5 | 0.5 | 0.5 |
| 3 | 糸こんにゃく | | | | 15 | 20 |
| 4 | 春雨 | 3 | 3 | 3 | | |
| 5 | 中華スープの素 (a) | 1 | 1 | 1 | 1 | 1 |
| 6 | 濃口しょうゆ | 1 | 1 | 1 | 1 | 1 |
| 7 | 食塩 | 少々 | 少々 | 少々 | 少々 | 少々 |
| 8 | 生姜汁 | 2 | 2 | 2 | 2 | 2 |
| 9 | 白湯 | 100 | 100 | 100 | 100 | 100 |
| 10 | 洗いごま・白 | 1 | 1 | 1 | 1 | 1 |
| 11 | MCTオイル | 5 | 8 | 10 | 7 | 10 |
| 12 | ごま油 | | | | 1 | 1 |
| | エネルギー(kcal) | 90 | 117 | 124 | 99 | 126 |
| | 蛋白質(g) | 3 | 3 | 2 | 2 | 2 |
| | 脂質(g) | 7 | 10 | 11 | 9 | 12 |
| | 炭水化物(g) | 4 | 4 | 4 | 2 | 2 |

#### 作り方

1. 白湯に調味料(a)を入れ，スープを作る．
2. 干わかめは，もどして食べやすい大きさに切る．
3. 木綿豆腐は，サイコロ状に切り，ザルにとってクッキングペーパーで水分をとる．
4. ❶に❷❸を入れ，一煮立ちさせて火を止め，MCTオイルとごまを(ケトン比2.5：1以上はごま油も)加える．

#### Point & Advice

通常のスープにMCTオイルを加えるだけの簡単メニューです．

B おいしい献立

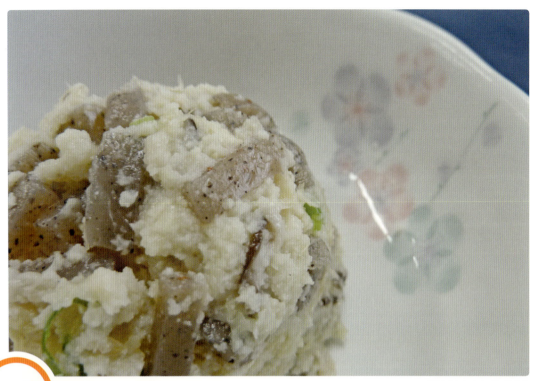

写真はケトン比 3.0:1

## 副菜 卯の花

### 材料(g)

| | ケトン比 | 1.0:1 | 1.5:1 | 2.0:1 | 2.5:1 | 3.0:1 |
|---|---|---|---|---|---|---|
| 1 | おから | 50 | 50 | 45 | 30 | 30 |
| 2 | こんにゃく | | | | 25 | 25 |
| 3 | MCTオイル | 10 | 15 | 15 | 15 | 20 |
| 4 | 油揚げ | | | 5 | 5 | 5 |
| 5 | えび | 15 | 10 | | | |
| 6 | 生しいたけ | 10 | 10 | 10 | 10 | 10 |
| 7 | 青ねぎ | 2 | 2 | 2 | 2 | 2 |
| 8 | 薄口しょうゆ (a) | 3 | 3 | 3 | 3 | 3 |
| 9 | だし汁 | 20 | 20 | 20 | 20 | 20 |
| | エネルギー(kcal) | 152 | 193 | 201 | 189 | 234 |
| | 蛋白質(g) | 6 | 5 | 4 | 3 | 3 |
| | 脂質(g) | 12 | 17 | 18 | 18 | 23 |
| | 炭水化物(g) | 6 | 6 | 5 | 4 | 4 |

### 作り方

❶ こんにゃくは湯がいてから、からいりして水分をとばす(さらにクッキングペーパーで水分をとる).

❷ 油揚げ、生しいたけはせん切りにしておく.

❸ 調味料(a)を合わせたものを沸騰させ、えび、油揚げ、生しいたけ、こんにゃくの順に加え一煮立ちさせる.

❹ ❸におからを加えて混ぜながら煮込み、火をとめてからMCTオイルを混ぜ合わせる.

❺ 冷めてから、小口切りにした青ねぎを加える.

#### Point & Advice

- MCTオイルは火をとめてから混ぜ合わせましょう.
- 一味唐辛子などを加えると、一味違った味が楽しめます.

第4章 ケトン食の献立の実践と対応の実際

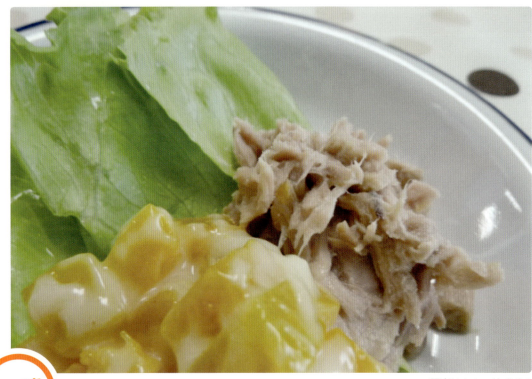

写真はケトン比 2.0:1

## 副菜　サラダ

### 材料(g)

| | ケトン比 | 1.0:1 | 1.5:1 | 2.0:1 | 2.5:1 | 3.0:1 |
|---|---|---|---|---|---|---|
| 1 | じゃがいも | 60 | | | | |
| 2 | にんじん | 15 | | | | |
| 3 | きゅうり | 10 | | | 20 | 20 |
| 4 | ブロッコリー | | 40 | | | |
| 5 | 西洋かぼちゃ | | | 30 | 30 | |
| 6 | レタス | | | 10 | | |
| 7 | だいこん | | | | 50 | 50 |
| 8 | プチトマト | | | | 15 | |
| 9 | ツナ缶(油漬け) | 20 | 15 | 15 | 15 | 15 |
| 10 | マヨネーズ(全卵) | 8 | 10 | 10 | 10 | 10 |
| 11 | MCTオイル | 8 | 10 | 10 | 10 | 10 |
| | エネルギー(kcal) | 239 | 241 | 231 | 219 | 215 |
| | 蛋白質(g) | 5 | 5 | 4 | 4 | 4 |
| | 脂質(g) | 19 | 21 | 21 | 21 | 21 |
| | 炭水化物(g) | 13 | 8 | 7 | 4 | 3 |

### 作り方

1. にんじんはいちょう切りにして下ゆでし，きゅうりは粗く皮をむいて小口切りにし，塩で軽くもむ．だいこんは棒状に切る．
2. じゃがいもはラップしてレンジで4分加熱する．西洋かぼちゃは皮をむいて，サイコロに切り，ラップしてレンジで2分加熱する．
3. 熱いうちに皮をむいてつぶし，塩・こしょうで下味をつける．西洋かぼちゃも，熱いうちに塩・こしょうで下味をつける．
4. 下味をつけたじゃがいもに，ツナ・きゅうり・にんじんを合わせ，MCTマヨネーズを入れて混ぜ合わせる．西洋かぼちゃの場合も，MCTマヨネーズを入れて混ぜ合わせる．

#### Point & Advice

マヨネーズの代わりにドレッシングを利用する場合，ノンオイルドレッシングとMCTオイルは食べる直前に合わせましょう．

B　おいしい献立

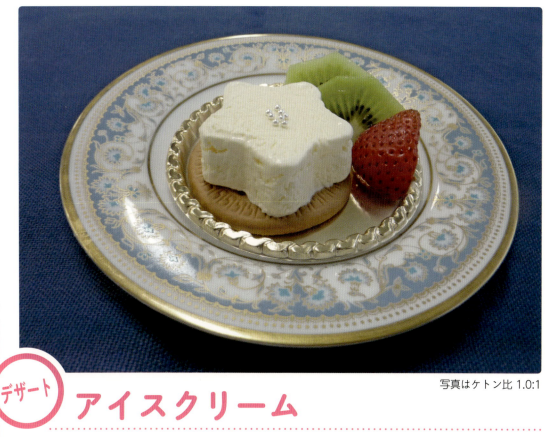

写真はケトン比 1.0:1

## デザート アイスクリーム

### 材料(g)

| | ケトン比 | 1.0:1 | 1.5:1 | 2.0:1 | 2.5:1 | 3.0:1 |
|---|---|---|---|---|---|---|
| 1 | 牛乳 | 40 | 40 | 30 | 30 | 30 |
| 2 | 生クリーム | 30 | 30 | 30 | 30 | 30 |
| 3 | 卵黄 | 5 | 5 | 5 | 5 | 5 |
| 4 | シュガーカット®ゼロ顆粒 | 3 | 3 | 3 | 3 | 3 |
| 5 | エッセンスバニラ | 0.1 | 0.1 | 0.1 | 0.1 | 0.1 |
| 6 | クリームチーズ | | | 10 | 10 | 10 |
| 7 | いちご | 15 | 20 | 15 | 15 | |
| 8 | キウイ | 20 | 20 | 15 | | 5 |
| 9 | マリービスケット(森永製菓) | | 7 | | | |
| | エネルギー(kcal) | 222 | 194 | 217 | 209 | 207 |
| | 蛋白質(g) | 4 | 3 | 4 | 4 | 3 |
| | 脂質(g) | 17 | 17 | 20 | 20 | 20 |
| | 炭水化物(g) | 12 | 7 | 6 | 4 | 3 |

### 作り方

❶ 生クリームをボウルにいれホイップする．
❷ 卵黄を他のボウルに入れる．
❸ 卵黄を泡立て器で溶きほぐし，シュガーカットを加えて馴染むまですり混ぜる．
❹ 鍋に牛乳を入れて弱火にかけ，温まれば❸に加え泡立て器でよく混ぜ合わせる(クリームチーズを入れる場合は，ボウルに移しかえ，❹を少しずつ加えダマにならないように混ぜる．鍋に戻し入れて加熱し，クリーム状になればボウルに移す)．
❺ ボウルの底に氷を当ててゴムベラで混ぜながら冷ます．
❻ タッパーなどに入れて凍らせる．(途中で混ぜなくても OK！)．

#### 📎 Point & Advice

- 生クリームはしっかり泡立てましょう‼
- ピュアココアや抹茶などを加えて，別の味をお楽しみください．

第4章 ケトン食の献立の実践と対応の実際

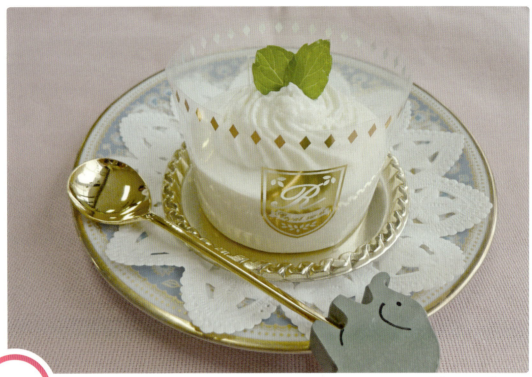

写真はケトン比 3.0:1

### デザート ヨーグルトムース

#### 材料(g)

| ケトン比 | | 1.0:1 | 1.5:1 | 2.0:1 | 2.5:1 | 3.0:1 |
|---|---|---|---|---|---|---|
| 1 | ケトンフォーミュラ® | 5 | 10 | 15 | 15 | 15 |
| 2 | 水 | 10 | 20 | 30 | 30 | 30 |
| 3 | 生クリーム | 15 | 15 | 15 | 20 | 20 |
| 4 | プレーンヨーグルト | 30 | 30 | 15 | 15 | 15 |
| 5 | レモン果汁 | 3 | 3 | 3 | 3 | 3 |
| 6 | シュガーカット®ゼロ顆粒 | 2 | 2 | 2 | 2 | 2 |
| 7 | 粉ゼラチン | 1 | 1 | 1 | 1 | 1 |
| 8 | 生クリーム | 5 | 5 | 5 | 10 | 10 |
| 9 | キウイ | 20 | 10 | 15 | 10 | |
| 10 | アメリカンチェリー | 20 | 10 | | | |
| | エネルギー(kcal) | 172 | 197 | 220 | 260 | 255 |
| | 蛋白質(g) | 4 | 4 | 4 | 5 | 4 |
| | 脂質(g) | 14 | 17 | 20 | 25 | 25 |
| | 炭水化物(g) | 9 | 7 | 5 | 5 | 3 |

#### 作り方

❶ 粉ゼラチンは分量外の水(5g程度)に振りいれ,軽くかき混ぜる.そのまま20分おく.

❷ 水にケトンフォーミュラ®を入れ,よく混ぜて溶かす.

❸ ❷を火にかけ,ゴムベラでよく混ぜ,周囲に気泡が出始めたら火から外し,❶のゼラチンとレモン果汁を加え粗熱をとる.

❹ 生クリームにシュガーカット®を加えて7分立てにホイップする.

❺ ❸にヨーグルトを加え,❹を混ぜ入れて型に流し,冷蔵庫で冷やし固める.

❻ 生クリームをホイップして❺の上に飾り,果物を添える.

#### Point & Advice

ケトンフォーミュラ®は,白湯を少量ずつ入れダマにならないように混ぜましょう.

B おいしい献立

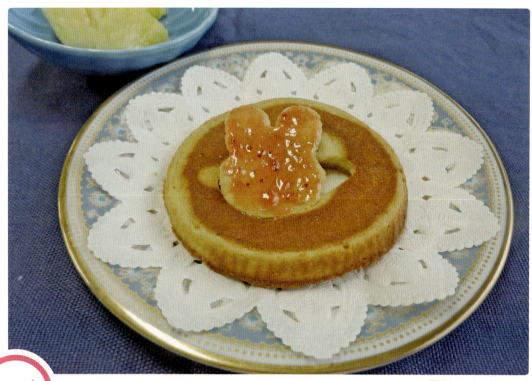

写真はケトン比 1.0:1

### デザート ドーナツ風お菓子

#### 材料(g)

| | ケトン比 | 1.0:1 | 1.5:1 | 2.0:1 | 2.5:1 | 3.0:1 |
|---|---|---|---|---|---|---|
| 1 | 小麦粉 | 5 | 5 | | | |
| 2 | ベーキングパウダー | 0.5 | 0.5 | | | |
| 3 | ケトンフォーミュラ® | 15 | 15 | 20 | 20 | 20 |
| 4 | 水 | 7.5 | 7.5 | 3 | 3 | 3 |
| 5 | 生クリーム | 10 | 10 | 10 | 10 | 10 |
| 6 | 鶏卵 | 10 | 10 | 10 | 10 | 10 |
| 7 | シュガーカット®ゼロ顆粒 | 2 | 2 | 2 | 2 | 2 |
| 8 | バター | 2 | 2 | 2 | 2 | 2 |
| 9 | いちごジャム | 5 | | | | |
| 10 | パインアップル(添物として) | 30 | 15 | 30 | 10 | |
| | エネルギー(kcal) | 231 | 211 | 236 | 226 | 221 |
| | 蛋白質(g) | 4 | 4 | 5 | 5 | 4 |
| | 脂質(g) | 18 | 18 | 22 | 22 | 22 |
| | 炭水化物(g) | 13 | 8 | 6 | 3 | 2 |

#### 作り方

❶ ケトンフォーミュラ®,小麦粉,ベーキングパウダーは,泡だて器でかき混ぜながら,振るいにかける.

❷ 鶏卵と水を混ぜて,❶に流し入れ,ダマができないように丁寧に混ぜ合わせる.

❸ 生クリームにシュガーカット®を加え,ホイップする.

❹ ❷に❸を加え,ゴムベラでさっくりと混ぜ合わせる.

❺ ❹をアルミホイル(型)に流しいれる(型にはバターをぬっておく).

❻ 165℃のオーブンで,11分程度焼く.

#### Point & Advice

粉は,ダマにならないように数回に分けて卵と混ぜましょう.

**ドーナツ型にする場合**

生地を絞り袋に入れ,円状に絞り,2段3段に重ねるように絞る.

※あらかじめ天板にクッキングシート(ドーナツ大10cm角)をひいておくとよいでしょう.

135

第4章 ケトン食の献立の実践と対応の実際

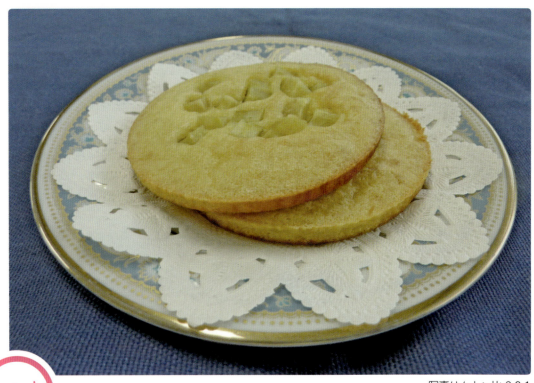

写真はケトン比 2.0:1

## デザート 野菜パンケーキ

### 材料(g)

| | ケトン比 | 1.0:1 | 1.5:1 | 2.0:1 | 2.5:1 | 3.0:1 |
|---|---|---|---|---|---|---|
| 1 | ケトンフォーミュラ® | 10 | 15 | 15 | 15 | 15 |
| 2 | 水 | 10 | 10 | 10 | 10 | 10 |
| 3 | 小麦粉 | 5 | | | | |
| 4 | ベーキングパウダー | 0.5 | | | | |
| 5 | 鶏卵 | 10 | 10 | 10 | 10 | 10 |
| 6 | 生クリーム | 10 | 10 | 10 | 10 | 10 |
| 7 | さつまいも | 15 | 20 | 10 | 5 | |
| 8 | にんじん | | | | | 5 |
| 9 | バター | 2 | 2 | 2 | 2 | 2 |
| | エネルギー(kcal) | 186 | 211 | 197 | 191 | 186 |
| | 蛋白質(g) | 4 | 4 | 4 | 4 | 4 |
| | 脂質(g) | 14 | 18 | 18 | 18 | 18 |
| | 炭水化物(g) | 10 | 8 | 5 | 3 | 2 |

### 作り方

❶ ケトンフォーミュラ®，小麦粉，ベーキングパウダーは泡だて器でかき混ぜながら，振るいにかける．

❷ 鶏卵と水を混ぜて，こし器でこす．

❸ バターはあらかじめ溶かしておき半分に分ける．

❹ ❶に❷と，❸の半量を流し入れ，ダマができないようにていねいに混ぜ合わせる．

❺ ラップをして室温で30分間程度おく(室温が高い場合は冷蔵庫に入れる)．

❻ アルミ箔の型に流し入れ，オーブン165℃のオーブンで11分焼く．

❼ ❸の残りのバターをでき上がりに塗る．

※ さつまいもを入れる場合は，皮をむいてサイコロ状に切り，レンジで加熱．❻のオーブンに入れる前に上から散らしてスプーンで軽くなじませる．

※ にんじんを加える場合は皮をむいてラップし，レンジで加熱．卸し器ですりおろし，❹の後に混ぜ合わせる．

**Point & Advice**
アルミカップの大きさを調整することでケーキに厚みをもたせる事ができます．

B おいしい献立

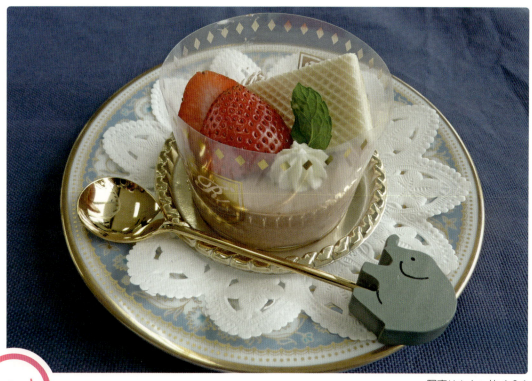

写真はケトン比 1.0:1

### デザート ココアムース

#### 材料(g)

| | ケトン比 | 1.0:1 | 1.5:1 | 2.0:1 | 2.5:1 | 3.0:1 |
|---|---|---|---|---|---|---|
| 1 | ケトンフォーミュラ® | | 5 | 10 | 10 | 10 |
| 2 | 水 | | | | | 20 |
| 3 | 牛乳 | 20 | 10 | 20 | 20 | |
| 4 | 生クリーム | 15 | 15 | 15 | 15 | 15 |
| 5 | ピュアココア | 1 | 1 | 1 | 1 | 1 |
| 6 | 水 | 5 | 5 | 5 | 5 | 5 |
| 7 | エッセンスバニラ | 少々 | 少々 | 少々 | 少々 | 少々 |
| 8 | シュガーカット®ゼロ顆粒 | 1 | 1 | 1 | 1 | 1 |
| 9 | 粉ゼラチン | 1 | 1 | 1 | 1 | 1 |
| 10 | ウエハース | 8 | | | | |
| 11 | 生クリーム | 5 | | 5 | 10 | 10 |
| 12 | いちご | 20 | 30 | 20 | 10 | 10 |
| 13 | ペパーミントの葉 | 適量 | 適量 | 適量 | 適量 | 適量 |
| | エネルギー(kcal) | 151 | 125 | 187 | 204 | 191 |
| | 蛋白質(g) | 3 | 3 | 4 | 4 | 3 |
| | 脂質(g) | 12 | 11 | 17 | 20 | 19 |
| | 炭水化物(g) | 9 | 4 | 5 | 4 | 3 |

#### 作り方

❶ 粉ゼラチンは分量の水に振りいれ，軽くかき混ぜる．そのまま20分おく．

❷ 泡だて器でケトンフォーミュラ®，ピュアココアをよく混ぜ合わせてから牛乳を加えて溶かす．

❸ ❷を火にかけて，よく混ぜ，周囲に気泡が出始めれば火から外し，❶のゼラチンを加える．

❹ 生クリームにシュガーカット®を加えて，7分立てホイップする．

❺ ❸に❹を混ぜ入れ，型に流しいれて冷蔵庫で冷やし固める．

**Point & Advice**

混ぜ合わせたケトンフォーミュラ®，ピュアココアを更に混ぜながら，牛乳を少しずつ加えて溶かしましょう．

第4章 ケトン食の献立の実践と対応の実際

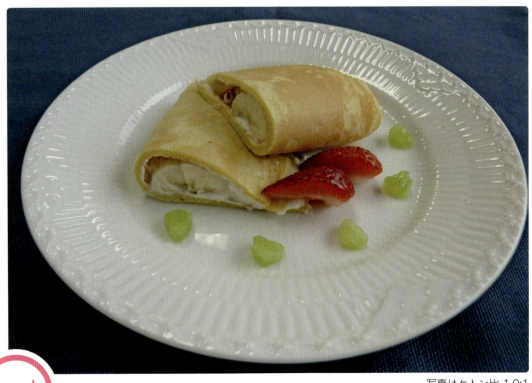

写真はケトン比 1.0:1

## デザート クレープ

### 材料(g)

| | ケトン比 | 1.0:1 | 1.5:1 | 2.0:1 | 2.5:1 | 3.0:1 |
|---|---|---|---|---|---|---|
| 1 | 鶏卵 | 25 | 25 | 25 | 25 | 25 |
| 2 | 小麦粉 | 5 | | | | |
| 3 | ベーキングパウダー | 0.5 | | | | |
| 4 | ケトンフォーミュラ® | 10 | 15 | 15 | 15 | 15 |
| 5 | 水 | 5 | 5 | 5 | 5 | 5 |
| 6 | シュガーカット®ゼロ顆粒 | 1 | 1 | 1 | 1 | 1 |
| 7 | エッセンスバニラ | 少々 | 少々 | 少々 | 少々 | 少々 |
| 8 | コーンサラダ油 | 2 | 2 | 2 | 2 | 2 |
| 9 | 生クリーム | 10 | 10 | 20 | 20 | 20 |
| 10 | パルスイート®カロリーゼロ | 0.5 | 0.5 | 1 | 1 | 1 |
| 11 | バナナ | 20 | 20 | 15 | | |
| 12 | いちご | 10 | 10 | | | |
| 13 | オレンジ | | | | 15 | |
| | エネルギー(kcal) | 212 | 230 | 267 | 260 | 254 |
| | 蛋白質(g) | 6 | 6 | 6 | 6 | 6 |
| | 脂質(g) | 16 | 20 | 24 | 24 | 24 |
| | 炭水化物(g) | 11 | 7 | 5 | 4 | 2 |

### 作り方

❶ ケトンフォーミュラ®，小麦粉，ベーキングパウダーを合わせ，泡だて器で，かき混ぜながら，振るいにかける．

❷ 鶏卵と水を混ぜて，こし器でこす．

❸ ❶に❷を流し入れながら混ぜ合わせる（ダマにならないように，❷を数回に分けて混ぜ合わせる）．

❹ ラップをして室温で30分程度おく（室温が高い場合は冷蔵庫に入れる）．

❺ 熱したフライパンにコーンサラダ油をひき，生地を流しいれ，弱火で両面を焼く．

❻ ホイップした生クリームと果物を包む．

**Point & Advice**

生クリームにピュアココアを混ぜればココアクリームが楽しめます．

B　おいしい献立

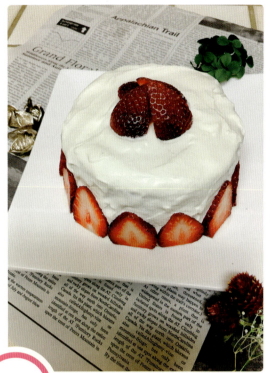
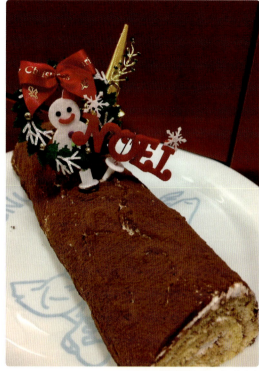

(参考)ケトン比 1.5:1

### デザート　特別な日のためのレシピ
### 誕生日のケーキ／クリスマスのケーキ

#### 材料(g)

**生地**

| | | |
|---|---|---|
| 1 | 卵白 | 160 |
| 2 | ラカントS | 30〜35 |
| 3 | 卵黄 | 70 |
| 4 | ココア | 10 |

**クリーム**

| | | |
|---|---|---|
| 5 | 生クリーム | 200mL |
| 6 | ラカントS | 10〜15 |
| 7 | ココア・フルーツ | 必要に応じて |

#### Point & Advice

小麦粉を使わず潰れやすい生地でも，薄く焼きロールにした生地を立てることで，ホールケーキのようなデコレーションをすることができる．

#### 作り方

1. 卵白と甘味料でメレンゲを作る．
2. 卵黄をもったりするまで泡立てる．
3. ❶と❷を入れ，ふるったココアを2〜3回に分けて混ぜる
4. 生地を天板に流し平らにし，180℃で13〜15分焼く．
5. 甘味料を入れて生クリームを泡立てる．

**誕生日ケーキの場合**

6. 焼いた生地を約5cm幅の短冊にカットし，片面に❺の生クリームを塗って巻くとしました．
7. まわりをクリームなどで飾る．

**クリスマスケーキの場合**

6. ❺の生クリームを塗ってロールケーキのように巻く．
7. まわりをクリームなどで飾る．

139

第4章 ケトン食の献立の実践と対応の実際

## 献立例① 修正アトキンズ食　1日 1,300kcal・炭水化物 10g

### 朝食

① 鶏肉のクリーム煮
② ウインナーのカレーソテー

| | |
|---|---|
| エネルギー | 393kcal |
| 蛋白質 | 12.9g |
| 脂質 | 35.7g |
| 炭水化物 | 2.6g |

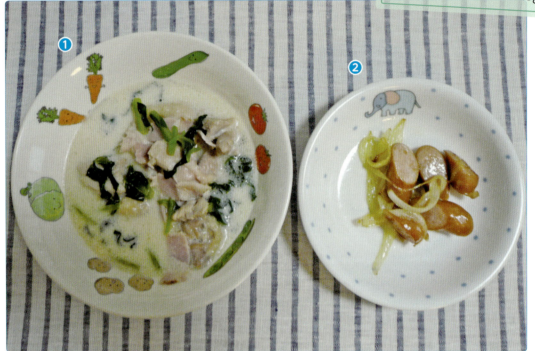

#### ❶材料(g)

| | | |
|---|---|---|
| 1 | 鶏肉(もも〈皮つき〉) | 50 |
| 2 | ベーコン | 10 |
| 3 | ほうれん草 | 10 |
| 4 | サラダ油 | 5 |
| 5 | 生クリーム | 20 |
| 6 | コンソメ | 0.5 |
| 7 | 水 | 適量 |
| 8 | 塩 | 適量 |

#### ❷材料(g)

| | | |
|---|---|---|
| 1 | ウインナー | 20 |
| 2 | 玉ねぎ | 10 |
| 3 | サラダ油 | 5 |
| 4 | 塩 | 適量 |
| 5 | カレー粉 | 適量 |

#### 作り方(❶鶏肉のクリーム煮)

① 鶏肉は一口大，ベーコンは1cm幅に切る．
② ほうれん草はさっとゆでて1cmくらいの長さに切る．
③ 鍋を熱し，材料をサラダ油で軽くソテーをした後，水と生クリームを加え煮込む．コンソメ，塩を入れて味付けする．

B おいしい献立

献立例① **修正アトキンズ食** 1日 1,300kcal・炭水化物 10g

### 昼食

❸ 八宝菜
❹ とうふのスープ

| | |
|---|---|
| エネルギー | 360kcal |
| 蛋白質 | 21.7g |
| 脂質 | 27.4g |
| 炭水化物 | 3.2g |

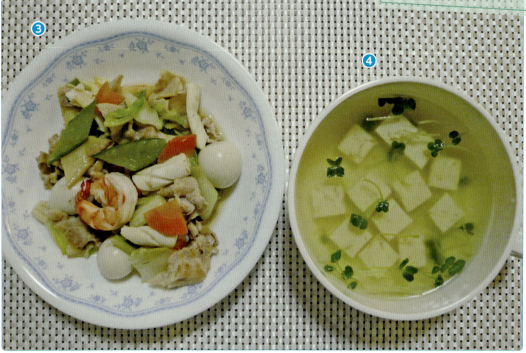

#### ❸材料(g)

| | | |
|---|---|---|
| 1 | 豚肉(バラ) | 40 |
| 2 | 土生姜,にんにく | 適量 |
| 3 | えび | 30 |
| 4 | いか | 20 |
| 5 | たけのこ(ゆで) | 10 |
| 6 | にんじん | 5 |
| 7 | 白菜 | 20 |
| 8 | 絹さや | 5 |
| 9 | うずら卵 | 30 |
| 10 | サラダ油 | 5 |
| 11 | 塩,こしょう | 適量 |
| 12 | しょうゆ | 1 |
| 13 | 中華スープの素 | 0.5 |
| 14 | 水 | 適量 |
| 15 | ごま油 | 1 |

#### ❹材料(g)

| | | |
|---|---|---|
| 1 | 木綿豆腐 | 40 |
| 2 | 中華スープの素 | 0.5 |
| 3 | 水 | 180mL |
| 4 | 塩,こしょう | 適量 |
| 5 | ゴマ油 | 1 |
| 6 | かいわれ大根(または豆苗など) | 3 |

141

第4章 ケトン食の献立の実践と対応の実際

## 献立例① 修正アトキンズ食　1日 1,300kcal・炭水化物 10g

### 夕食
- ❺ さけのマヨネーズ焼き
- ❻ いり卵ときゅうりのサラダ
- ❼ みそ汁

| エネルギー | 363kcal |
|---|---|
| 蛋白質 | 16.6g |
| 脂質 | 30.8g |
| 炭水化物 | 3.0g |

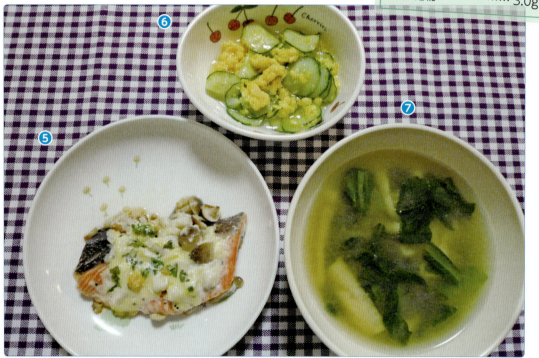

#### ❺材料(g)

| | | |
|---|---|---|
| 1 | さけ | 50 |
| 2 | 塩 | 適量 |
| 3 | しめじ | 10 |
| 4 | マヨネーズ | 10 |
| 5 | 粉チーズ | 1 |
| 6 | パセリ | 0.2 |

#### ❻材料(g)

| | | |
|---|---|---|
| 1 | 卵 | 20g |
| 2 | サラダ油 | 1g |
| 3 | きゅうり | 20g |
| 4 | サラダ油 | 10g |
| 5 | 酢 | 5g |
| 6 | 塩, こしょう | 適量 |

1・2 いり卵　3〜6 きゅうりのサラダ

#### ❼材料(g)

| | | |
|---|---|---|
| 1 | 小松菜 | 10 |
| 2 | 油揚げ | 10 |
| 3 | だし汁 | 120mL |
| 4 | みそ | 5 |
| 5 | 塩 | 適量 |

#### 作り方(❺さけのマヨネーズ焼き)

❶ さけに塩をふる．しめじは1cm長さくらいに切る．
❷ 熱したフライパンにさけを入れてマヨネーズと粉チーズを混ぜ合わせたものをさけにのせ，その上にしめじとパセリを散らし，魚に火が通るまで焼く．

## 献立例① 修正アトキンズ食　1日 1,300kcal・炭水化物 10g

### おやつ

**❽ チーズケーキ**

エネルギー ......... 194kcal
蛋白質 ................... 2.0g
脂質 ..................... 19.8g
炭水化物 ................ 1.2g

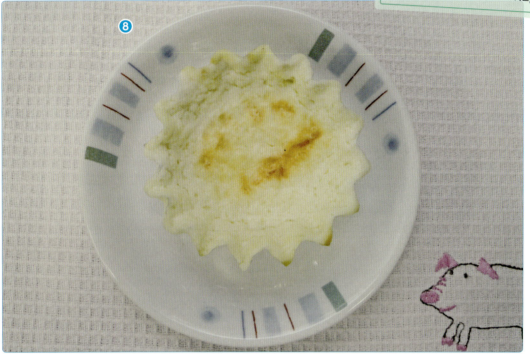

#### ❽材料(g)

| | | |
|---|---|---|
| 1 | クリームチーズ | 20 |
| 2 | 生クリーム | 20 |
| 3 | 無塩バター | 5 |
| 4 | パルスイート® カロリーゼロ | 0.6 |
| 5 | レモン汁 | 1 |

**Point & Advice**
表面に少し焼き色がつく程度にすると，いっそうおいしそうに見えます．

#### 作り方

❶ すべての材料をボールに入れて，撹拌器で混ぜ合わせて，アルミカップに流し込む．

❷ 170℃に温めておいたオーブンで5～6分焼く．

第4章 ケトン食の献立の実践と対応の実際

## 献立例② 修正アトキンズ食　1日 1,300kcal・炭水化物 10g

### 朝食
1. ベーコンエッグ
2. マーボー豆腐
3. 小松菜のしらす炒め煮

| エネルギー | 295kcal |
| 蛋白質 | 15.2g |
| 脂質 | 23.9g |
| 炭水化物 | 2.7g |

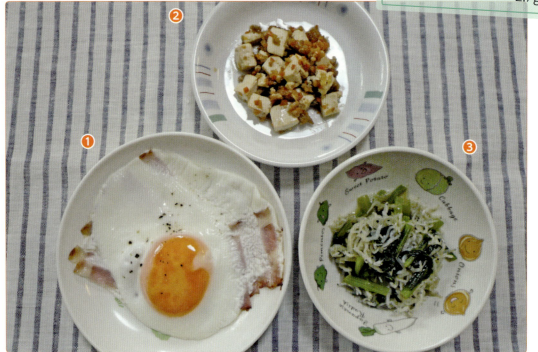

#### ❶材料(g)
| | | |
|---|---|---|
| 1 | ベーコン | 10 |
| 2 | 卵 | 50 |
| 3 | サラダ油 | 1 |
| 4 | 塩, こしょう | 適量 |

#### ❸材料(g)
| | | |
|---|---|---|
| 1 | 小松菜 | 20 |
| 2 | しらす干し | 10 |
| 3 | サラダ油 | 5 |
| 4 | しょうゆ | 1 |
| 5 | だし, 塩 | 適量 |

#### ❷材料(g)
| | | |
|---|---|---|
| 1 | 木綿豆腐 | 20 |
| 2 | 豚ミンチ | 10 |
| 3 | 玉ねぎ | 5 |
| 4 | にんじん | 5 |
| 5 | 土生姜 | 1 |
| 6 | サラダ油 | 5 |
| 7 | 水 | 10 |
| 8 | 中華スープの素 | 0.3 |
| 9 | 赤味噌 | 1 |
| 10 | しょうゆ | 1 |
| 11 | ゴマ油 | 1 |

#### 作り方(❷マーボー豆腐)
1. 豆腐はさいの目に切り, 水きりをする.
2. 玉ねぎ, にんじんはみじん切り, 生姜はすりおろす.
3. フライパンに油を熱して生姜, 豚ミンチを炒め, 玉ねぎ, にんじんを加えてさらに炒める.
4. 豆腐を加えて炒め, 水と中華スープの素と味噌を入れる.
5. 最後にしょうゆとゴマ油で味を整える.

## 献立例② 修正アトキンズ食　1日 1,300kcal・炭水化物 10g

### 昼食
- ④ 魚のグラタン風
- ⑤ サラダ
- ⑥ 豚肉の生姜焼き

| | |
|---|---|
| エネルギー | 448kcal |
| 蛋白質 | 17.2g |
| 脂質 | 39.8g |
| 炭水化物 | 2.4g |

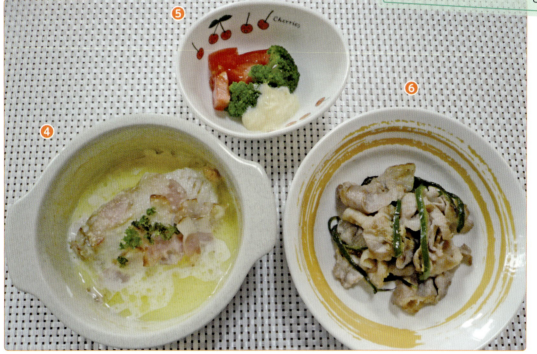

### ④材料(g)

| | | |
|---|---|---|
| 1 | カレイ | 40 |
| 2 | 塩 | 適量 |
| 3 | ベーコン | 10 |
| 4 | バターまたはサラダ油 | 5 |
| 5 | 生クリーム | 20 |
| 6 | 粉チーズ | 2 |
| 7 | パセリ | 0.2 |

### ⑤材料(g)

| | | |
|---|---|---|
| 1 | ブロッコリー | 10 |
| 2 | トマト | 10 |
| 3 | マヨネーズ | 6 |

### ⑥材料(g)

| | | |
|---|---|---|
| 1 | 豚肉(バラ) | 40 |
| 2 | 土生姜 | 1 |
| 3 | しょうゆ | 2 |
| 4 | 塩 | 適量 |
| 5 | サラダ油 | 3 |
| 6 | ピーマン | 5 |

### 作り方(④魚のグラタン風)

❶ カレイに塩をふる(他の食材に塩分があるのでなくてもよい). ベーコンは1cm幅に切る.
❷ グラタン皿にカレイを入れて, ベーコンをちらし, バターを入れて生クリームを注ぐ. 粉チーズをふってパセリのみじん切りを散らし, オーブンで焼く(グリル, オーブントースターでも焼ける).

第4章 ケトン食の献立の実践と対応の実際

## 献立例② 修正アトキンズ食　1日 1,300kcal・炭水化物 10g

**夕食**
- ❼ 柳川風煮
- ❽ 焼き魚
- ❾ すまし汁

| | |
|---|---|
| エネルギー | 422kcal |
| 蛋白質 | 27.7g |
| 脂質 | 33.6g |
| 炭水化物 | 3.2g |

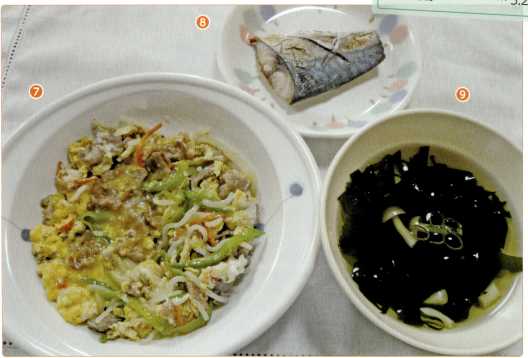

### ❼材料(g)

| | | |
|---|---|---|
| 1 | 牛肉（ロース） | 40 |
| 2 | 糸こんにゃく | 20 |
| 3 | 玉ねぎ | 5 |
| 4 | にんじん | 5 |
| 5 | サラダ油 | 5 |
| 6 | 卵 | 50 |
| 7 | 絹さや | 5 |
| 8 | だし | 50 |
| 9 | しょうゆ | 1 |
| 10 | 塩 | 適量 |

### ❽材料(g)

| | | |
|---|---|---|
| 1 | さば | 50 |
| 2 | 塩 | 適量 |

### ❾材料(g)

| | | |
|---|---|---|
| 1 | しめじ | 5 |
| 2 | わかめ | 5 |
| 3 | 青ねぎ | 2 |
| 4 | だし汁 | 120mL |
| 5 | しょうゆ | 1 |
| 6 | 塩 | 適量 |

### 作り方（❼柳川風煮）

❶ 牛肉・糸こんにゃくは一口大，玉ねぎ・にんじんは千切り，絹さやは茹でて千切りにする．
❷ 熱した鍋に油を入れて，絹さやと卵以外の材料を炒める．そこへだしを加え煮込む．
❸ しょうゆ，塩で味付けをして，とき卵を流し込み，最後に絹さやを散らす．

## 献立例② 修正アトキンズ食　1日 1,300kcal・炭水化物 10g

### おやつ

⑩ ココアババロア

| | |
|---|---|
| エネルギー | 147kcal |
| 蛋白質 | 2.3g |
| 脂質 | 14.4g |
| 炭水化物 | 2.0g |

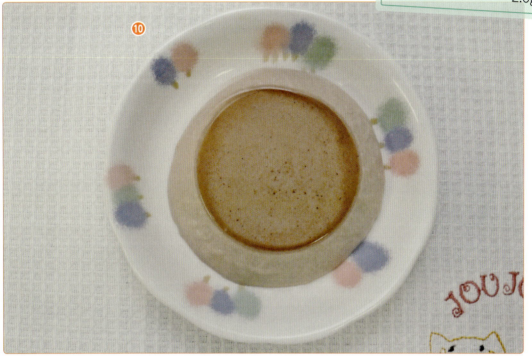

### ⑩材料（g）

| | | |
|---|---|---|
| 1 | ゼラチン | 1 |
| 2 | 水 | 15mL |
| 3 | 生クリーム | 30 |
| 4 | 牛乳 | 20 |
| 5 | パルスイート®カロリーゼロ | 0.6 |
| 6 | ココアパウダー | 0.3 |

**Point & Advice**

生クリームは泡立てる必要はなく，簡単にできます．

### 作り方

❶ ゼラチンは分量の水でふやかす．
❷ 鍋に生クリーム，牛乳を入れて温め，ココア，甘味料を加え溶かす．
❸ 火から鍋をおろして，ゼラチンを加えて溶かし，プリン型に流し入れ冷蔵庫で冷やし固める．

第4章 ケトン食の献立の実践と対応の実際

## 献立例③ 修正アトキンズ食　1日 1,300kcal・炭水化物 10g

### 朝食

❶ あじのソテータルタルソースかけ　グラッセ添え
❷ みそ汁

| | |
|---|---|
| エネルギー | 264kcal |
| 蛋白質 | 11.1g |
| 脂質 | 22.5g |
| 炭水化物 | 2.5g |

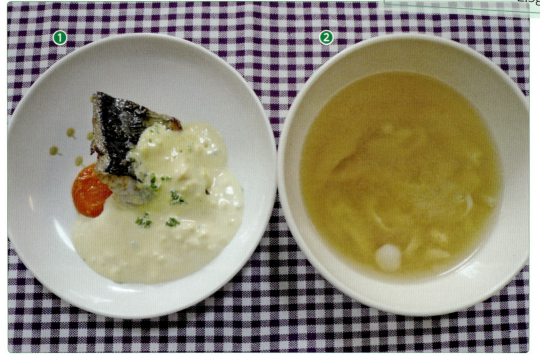

#### ❶材料(g)

| | | |
|---|---|---|
| 1 | あじ三枚おろし | 30 |
| 2 | 塩, こしょう | 適量 |
| 3 | サラダ油 | 3 |
| 4 | 卵黄(ゆで) ⎫ | 10 |
| 5 | マヨネーズ ｜ | 10 |
| 6 | 生クリーム ⎬② | 5 |
| 7 | 酢 ｜ | 1 |
| 8 | パセリ ⎭ | 0.2 |
| 9 | にんじん ⎫ | 5 |
| 10 | バター ⎬③ | 2 |
| 11 | 塩 ⎭ | 適量 |

#### ❷材料(g)

| | | |
|---|---|---|
| 1 | えのき茸 | 5 |
| 2 | 油揚げ | 10 |
| 3 | みそ | 5 |
| 4 | だし汁 | 120mL |
| 5 | 塩 | 適量 |

#### 作り方(❶あじのソテータルタルソースかけ　グラッセ添え)

❶ あじに塩，こしょうをふる．熱したフライパンにサラダ油をいれ，あじを入れて焼く．
❷ 分量のみじん切りしたゆで卵に，タルタルソース用の材料を混ぜる．
❸ 鍋ににんじんと適量の水を入れ，にんじんが柔らかくなったら，バターと塩を入れ味をつける．
❹ 皿にあじをのせ横にグラッセを飾り，上からタルタルソースをかける．

## B おいしい献立

### 献立例③ 修正アトキンズ食　1日 1,300kcal・炭水化物 10g

#### 昼食
❸ 鶏肉のマヨネーズ焼き
❹ 肉豆腐

エネルギー ……… 406kcal
蛋白質 ……………… 16.6g
脂質 ………………… 35.0g
炭水化物 …………… 2.6g

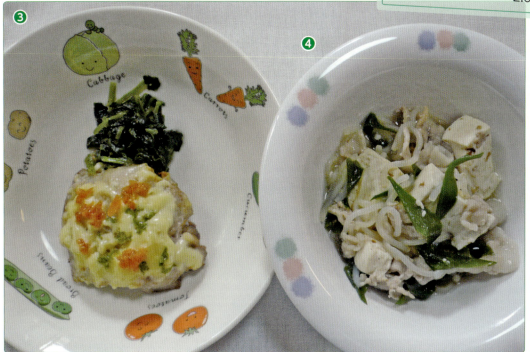

#### ❸材料(g)

| | | |
|---|---|---|
| 1 | 鶏肉(もも〈皮つき〉) | 50 |
| 2 | 塩、こしょう | 適量 |
| 3 | にんじん | 2 |
| 4 | マヨネーズ | 10 |
| 5 | 粉チーズ | 1 |
| 6 | パセリ | 0.2 |
| 7 | ほうれん草 | 20 |
| 8 | サラダ油 ④ | 3 |
| 9 | 塩 | 適量 |

#### ❹材料(g)

| | | |
|---|---|---|
| 1 | 豚肉(バラ) | 30 |
| 2 | 木綿豆腐 | 40 |
| 3 | 糸こんにゃく | 10 |
| 4 | 青ねぎ | 5 |
| 5 | サラダ油 | 5 |
| 6 | だし汁 | 適量 |
| 7 | しょうゆ | 4 |
| 8 | 塩 | 適量 |

#### 作り方(❸鶏肉のマヨネーズ焼き)

❶ 鶏肉に塩、こしょうをふる．
❷ にんじんはみじん切りにする．
❸ 熱したフライパンにさけを入れてマヨネーズに粉チーズを合わせて、魚にのせる．その上にしめじをのせて、パセリとにんじんを散らし、魚に火が通るまで焼く．
❹ 軽く茹でたほうれん草をソテーし、横に添える．

第4章 ケトン食の献立の実践と対応の実際

## 献立例③ 修正アトキンズ食　1日 1,300kcal・炭水化物 10g

### 夕食

- ❺ 魚のソテーきのこソースかけ，いんげんソテー
- ❻ 焼き肉
- ❼ わかめスープ

| | |
|---|---|
| エネルギー | 499kcal |
| 蛋白質 | 16.6g |
| 脂質 | 45.0g |
| 炭水化物 | 3.3g |

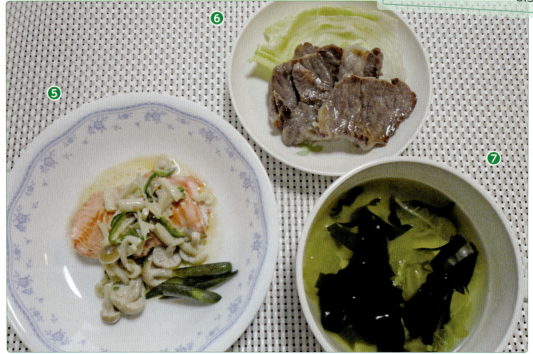

#### ❺材料(g)

| | | |
|---|---|---|
| 1 | さけ | 50 |
| 2 | サラダ油 | 5 |
| 3 | えのき茸 | 5 |
| 4 | しめじ | 15 |
| 5 | ピーマン | 5 |
| 6 | バター | 3 |
| 7 | 生クリーム | 10 |
| 8 | 水 | 15mL |
| 9 | コンソメ | 0.2 |
| 10 | 塩 | 適量 |
| 11 | いんげん | 5 |
| 12 | 油 ④ | 0.5 |
| 13 | 塩 | 適量 |

#### ❻材料(g)

| | | |
|---|---|---|
| 1 | 牛肉(カルビ) | 50 |
| 2 | 塩 | 適量 |
| 3 | レタス | 5 |

#### ❼材料(g)

| | | |
|---|---|---|
| 1 | わかめ | 1 |
| 2 | 白菜 | 10 |
| 3 | 中華スープの素 | 0.5 |
| 4 | しょうゆ | 1 |
| 5 | 水 | 100mL |
| 6 | 塩 | 適量 |
| 7 | いりごま | 1 |

#### 作り方(❺魚のソテーきのこソースかけ，いんげんソテー)

① さけは熱したフライパンにいれてサラダ油で焼き，火が通ったら皿に盛る．
② えのき茸，しめじは2cm長さに切り，ピーマンは，千切りにしてバターでソテーをする．
③ ②へ生クリーム，水を加え少し煮込んでコンソメ，塩で味をつける．
④ いんげんは軽くゆで，ソテーして塩をふる．
⑤ 魚の上に出来上がったソースをかけ，横にいんげんを添える．

B　おいしい献立

## 献立例③　修正アトキンズ食　1日 1,300kcal・炭水化物 10g

**おやつ**

❽　たこ焼き

| | |
|---|---|
| エネルギー | 174kcal |
| 蛋白質 | 11.5g |
| 脂質 | 12.6g |
| 炭水化物 | 2.2g |

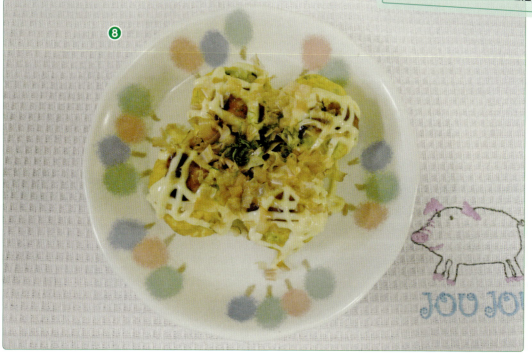

### ❼材料(g)

| | | |
|---|---|---|
| 1 | 卵 | 50 |
| 2 | 水 | 10mL |
| 3 | だしの素 | 0.5 |
| 4 | たこ | 20 |
| 5 | キャベツ | 5 |
| 6 | 青ねぎ | 3 |
| 7 | 紅しょうが | 0.1 |
| 8 | サラダ油 | 3 |
| 9 | お好み焼きソース | 3 |
| 10 | かつおぶし | 0.5 |
| 11 | 青のり | 0.2 |
| 12 | マヨネーズ | 6 |

**Point & Advice**

かつおぶしと青のりは量をはかって皿にもり，子ども自身にふりかけさせてもいいでしょう．

### 作り方

❶ たこは一口大，キャベツ・青ねぎ・紅しょうがはみじん切りにする．
❷ 卵を割りほぐし，だしをいれた水を混ぜ合わせる．たこ焼き器を熱して油を熱し，卵液を流し込む．その上に材料を入れて焼く．
❸ 火が通ったら皿に盛りつけ，ソースとマヨネーズをかける．
❹ 最後にかつおぶしと青のりで飾り付ける．

## 第4章 ケトン食の献立の実践と対応の実際

### 献立例④ 修正アトキンズ食（注入との併用，きざみ食）

**1日 700kcal・炭水化物 10g**

### 朝食

❶ オーブン焼き
❷ お茶ゼリー

| エネルギー | 115kcal |
|---|---|
| 蛋白質 | 4.5g |
| 脂質 | 10.0g |
| 炭水化物 | 0.9g |

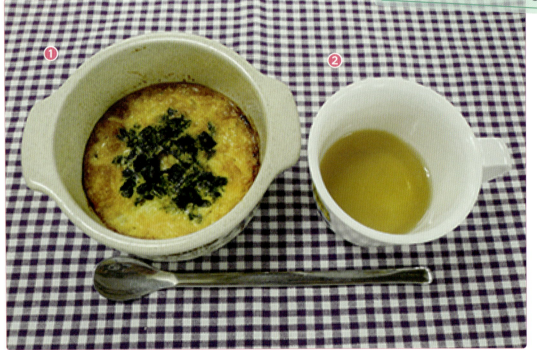

#### ❶材料(g)

| | | |
|---|---|---|
| 1 | ほうれん草 | 10 |
| 2 | 木綿豆腐 | 5 |
| 3 | バター | 3 |
| 4 | ナチュラルチーズ | 5 |
| 5 | 生クリーム | 10 |
| 6 | 卵 | 15 |
| 7 | 塩 | 適量 |

#### ❷材料(g)

| | | |
|---|---|---|
| 1 | ゼラチン | 1 |
| 2 | 水 | 10mL |
| 3 | ほうじ茶 | 50mL |

(2-1, 2 まとめ)

#### 作り方（❶オーブン焼き）

① ほうれん草はゆでてみじん切りにする．
② グラタン皿に豆腐をほぐし入れ，バター・チーズ・卵液・生クリームを流し入れ，最後にほうれん草を入れる．
③ オーブン170℃で約10分焼く．

#### 作り方（❷お茶ゼリー）

① ゼラチンを規定量の水でふやかしておく．
② 80℃くらいのお茶に，ふやかしたゼラチンをよくかき混ぜて溶かす．
③ コップに流し，荒熱をとって冷蔵庫で冷やし固める．

## 献立例④ 修正アトキンズ食 （注入との併用，きざみ食）

1日 700kcal・炭水化物 10g

### 昼食
- ③ 牛ミンチの卵とじ
- ④ おすましゼリー
- ⑤ ほうれん草サラダ

| エネルギー | 155kcal |
|---|---|
| 蛋白質 | 9.2g |
| 脂質 | 12.1g |
| 炭水化物 | 1.1g |

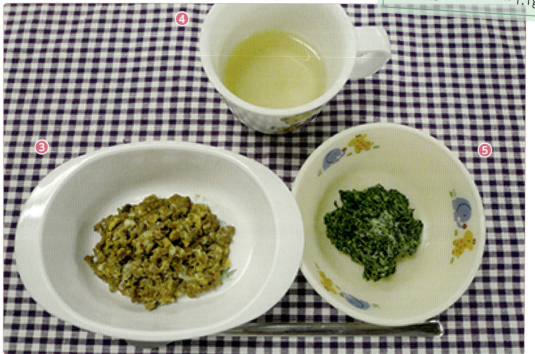

### ③ 材料(g)
| | | |
|---|---|---|
| 1 | 牛肉（ミンチ） | 30 |
| 2 | 卵 | 20 |
| 3 | しょうゆ | 1 |
| 4 | だし | 適量 |

### ⑤ 材料(g)
| | | |
|---|---|---|
| 1 | ほうれん草 | 20 |
| 2 | マヨネーズ | 5 |
| 3 | 塩 | 適量 |

### ④ 材料(g)
| | | |
|---|---|---|
| 1 | ゼラチン | 1 |
| 2 | 水 | 10mL |
| 3 | だし汁 | 50mL |
| 4 | しょうゆ | 1 |
| 5 | 塩 | 適量 |

**Point & Advice**
ゼリーは食事介助中に常温にて溶け出すことを考慮し，ゼリー型で固めずコップにて固めるとよいでしょう．

### 作り方（④おすましゼリー）
① 朝食の「②お茶ゼリー」の要領で作る．

第4章 ケトン食の献立の実践と対応の実際

## 献立例④ 修正アトキンズ食 （注入との併用，きざみ食）   1日 700kcal・炭水化物 10g

### 夕食

❻ かれいのケチャップ煮
❼ 中華スープゼリー
❽ ツナのサラダ

エネルギー ......... 170kcal
蛋白質 ................. 11.1g
脂質 ..................... 12.4g
炭水化物 ............... 3.2g

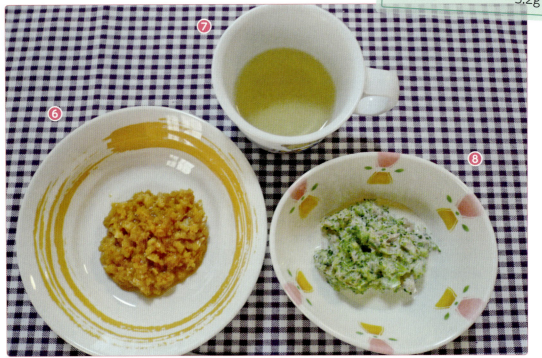

#### ❻材料（g）

| | | |
|---|---|---|
| 1 | かれい | 25 |
| 2 | 玉ねぎ | 10 |
| 3 | コンソメ | 0.5 |
| 4 | 水 | 適量 |
| 5 | ケチャップ | 3 |
| 6 | 塩 | 適量 |

#### ❼材料（g）

| | | |
|---|---|---|
| 1 | ゼラチン | 1 |
| 2 | 水 | 10mL |
| 3 | 中華スープの素 | 0.5 |
| 4 | 湯 | 50mL |
| 5 | 塩 | 適量 |

#### ❽材料（g）

| | | |
|---|---|---|
| 1 | ツナ | 20 |
| 2 | ブロッコリー | 20 |
| 3 | マヨネーズ | 10 |

B おいしい献立

## 献立例④ 修正アトキンズ食 （注入との併用，きざみ食）　1日 700kcal・炭水化物 10g

**おやつ**
- ⑨ クリームヨーグルト
- ⑩ ケトンミルク　150mL × 5本

**クリームヨーグルトの栄養価**
- エネルギー ………… 55kcal
- 蛋白質 ……………… 0.9g
- 脂質 ………………… 5.1g
- 炭水化物 …………… 1.3g

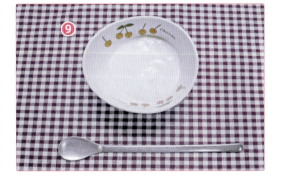

### ⑨材料(g)
| | | |
|---|---|---|
| 1 | プレーンヨーグルト | 20 |
| 2 | 生クリーム | 10 |
| 3 | パルスィート® カロリーゼロ | 0.3 |

### ⑩材料(g)
| | | |
|---|---|---|
| 1 | ケトンフォーミュラ® | 6 |
| 2 | 湯 | 150mL |

×5本

＊1日の水分量，エネルギーの関係で濃度を調整する

| | エネルギー kcal | たんぱく質 g | 脂質 g | 炭水化物 g |
|---|---|---|---|---|
| 朝食 | 115 | 4.5 | 10 | 0.9 |
| 昼食 | 155 | 9.2 | 12.1 | 1.1 |
| 夕食 | 170 | 11.1 | 12.4 | 3.2 |
| おやつ | 55 | 0.9 | 5.1 | 1.3 |
| ミルク | 222 | 4.5 | 21.5 | 2.6 |
| 一日計 | 717 | 30.2 | 61.1 | 9.1 |

**Point & Advice**
- 片栗粉やとろみ剤が自由に使用できないため，ゼラチンゼリーを作って食事介助をします．
- ミルクはおやつだけではなく，一日の栄養を補うものとして利用する．

第4章 ケトン食の献立の実践と対応の実際

## 献立例⑤ 低グリセミック指数食　1日 1,600kcal・炭水化物 40g（食物繊維のぞく）

### 朝食

① チーズオムレツ，ソテー
② 野菜サラダ
③ きのこスープ
④ オレンジ
⑤ 牛乳

| | |
|---|---|
| エネルギー | 534kcal |
| 蛋白質 | 19.0g |
| 脂質 | 43.1g |
| 炭水化物 | 17.4g |
| （うち食物繊維 4g） | |

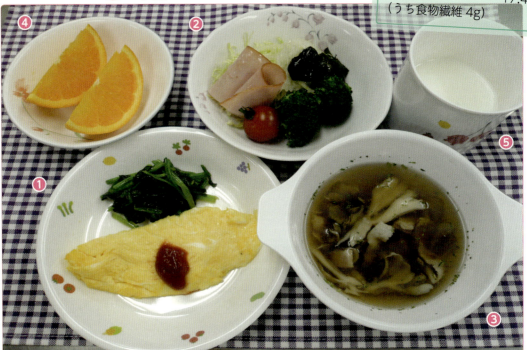

#### ✓ ①材料(g)

| | | |
|---|---|---|
| 1 | 卵 | 50 |
| 2 | しめじ | 10 |
| 3 | チーズ | 10 |
| 4 | 塩，こしょう | 適量 |
| 5 | 油 | 10 |
| 6 | ケチャップ | 3 |
| 7 | ほうれん草 | 30 |
| 8 | 油 | 5 |
| 9 | 塩，こしょう | 適量 |

#### ✓ ③材料(g)

| | | |
|---|---|---|
| 1 | まいたけ | 20 |
| 2 | ベーコン | 10 |
| 3 | 水 | 180 |
| 4 | コンソメ | 0.5 |
| 5 | 塩，こしょう，パセリ | 適量 |

#### ✓ ②材料(g)

| | | |
|---|---|---|
| 1 | ロースハム | 10 |
| 2 | ブロッコリー | 20 |
| 3 | キャベツ | 20 |
| 4 | 玉ねぎ | 10 |
| 5 | 生わかめ塩抜き | 10 |
| 6 | プチトマト | 10 |
| 7 | 油 | 10 |
| 8 | 酢，塩，こしょう | 適量 |

#### ✓ ④材料(g)

| | | |
|---|---|---|
| 1 | オレンジ | 40 |

#### ✓ ⑤材料(g)

| | | |
|---|---|---|
| 1 | 牛乳 | 120 |

**Point & Advice**

低糖質ブランパン（糖質約2g/個）を追加することもできます。

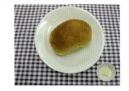

## 献立例⑤ 低グリセミック指数食　1日 1,600kcal・炭水化物 40g（食物繊維のぞく）

### 昼食

❻ クリームスパゲティ
❼ 豚肉の生姜焼き，ソテー
❽ チンゲン菜のスープ

エネルギー ………… 522kcal
蛋白質 ………………… 18.6g
脂質 …………………… 42.2g
炭水化物 ……………… 15.3g
（うち食物繊維約 4g）

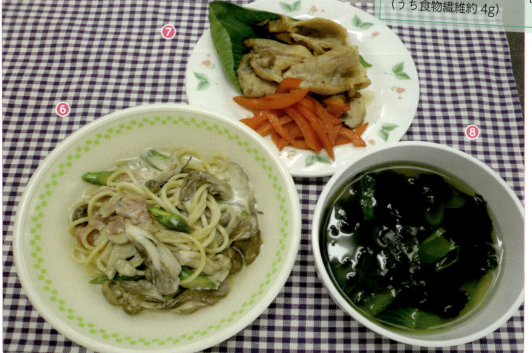

### ❻材料(g)

| | | |
|---|---|---|
| 1 | スパゲティ(乾) | 10 |
| 2 | 油 | 5 |
| 3 | ベーコン | 10 |
| 4 | まいたけ | 30 |
| 5 | しめじ | 20 |
| 6 | 玉ねぎ | 10 |
| 7 | グリーンアスパラ | 10 |
| 8 | コンソメ | 0.5 |
| 9 | 生クリーム | 10 |
| 10 | クリームチーズ | 20 |
| 11 | 塩，こしょう | 適量 |

### ❽材料(g)

| | | |
|---|---|---|
| 1 | チンゲン菜 | 30 |
| 2 | 生わかめ塩抜き | 5 |
| 3 | 中華スープの素 | 0.5 |
| 4 | 水 | 180 |
| 5 | しょうゆ | 2 |
| 6 | 塩，こしょう | 適量 |

### ❼材料(g)

| | | |
|---|---|---|
| 1 | 豚ロース | 60 |
| 2 | 土生姜 | 3 |
| 3 | しょうゆ | 5 |
| 4 | 油 | 5 |
| 5 | 赤ピーマン | 20 |
| 6 | ごま油 | 5 |
| 7 | 塩 | 適量 |
| 8 | サラダ菜 | 5 |

#### Point & Advice

スパゲティ(乾)をおからやコンニャクで出来た麺に変更すると，もっと量を食べる事ができます。

## 献立例⑤ 低グリセミック指数食　1日 1,600kcal・炭水化物 40g（食物繊維のぞく）

### 夕食

- ⑨ 発芽玄米ご飯・納豆
- ⑩ さんま塩焼き，大根おろし
- ⑪ きんぴら
- ⑫ アボガドサラダ

エネルギー ……… 574kcal
蛋白質 ……………… 21.2g
脂質 ………………… 44.7g
炭水化物 …………… 20.3g
（うち食物繊維約 6g）

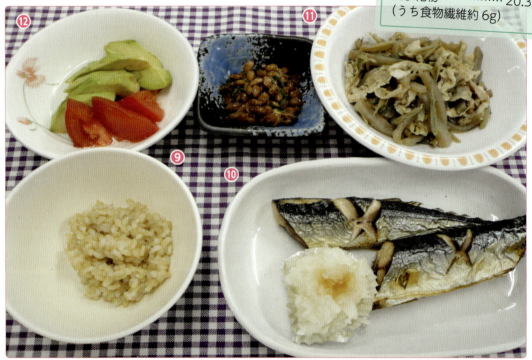

#### ⑨材料(g)

| | | |
|---|---|---|
| 1 | 発芽玄米 | 15 |
| 2 | 水 | 15 |
| 3 | 納豆 | 20 |
| 4 | 葉ねぎ | 2 |
| 5 | しょうゆ | 適量 |

#### ⑩材料(g)

| | | |
|---|---|---|
| 1 | さんま | 60 |
| 2 | 塩 | 適量 |
| 3 | 大根おろし | 30 |
| 4 | しょうゆ | 適量 |

#### ⑪材料(g)

| | | |
|---|---|---|
| 1 | ごぼう（ささがき） | 10 |
| 2 | こんにゃく | 60 |
| 3 | 豚ばら肉 | 30 |
| 4 | 油 | 5 |
| 5 | しょうゆ | 5 |
| 6 | ラカント®S 顆粒 | 2 |
| 7 | だし | 適量 |
| 8 | ごま油 | 1 |

#### ⑫材料(g)

| | | |
|---|---|---|
| 1 | アボガド | 30 |
| 2 | トマト | 20 |
| 3 | オリーブオイル | 6 |

**Point & Advice**
玄米ご飯，発芽玄米ご飯は納豆と一緒に食べます。

## B　おいしい献立

### ■レシピ一覧

| | | | | | |
|---|---|---|---|---|---|
| 1 | ケトン食（古典的） | | 主菜① | お好み焼き（人気№1） | 119ページ |
| 2 | | ケトン比 1.0：1 | 主菜② | ハンバーグ | 120ページ |
| 3 | | ケトン比 1.5：1 | 主菜③ | なすのグラタン風 | 121ページ |
| 4 | | ケトン比 2.0：1 | 主菜④ | 焼きそば風 | 122ページ |
| 5 | | ケトン比 2.5：1 | 主菜⑤ | ゴーヤチャンプルー | 123ページ |
| 6 | | ケトン比 3.0：1 | 主菜⑥ | 焼き魚のタルタルソース | 124ページ |
| 7 | | | 主菜⑦ | 芙蓉卵 | 125ページ |
| 8 | | | 主菜⑧ | ピザ（人気№2） | 126ページ |
| 9 | | | 主菜⑨ | ラップサンド | 127ページ |
| 10 | | | 副菜① | 豚汁 | 128ページ |
| 11 | | | 副菜② | コンソメスープ | 129ページ |
| 12 | | | 副菜③ | 中華スープ | 130ページ |
| 13 | | | 副菜④ | 卯の花 | 131ページ |
| 14 | | | 副菜⑤ | サラダ | 132ページ |
| 15 | | | デザート① | アイスクリーム | 133ページ |
| 16 | | | デザート② | ヨーグルトムース | 134ページ |
| 17 | | | デザート③ | ドーナツ風お菓子 | 135ページ |
| 18 | | | デザート④ | 野菜パンケーキ | 136ページ |
| 19 | | | デザート⑤ | ココアムース | 137ページ |
| 20 | | | デザート⑥ | クレープ | 138ページ |
| 21 | | | デザート⑦ | 誕生日，クリスマスのケーキ | 139ページ |
| 22 | 修正アトキンズ食 | | 献立例① | 朝食 | 鶏肉のクリーム煮 | 140ページ |
| 23 | | 炭水化物 10g・1300kcal | | | ウインナーのカレーソテー | 140ページ |
| 24 | | | | 昼食 | 八宝菜 | 141ページ |
| 25 | | | | | とうふのスープ | 141ページ |
| 26 | | | | 夕食 | さけのマヨネーズ焼き | 142ページ |
| 27 | | | | | いり卵ときゅうりのサラダ | 142ページ |
| 28 | | | | | みそ汁 | 142ページ |
| 29 | | | | おやつ | チーズケーキ | 143ページ |
| 30 | | | 献立例② | 朝食 | ベーコンエッグ | 144ページ |
| 31 | | | | | マーボー豆腐 | 144ページ |
| 32 | | | | | 小松菜のしらす炒め煮 | 144ページ |
| 33 | | | | 昼食 | 魚のグラタン風 | 145ページ |
| 34 | | | | | サラダ | 145ページ |
| 35 | | | | | 豚肉の生姜焼き | 145ページ |
| 36 | | | | 夕食 | 柳川風煮 | 146ページ |
| 37 | | | | | 焼き魚 | 146ページ |
| 38 | | | | | すまし汁 | 146ページ |
| 39 | | | | おやつ | ココアババロア | 147ページ |
| 40 | | | 献立例③ | 朝食 | あじのソテータルタルソースかけグラッセ添え | 148ページ |
| 41 | | | | | みそ汁 | 148ページ |
| 42 | | | | 昼食 | 鶏肉のマヨネーズ焼き | 149ページ |
| 43 | | | | | 肉豆腐 | 149ページ |
| 44 | | | | 夕食 | 魚のソテーきのこソースかけ，いんげんソテー | 150ページ |
| 45 | | | | | 焼き肉 | 150ページ |
| 46 | | | | | わかめスープ | 150ページ |
| 47 | | | | おやつ | たこ焼き | 151ページ |
| 48 | 修正アトキンズ食 | | 献立例④ | 朝食 | オーブン焼き | 152ページ |
| 49 | | 炭水化物 10g・700kcal | | | お茶ゼリー | 152ページ |
| 50 | | | | 昼食 | 牛ミンチの卵とじ | 153ページ |
| 51 | | | | | おすましゼリー | 153ページ |
| 52 | | | | | ほうれん草サラダ | 153ページ |
| 53 | | | | 夕食 | かれいのケチャップ煮 | 154ページ |
| 54 | | | | | 中華スープゼリー | 154ページ |
| 55 | | | | | ツナのサラダ | 154ページ |
| 56 | | | | おやつ | クリームヨーグルト | 155ページ |
| 57 | | | | | ケトンミルク | 155ページ |
| 58 | 低グリセミック指数食 | | 献立例⑤ | 朝食 | チーズオムレツ，ソテー | 156ページ |
| 59 | | 炭水化物 40g（食物繊維のぞく） | | | 野菜サラダ | 156ページ |
| 60 | | ・1600kcal | | | きのこスープ | 156ページ |
| 61 | | | | | オレンジ | 156ページ |
| 62 | | | | | 牛乳 | 156ページ |
| 63 | | | | 昼食 | クリームスパゲティ | 157ページ |
| 64 | | | | | 豚肉の生姜焼き，ソテー | 157ページ |
| 65 | | | | | チンゲン菜のスープ | 157ページ |
| 66 | | | | 夕食 | 発芽玄米ご飯・納豆 | 158ページ |
| 67 | | | | | さんま塩焼き，大根おろし | 158ページ |
| 68 | | | | | きんぴら | 158ページ |
| 69 | | | | | アボガドサラダ | 158ページ |

159

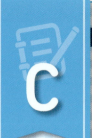

第4章 ケトン食の献立の実践と対応の実際

# C 家族と違うメニューを特別に作ることの工夫

glut1異常症患者会

## 1 1人だけさらに別の調理をする面倒をなくす工夫

### a 工夫のいろいろ

ケトン食・修正アトキンス食療法を長く続けている患者の多くは，ほとんど家族と同じ献立をアレンジしたものを食べている．

味付けが，塩コショウ，しょうゆのみの場合は調理後取り分け，MCTオイル，MCTパウダー，ゴマ油，マヨネーズなど脂質の高いものを加える．味付けに，味噌，みりん，砂糖，ケチャップなど糖質の多い調味料を使う場合はそれらを加える手前まで一緒に調理し，味付けを変えたり人口甘味料で甘みを加えたりする．その場合も最後にMCTオイルをかけるなどして脂質をあげるようにする．

味付けだけではなく，糖質が多い食材の代替食材を揃えておくことも必要である．

　例：低糖麺，大豆粉，こんにゃくご飯，低
　　　糖質パンなど

また，脂身の多い肉などを別に焼き，家族用の野菜炒めの野菜を取り分けて一緒に盛りつけたり，家族と同じサラダにケトン値の高いドレッシングやマヨネーズをかける．味噌汁，スープなどの汁物には必ずMCTオイルをかけ脂質の摂取量を増やすようにする．

このように，なるべく家族と同じ献立を立てて，摂取できない食材は除去したり代替食材を用いたり，最後に油を足すという方法で調整することで，食事を作る家族の手間を省

くことは可能である．

### b 献立表の例

基本献立に忠実にかつ簡単に献立を立てるため，実際に使用している献立表を1つ紹介する（表）．ケトン比1.5：1，1日の摂取カロリー1,700 kcal，蛋白質30gの食品構成表をもとに，摂取すべき基本食品を朝，昼，夜と分けて基本献立表を作り，食品交換表（P106〜114，交換表1〜10参照）を参考に立てた献立である．このように基本食品のどれを何グラムどの食品に変換したかを書き留めていけば，忠実かつ簡単に献立を立てることができる．また，調理の際も取り分ける食品の分量がわかりやすい．これは一例だが，献立を立てて調理をする者がわかりやすい献立表をつくることでケトン比を守りつつ楽に調理することが可能である．

### c 献立表の使い方

あらかじめ指示された1日の基本食品を，朝・昼・夜にバランスよく分けて，それぞれの基本食品表を作っておく（表の【基本食品】とそのグラム数まで）．1食のおおまかな献立をたてる．表に示した例では，からあげ，バター炒め，サラダ，フルーツなど．これをP106〜114の食品交換表（交換表1〜10）またはP59の食品成分表を用いて，献立にあった食材に変換して，表の○の中に基本食品の相当量，その隣に実際に使う食材とその分量を記入する．上段の献立の欄にも，単

C 家族と違うメニューを特別に作ることの工夫

表 基本献立を作る際の参考となる献立表（P106～114 交換表1～10 に基づく）

1日の献立例
ケトン比 1.5：1　　　1,700 kcal/日　　　昼食
料理①鶏からあげ（鶏肉 36 g，揚げ油 3 g，片栗粉 2 g，にんにく，しょうが，しょうゆ，酒）
料理②人参とオクラのバター炒め（オクラ 15 g，人参 10 g，バター 3 g，塩コショウ）
料理③枝豆ドーナツ（卵 10 g，生クリーム 10 g，ケトンフォーミュラ® 20 g，枝豆 8 g，油 3 g）
料理④サラダ（ブロッコリー 15 g，じゃがいも 15 g，マヨネーズ 15 g，ケトンフォーミュラ® 3 g）
料理⑤ミルク（牛乳 10 g，生クリーム 24 g）
料理⑥ごはん 15 g＋MCT オイル 2 g
料理⑦りんご 20 g

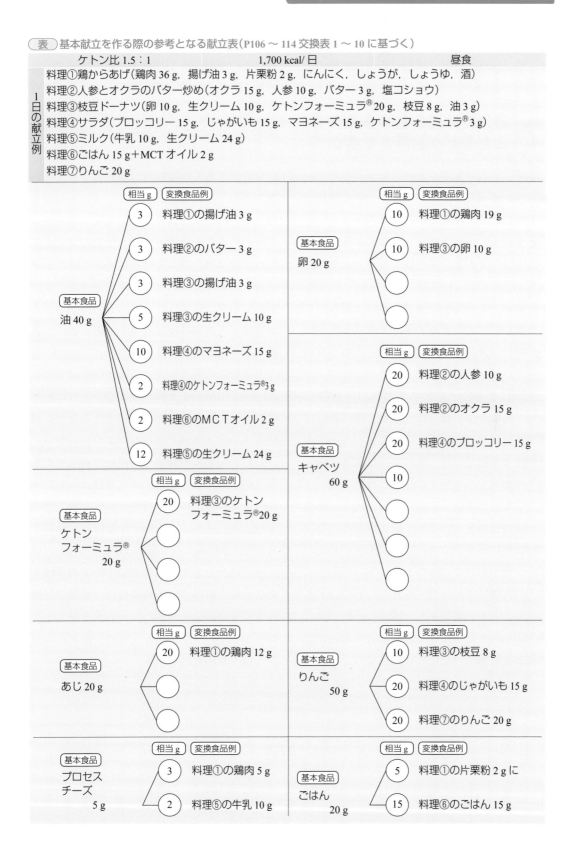

第4章　ケトン食の献立の実践と対応の実際

品ごとに食材と分量を記入していく．上段の献立欄で食材の分量を確認しながら調理する．

## 2 自分だけ違うものを食べることをどう納得させるか

まずは，食事療法を始める前から患者に説明し少しずつ言い聞かせておく．その際に決められた食事を摂っていれば体調がよくなることを伝え，前むきに取り組めるようにしたい．小さな子どもの場合は「もっと元気になろうね」とか「いっぱい遊べるようになるよ」といった具体的な言葉をかけ，楽しいことがあるのだと思えるようにする．年齢が高い患者には医師から説明してもらうのも有効だろう．

実際に食事療法を始めてからは，食事によって体調がよくなったことを一緒に喜び食事療法の効果を実感させるようにしたい．食事療法を開始して間もないころは家族や周りの人が食べている物を欲しがったり，食べられないものほど強く要求してくるので，家族より先に食事をさせたり，欲しがりそうな食べ物は目に入れないようにする配慮が必要だ．また，食べられないものを欲しがったときにはその都度「これは食べられないものだ」と伝えることも大切である．同時に，何か食べ物を口にするときには，必ず母親や家族に聞くことを習慣づけなければならない．この時

期は家族にとっても患者にとっても辛く耐え難いものだが，何より患者を囲む家族が一丸となり，信念を持って患者を支えたいものだ．個人差はあるものの，たいていの患者は徐々に食べられないものがあることを悟り，諦めるか我慢するか，欲しがらなくなる．また，食事療法をある程度続け，それによって体調がよくなったことがわかると，それまでいやがっていたケトン食や修正アトキンズ食をいやがらなくなる患者も多い．患者自身が自分だけが違う物を食べなければいけないことを納得するまでは，周りの配慮や協力が必要だが，食事療法によってなんらかの効果を本人が実感できれば特別な食事をすることにも抵抗しなくなるであろう．

ある程度の我慢ができるようになってきたら，一日の制限を大幅に越えないように患者の食べたい物を少しだけ食べさせるなど，過剰なストレスを感じさせないようにしたい．

ただし，理解や我慢の程度には個人差もあるため，食事療法を導入する家族は，信念を持って食事療法に挑む時期と少しだけ患者の要求に答えストレスを軽くする時期を見極め，有効な食事療法を長く続けられるようにしたい．

患者にとっては我慢の連続である食事療法の必要性を納得させるためには，家族や周囲の者が食事療法を理解し，得られる効果を共に喜びながら，根気強く見守り，寄り添い続ける努力が不可欠である．

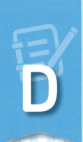

第4章 ケトン食の献立の実践と対応の実際

# D 外食するときの工夫（旅行も含む）

glut1異常症患者会

ケトン食を実践していて一番困るのは外食である．普段は，食材はもちろん調味料の糖質・脂質にも気をくばり，低炭水化物・高脂肪になるように管理しているが，外食ともなると食材はともかく，調味料の分量まで把握することは難しい．しかし，患者にとっても家族にとっても，たまに外食をするのはいい気分転換になる．ここでは，ケトン食実践中でも家族と共に外食するための工夫を紹介する．

## 1 外食のときの下調べ

まず，事前に外食する日が決まっている場合は，下調べをして食べられそうなメニューがある店を探す．店に栄養担当の方がいる場合は事前に相談・交渉をしておけばなお安心だが，そこまでの準備ができない場合は，注文時に砂糖抜きの味付けや，塩コショウだけの味付けができるか確認してみる．制限がきつくない患者には，なるべく炭水化物の少ない食材（肉や魚がメイン）で砂糖を使わないメニューを選び，MCTオイルなどを持参して食べる前にかけるだけでも対応できる．制限がきつい患者には，肉や魚や低炭水化物の野菜を焼くだけ・煮るだけ調理にしてもらい，家から味付け用の合わせ調味料，MCTオイル，マヨネーズなどを持参するといい．また，当然のことながらご飯やパンといった主食が食べられないので，普段食べている低糖質パンやケトンフォーミュラ®で作ったパンケーキ，蒸パン，クッキー，チーズ

などの補助食を持参するか，事前に家で補助食を食べさせてから出かけることで，食べられるメニューが少なくても満足できる．事前に店を探すことができなかった場合でも，MCTオイルやマヨネーズ，補助食を持参し，メニューに肉料理や魚料理がありそうな店を選び注文時に可能な限りの交渉をすることで対応できる．

このように，脂質を足すためのオイルや調味料，万が一満腹にならなかったときのための補助食の準備，店選びを心得ていれば，外食も十分楽しめる．

## 2 旅行のときの工夫

1日に1度だけの外食の場合は，万が一外食によってケトン比が落ちてしまっても，家に帰ってからケトン比の高いものを食べさせたり，次の食事のケトン比を上げることで，1日のケトン比を調整することで対応できる．しかし，旅行の場合は複数回の外食になるので，さらに準備が必要である．宿選びの段階で，食事付きにするのか自炊にするのかを決め，食事付きの場合は事前に宿に食事のメニューを聞く．メニューの中で，焼くだけ・煮るだけの調理（味付けなし）ができるものは対応してもらい，足りないようなら鍋，サラダなどを注文しておく．バイキングならば，だいたいどんなメニューがあるかを聞き，ベーコン，ウインナーの焼いたもの，焼き魚，ステーキ，ソテー，サラダなど対応可能なものがあるか

第4章　ケトン食の献立の実践と対応の実際

把握しておく．全く対応できるメニューがない場合は，1食ずつレンジ対応の密封容器に入れ冷凍し，1日目朝・1日目昼…と記入し，宅配便のクール便で宿に届けるようにする．レンジで温めてもらえるかということと，届いた食料を保管してもらえるかという確認は必要だが，このようにすれば何泊でも安心して宿泊できる．自炊できる宿の場合は，必要な調味料を持参し食材をそろえれば，普段と同じように対応できるのでさらに安心だ．

食事付き，自炊どちらにしても外食時同様，オイルやマヨネーズなどの調味料やケトンフォーミュラ®，作りおきできる補助食を持参するのを忘れてはならない．旅行時は，おやつ用に0カロリーゼリーや飲料も持参するが，最近では，スーパーマーケット，コンビニエンスストアなどでも販売しているので，旅先で簡単に手に入れることができるようになっている．とくにコンビニエンスストアには，フランクフルト，おでんのこんにゃく，厚揚げ，牛すじなど，場合によっては（油を足すなどで）対応できる食べ物もあるので把握しておくといいだろう．また，ファミリーレストランなどチェーン展開している店の対応できそうなメニュー等も，日ごろから確認しておけば，突然の外食にも困らない．

外食，旅行共に，事前の準備や持参すべき必需品はあるものの，工夫しだいで安心して楽しむことができる．患者と家族の休息のために，万全の準備をして実践してみよう．

## 3 修学旅行・宿泊学習などの対応

学童期の患者にとって，宿泊を伴う学校行事での食事への対応は悩ましいものである．集団行動のため個別の対応が難しい場合もあ

るが，患者本人が最後まで宿泊学習を楽しむためには，普段通り，またはそれ以上にしっかりとした食事の管理が必要となる．

まずは，行き先や宿泊先，行動予定等が決定した時点で，担任や学校と食事の対応について話し合いの場を持つようお願いしておく．場合によっては，宿泊学習を取り仕切る旅行会社や，宿泊先に直接交渉するケースもあるので，事前にどこと交渉をすればいいかを学校に確認しておくとよい．

対応については，**2 旅行のときの工夫**の食事付きの場合と同じようにするが，食事の管理を本人や担任などに任せるため，除去するもの，足すものをわかりやすく指示するようにしなければならない（場合によっては「食事管理ノート」などを作り，除去するもの，代替品，持参するものなどをわかりやすく記載し，担任などが現地で確認しやすくする工夫も必要である）．宿泊先や食事をするレストランなどからなるべく細かい材料や成分がわかる献立表を提示してもらい，食べられないもの，食べられるもの，持参する食品などを決める．先方で代替品を用意してもらえる場合は，代替食材を伝えメニューを考えてもらう．

最終的な交渉や確認は，できるだけ献立や調理の担当者と直接話すことが望ましい．また，持参食品をどのように現地に届けるか，現地でどう保管するかなどは，学校側，宿泊先と連携を取りしっかり確認しておきたい．持参食品は事前に冷凍などして宿泊先に宅配しておき，冷蔵または冷凍保管，当日解凍・温めて提供してもらう．

もし間違って食してしまっても，命に関わるような事態にはならないと伝えること，あまり細かい指示はせず糖質を減らすことに重点を置き，脂質は持参食品で補うようにすれば，先方も快く対応してくれることが多い．

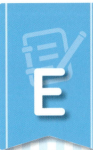

## 第4章 ケトン食の献立の実践と対応の実際

# 給食への対応

glut1異常症患者会

特殊な食事療法をしている場合，入園・入学といった新しい環境の中に入る時には，幼稚園・保育園・学校へ事前に内容を説明し，どのような対応が可能であるか話し合う必要がある．また，今までは普通食で，これから新たに食事療法を始める場合も同様だ．ケトン食は，ただ決められた食品を除去するだけでいいとか，すべてに油を適当に足せばいいだけという単純な療法ではないので，説明をしてもまず簡単には理解してもらえない．わかりやすく説明しても，給食での対応は難しいと断られることも少なくない．一方，家族の確認のもと，一部の食品を除去し，必要な脂質，代替品（ミルク，主食の代わりになるもの，手作りデザートなど）は持参するという方法で対応してもらえる場合もあるので，弁当のみのケースと，持参品と一部給食のケースそれぞれの工夫を紹介する．

## 1 弁当のみの場合

学校・幼稚園などに調理施設がなく，別の場所で調理したものが運ばれてくる場合は調理の変更や除去等が難しいので弁当を持参することになる．この場合，持参した弁当を冷蔵保管したり，食前に温めてもらえるか確認しなければならない．冷蔵の食品に関しては，給食室，職員室，保健室で保管してもらっているケースが多いのでまず問題はない．食前に温めてもらうことに関しては，設備がない，人手がないとの理由でことわられる場合もあるが，ケトン食の特性上，油が多く，さめて固まってしまった油を残したのでは意味がないことを伝え，極力対応をしてもらえるようにする．どうしても対応してもらえない場合は保温機能のある弁当箱（ランチジャー）を利

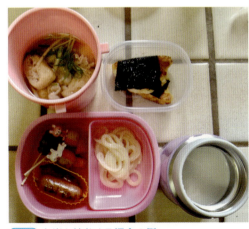
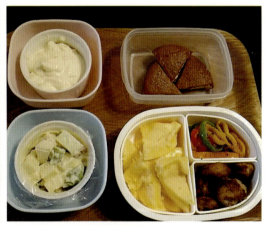

図1 弁当を持参する場合の例

第4章　ケトン食の献立の実践と対応の実際

用したり，保温器などを置いてもらい，冷蔵の物，常温の物，保温の物と小分けし明記して持参するとよい．

なお，弁当の場合でも給食の献立を事前にもらい，なるべく合わせて献立を立てるという実践者もいる．そうすることで，献立のマンネリ化を防ぐことができ，新たなアレンジへの挑戦になることもある．毎日の弁当作りは確かに負担ではあるが，きっちりと管理ができるというメリットもあるため，食べやすい大きさ，好きな食材や味付け，食べたくなるような盛り付けなど工夫して楽しみたい（図1）．

## 2 一部給食を利用する場合

近年ではアレルギー対応の給食なども定着し，かなりの協力をしてもらえる学校も増えつつある．対応が期待できる場合でも，事前に細かい食事内容の確認は必要である．

多くのケースは，学校から給食の詳しい材料と分量までが載っている献立をもらい，あらかじめメニューを確認してメニューごとに除去する食材を指定する．さらに足りない分を弁当で補うようにしている（除去対象の食品例―砂糖，片栗粉，小麦粉，麺，ごはん，パン，はるさめ，かまぼこ，調理されている食品など）．

ほかには，普段弁当を持参しているが，月に数回学校の栄養士が，患者の摂取すべき栄養量に合った献立を立て調理してくれるというケースもある．

いずれにしても，ミルクや主食代わりの食品，手作りデザート，オイルなどは持参しているケースがほとんどである．

また，弁当のみの場合も給食との混合の場合も，ほかの生徒とは異なった給食形態となるので，それによって患者が孤立したり好奇の目でみられることがないような配慮をしてもらうことも併せて依頼する．

給食での対応は，学校によってさまざまであり，若干の不公平感を感じることは否めないが，相談・交渉の際にはあくまでも食事療法を全うすることを最優先に，できる限りの協力をお願いしたいものだ．

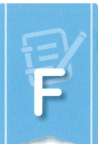

第4章 ケトン食の献立の実践と対応の実際

# 体調不良時の対応

青天目 信

## 1 この問題に関する研究

　体調不良時の対応に関する医学論文はなく，勧告にも取り上げられていない[1]．この問題についてのジョンス・ホプキンス病院の方針は，"The Ketogenic Diet"や"Epilepsy and the Ketogenic Diet"に記載されている[2〜4]．しかし，前者は患者の親を主たる対象として書かれ，内容は体調不良の際，病院受診前に何をすべきかということが中心であり，後者は親への教育内容で栄養士が関わるべき内容を記載したもので，双方とも診療する医師が対象ではない．また，MCT（中鎖脂肪酸トリグリセリド）ケトン食に関する論文では，論文の中で合併しやすい消化器症状の対処については記載されているが[5]，それ以外の一般的な体調不良時の対策は記載されていない．修正アトキンズ食，低グリセミック指数食については皆無である．われわれの知る限り，ケトン食療法中の体調不良の対応について一般に入手可能なものはこれらに限られる．

　この書籍の初版では，書籍で知ることのできたジョンス・ホプキンス病院の管理方針と，個人的な厚意でいただいたカナダのトロント小児病院の管理方針を紹介した．以前は，ケトン食療法中の水分制限に対する意見が異なり，急性疾患罹患時の管理方針にかなり違いがあったが，今では水分制限はケトン食療法では不要であると結論が出たため，現在は書籍を参照しても，ほぼ同じ方針と考えてよさそうである．

　ジョンス・ホプキンス病院の基本的な方針は，患者の症状を緩和して合併症を防ぐことが最優先ということである．通常は，食事を変えなくてもできるが，時に食事を一時中断せざるをえないこともある．最も大切なことは患者が元気でいられることであり，急性疾患が治癒してから，ケトン食を再開すればよいのである[3]．トロント小児病院の基本的な方針は，極力ケトーシスを保持するように努力することである．これは，ケトーシスが崩れることによりけいれん重積やけいれん群発をきたしうるためである．ただ，疾患が重症の場合には，一時的にケトン食療法を中断することは，トロント小児病院も同じである．

　この点が2つの病院の違いであるが，双方とも相当数のケトン食療法の患者を診療している病院であり，この違いは大きな問題を起こすことではないと考えている．どの程度で，ケトン食療法を中断するのかという基準の違いが，大きな問題につながることはないであろう．

　一般にてんかんの患者では，体調不良時には発作は増えることも多いが，食欲が落ち飢餓状態になると発作は減ることも経験される．ケトン食療法中の患者では，病気になれば食欲が落ちて必要な脂肪がとれなかったり，逆に活動性が落ちて余ったカロリーによりケトン体の産生が抑制されたりするため，ケトーシスが保てず，発作が起きやすくなることがある．

　大阪大学の経験では，ケトン食療法を開始して感染症の頻度が減ったという患者が多く，多数例でケトン食療法を開始してから10年

第4章　ケトン食の献立の実践と対応の実際

以上が経つが，急性期管理をした経験は，数回程度である．主体を占める GLUT1 欠損症では，てんかん発作の頻度は月単位のことが多く，体調不良になってケトン食療法を緩めてもてんかん発作が重積・群発するリスクは低いと判断して，一時的にケトン食療法を中止しているが，それで発作が増悪して管理困難になったことはない．

　以上のことを下敷きに，初版執筆時にカナダのトロント小児病院〔The Hospital for Sick Children（シックキッズ）〕から詳細な管理方針を提供していただいたため，以下に紹介する．なお，修正アトキンズ食も類似の方針でよいと考えられるが，各論にて著者の自験例の提示があるため，そちらも参照されたい．

## 2 外来での診療方針

### 1）　一般的な原則
水分制限をしている場合は，それを解除する．鎮咳薬，去痰薬，解熱薬，抗菌薬など投薬を必要とする場合には，薬剤中の炭水化物が最小限となるように努力する．ケトン食療法は可能な限り継続する．トロント小児病院では，極力錠剤を利用して処方しているが，具体例としては **P171，第4章 G　処方された薬の糖分について**の章を参照していただきたい．

### 2）　嘔吐・下痢の場合
　嘔吐・下痢は両方とも脱水になる可能性がある．脱水の兆候は，易刺激性，尿量の減少，口腔・舌の乾燥，（目下の）クマの出現，活気不良などである．こうした兆候が表れた場合には，水分の補充が必要である．

　嘔吐の場合，自宅で尿中ケトン体を測定し，過剰なケトーシスとなっていないことを確認する．尿テープでケトン体を測定するが，ト

ロント小児病院では，既定の判定時間（日本のケトスティックスでは 15 秒）よりも早くに色が変化して（4＋）になった場合を，（4＋）以上と判定している．過剰なケトーシスの症状は，Kussmaul 呼吸（ただし典型的な深い Kussmaul 呼吸ではなく Kussmaul 呼吸初期の浅くて早い呼吸が多い），易刺激性，頻脈，顔面紅潮，疲労感・倦怠感，嘔吐である．嘔吐や全身倦怠感など，消化管感染症と類似する点も多いが，鑑別点は Kussmaul 呼吸である．過剰なケトーシスが疑われる場合には，リンゴジュース小さじ 2 杯（＝10 mL）またはオレンジジュース小さじ 3 杯（＝15 mL）を飲ませる．20 分おいてもう 1 回同様に与えてもよい．改善しない場合には，嘔吐の原因を調べるため，主治医に連絡する．

　過剰なケトーシスを認めない場合，嘔吐の原因として可能性が高いのは，急性胃腸炎や便秘である．急性胃腸炎の場合には，古典的ケトン食でも MCT ケトン食でも，食事療法をすぐに中止し，十分な水分を与える．便秘の場合には浣腸を行う．重症例やほかの原因が疑われるときには主治医に連絡する．

　**P35，第2章A　古典的ケトン食　4 合併症**の項に記載したように，下痢はアジア諸国では非常に多い合併症である．下痢の場合，最初に確認することは脱水の有無である．もし脱水があれば，水分の補充が必要である．下痢の原因として多いものは，急性胃腸炎，胃腸炎後あるいはケトン食療法導入後の脂肪不耐症である．古典的ケトン食の場合には，ケトン比を 0.5 下げる．古典的ケトン食で MCT を使っている場合には，MCT の量を減らすことも有用である．MCT ケトン食の場合には，**P50，第2章B　MCT ケトン食**の章を参照すること．下痢の場合も，重症例やほかの原因が疑われるときには主治医に連絡する．

**F 体調不良時の対応**

自宅で水分を補充する場合には，経口補液しか使えない．しかし，適量の電解質を含み，炭水化物を含まない液体は，日本とカナダでは手に入らない．トロント小児病院では，一般の経口補液製剤を薄めて，炭水化物濃度が1％になるようにしたものを使っている．日本では，OS-1®（炭水化物濃度2.5％）を2倍希釈したら，ほぼ同等になる．経口補液は，血糖値を保ち，脱水や過剰なケトーシスを予防するために投与する．水分投与量は，嘔吐でも下痢でも，一般的な輸液量に嘔吐や下痢で失われたと推定される量を投与する．ケトン食を一時的に中止し，薄めるとはいえ炭水化物の入った水分を投与することになるが，トロント小児病院の経験では，ケトーシスが大きく崩れたり，発作が再発したりしたことはほとんどないということである．

こうした場合以外には，病院を受診する．治療方針は後述の通りである．しかし，かかりつけ以外の病院を受診することもあるため，投薬時には炭水化物を極力少なくしたものを投与し，点滴は炭水化物を含まない生食で行う必要があることを両親は知っておく必要がある．

症状が改善したら，ケトン食を1/3量から開始し，漸増する．このとき，エッグノッグ*やketogenic shake**のような一口しか摂取できなくてもケトン比の保たれるようなものから食べ始める方がよい．問題がなければ2/3量，全量と漸増し，全量摂取が可能となったら，通常の食事メニューに切り替える．

## 3 | 救急外来・入院での診療方針

トロント小児病院では，患者が急性疾患を

* P198，第5章 Q&Aにて作り方を紹介する．
** P53，コラムにて詳しく紹介している．

罹患し，保護者で対処が難しい場合には，病院のケトン食チームに連絡し，必要があれば救急外来を受診することになっている．水分摂取量は，一般的な輸液量を目安に投与するが，炭水化物を含まないように注意する．重度の嘔吐がなければ，ケトン食療法は可能な限り継続する．内服薬は錠剤を使用し，点滴は生食を用いる．ケトン食療法時は，通常食の小児とは代謝の状態が違うため，疾患罹患時には，つねに過剰なケトーシスと脱水，低血糖に注意する．

入院中には，尿中ケトン体を排尿の度に測定する．尿中ケトン体（4＋）以上は過剰なケトーシスをきたしていると考え，10 mLのリンゴジュースまたは15 mLのオレンジジュースを飲ませる．

脱水の評価には，臨床症状の評価に加えて，尿比重を測定し，1.035以下になるように調整する．1.035以上であれば，脱水になっていると考え，水分摂取を増やす．脱水があると濃縮のために尿中ケトン体が実態以上の高値となって過剰評価につながり，脱水の補正やジュース類の摂取などで状態が改善すると，急速にケトン体が下がることがあり，それを予測するために尿比重と尿中ケトン体を頻繁に測定する．

血糖値は6時間ごとに測定する．血糖が45 mg/dL未満，もしくは低血糖症候（反応性低下，顔面蒼白，発汗など）があるときは，炭水化物の投与を考慮する．経口摂取が可能なときは，20 mLのリンゴジュースまたは30 mLのオレンジジュースを飲ませ，1時間以内に血糖値を再検する．嘔吐で経口摂取不能のときは，体重にかかわらず5％ブドウ糖液25 mLを単発で投与する（ジョンス・ホプキンス病院では1 g/kgを投与する）．45〜54 mg/dLのときはその半量を与える．その後は，1時間以内に再検し，45 mg/dL未満であれば，10 mL

第4章 ケトン食の献立の実践と対応の実際

のリンゴジュースまたは15 mLのオレンジジュースを飲ませる．ブドウ糖の入った輸液を持続点滴することは，長期にわたって経口摂取ができない場合以外は推奨しない．重症の患児で罹患期間が長期にわたる場合には，血糖値の急速な減少と重症のケトアシドーシスを予防するため，遅い点滴速度で5％ブドウ糖液の持続点滴を行うこともあるが，トロント小児病院ではかなりまれなことである．

嘔吐を反復すると，脱水により過剰なケトーシスがさらに増悪し，これが次の嘔吐を引き起こすという悪循環を招く．そのため，トロント小児病院では嘔吐に対して積極的に介入し，嘔吐が1回でもあれば，ジメンヒドリナートやオンダンセトロンを使用する．ただし日本では保険適応がないため，ドンペリドンを使うことでよいと考えられる．

MCTケトン食を行っている場合に嘔吐・下痢を生じた場合，ジョンス・ホプキンス病院では即座に中止としているが，MCTケトン食を多数行っているトロント小児病院では，中止とはせずに，使用するMCTの量を減らして対応する．MCTケトン食時の下痢については，**P50**，**第2章 B MCTケトン食**を参照のこと．

## 4 | 重症化したとき，絶食時

ジョンス・ホプキンス病院，トロント小児病院とも，重症の場合，たとえば重症感染症や敗血症などの場合は，ケトン食をいったん中止して，病気が回復するのを待つ．ただしこの判断基準は明記されておらず，各主治医の判断でよいであろう．どちらにしても，ケトーシスの進行と低血糖には気を付ける．

## 5 | その他，気をつけるべきこと

患者が緊急受診を要するときにいつでも対応可能とは限らないため，救急受診用の簡単な説明文書を作成し，患者に持たせておくとよい．ケトン食療法の概略と点滴時にはブドウ糖の入った輸液を使わないこと，低血糖と過度のケトーシスの対策，主治医の連絡先などを記載しておく．こうした準備は，旅行などのときにも有用である．これまで，体調不良時の具体的な対処については医師向けの資料はなかった．今後，こうした経験を症例報告として積み重ねていくことも必要である．

### ●謝辞●

体調不良時の対応について，院内のプロトコールを提供し，助言をいただいたトロント小児病院小児神経科のDr. Elizabeth J. Donnerと秋山倫之先生，栄養士のMs. Christiana Y.M. Liuに深謝いたします．

### 文献

1) Kossoff EH, et al : Optimal clinical management of children receiving the ketogenic diet: recommendations of the International Ketogenic Diet Study Group. Epilepsia 50 : 304-317, 2009.

2) Freeman JM, et al : The ketogenic diet. A treatment for children and others with epilepsy. Demos, 2006.

3) Kossoff EH, et al : The Ketogenic Diet and Modified Atkins Diets : Treatments for Epilepsy and Other Disorders. Demos, 2016.

4) Zupec-Kania BW, et al : Clinical use of the ketogenic diet. The dietitian's role. In : Stafstrom CE, Rho JM. Epilepsy and the ketogenic diet. Humana Press, pp63-81, 2004.

5) Liu YM : Medium-chain triglyceride（MCT）ketogenic therapy. Epilepsia 49 Suppl 8 : 33-36, 2008.

6) Kang HC, et al : Early- and late-onset complications of the ketogenic diet for intractable epilepsy. Epilepsia 45 : 1116-1123. 2004.

7) Payne NE, et al : The ketogenic and related diets in adolescents and adults--a review. Epilepsia 52 : 1941-1948, 2011.

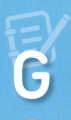

第4章 ケトン食の献立の実践と対応の実際

# 処方された薬の糖分について

熊田知浩, 光 真理子

薬剤中には添加物などに糖質が含まれていることが多い. とくにケトン食治療中の患者は抗てんかん薬等の薬剤を長期服用している場合が多く, 食事以外で薬剤に含まれる糖質を知らず知らずのうちに摂取している可能性がある. また体調不良時に一時的に医師から処方される解熱剤や抗菌薬などの薬剤についても同様である. せっかく毎日の食事で厳しい糖質制限を行っているのであるから, 内服薬から知らずに多くの糖質を摂取していた, という状況は避けたいものである. しかし, できるだけ糖質の少ない薬剤を処方してもらうよう医師に依頼しても, 現状では各薬剤の添付文書には糖質含有量が記載されていないものが多く, 依頼された医師も困惑するだけである.

そこで, ケトン食治療のテキスト作成に当たって, 比較的よく使用される(とくに小児患者に)と思われる薬剤について, 各薬剤中に含まれる糖質の熱量およびその薬剤の総熱量について各製薬会社に問い合わせた結果をまとめて表にした(表1〜9). 各薬剤は錠剤・カプセルは1錠・1カプセル当たり, 粉薬は1g当たりに含有される糖質の熱量および総熱量を記載した. 数値は各製薬会社に回答してもらった値をそのまま記載した. また, 各熱量について不明, または公表できないなどの理由で明らかにできなかったものはN.D.(no data)と記載した. ただ, 実際に医師および患者家族が知りたいのは糖質の含有量であるため, 表の右端の列に「糖質の含有量(g)」の項目を加えた.「糖質の含有量(g)」は筆者が「各製薬会社から出された糖質の熱量」を4で割った値を小数点第2位以下を四捨五入して記載した.(糖質1gに含まれる熱量を4 kcalとして概算した.)糖質の熱量が不明で総熱量が判明している薬剤については「総熱量を4で割った値」以下, と記載した.

なお, 水薬はシロップに糖質が多量に含まれるため, 原則として服用しない方がよいのでほとんど掲載していない. 一方, 坐薬は糖質の吸収を気にしなくてよいので掲載していない. 坐薬の薬効成分はおもに大腸で吸収されるが, 坐薬中に添加されている糖質は本来小腸で消化吸収されるもので, 大腸では吸収されないと考えられるため, 坐薬中の糖質は無視してよい.

## 1 熱量の測定方法について

今回, 各製薬会社に薬剤に含有される糖質の内容(名称, 重量)ではなく熱量について問い合わせた理由は, 企業情報などのため含有物の詳細を公表できない会社が多いと予想したからである. ただ, 糖質の熱量そのものを計測しデータとして持っている製薬会社は少なく, 多くの会社が今回の調査で含有物の種類, 重量から熱量の理論値を計算しデータを提示した[1].

第4章　ケトン食の献立の実践と対応の実際

## 2 薬剤投与量の記載方法

　表を参照する前にまず，薬剤の投与量の表記方法について知っておく必要がある．どんな薬剤でも正味の成分量以外に賦形剤（薬剤を服薬しやすくするなどのために加える物質）が含まれている．薬剤の投与量の表記方法は，①薬剤全体量（成分量＋賦形剤の量）を表記する場合と，②成分量を表記する場合がある．①薬剤全体量を表記する場合は単位をグラム（g）で表し，②成分量を表記する場合は単位をミリグラム（mg）またはマイクログラム（μg）で表す決まりがある．したがって，その数値が薬剤全体量を表しているのか成分量を表しているのかただし書きがなくても，たとえば0.5gと記されていればある薬剤全体量が0.5gという意味で，500mgと記されていれば成分量が500mgという意味になる．つまり，表の「粉薬1g当たりの糖質」の1gは薬剤全体量を表している．

　去痰薬ムコダイン®DS50%を例にとって説明する．50%というのは薬剤全体量のうち50%が成分量であることを意味している（ちなみに成分名は表に記されているカルボシステインである）．この薬剤を「1日1g処方」された場合，ムコダイン®DSという薬剤全体量が1gということになる．したがってその成分は全体量1gに50%を掛けて1×0.5＝0.5g＝500mgということになる．逆にこの薬剤の処方量が「1日500mg」と記載していれば，成分量が500mgなので薬剤全体量は500÷0.5＝1,000mg＝1gということになる．

> **Pitfall**
>
> 薬剤の投与量の表記には決まり（暗黙の了解）がある．薬剤全体量は「g」で表され，成分量は「mg」または「μg」で表されるので注意が必要．

## 3 表の活用方法

　では，実際に薬剤に含まれる糖質の量を，表を用いて計算してみよう．

　たとえば，錠剤がのめない30kgの児が発熱して，解熱剤カロナール®の頓服が必要とされた場合を考える．表1のようにカロナール®の剤形は細粒（20%，50%），錠剤（200mg，300mg）がある．カロナール®の1回使用量は成分量として体重1kg当たり10mg（/kg）とされるので，仮に成分量として1回10mg/kg×30kg＝300mg内服するとする．細粒20%の場合，薬剤の総量として1回1.5g（300mg÷0.2＝1,500mg＝1.5g）内服が必要で，1g当たりに含まれる糖質の熱量は表1より3.116kcalであるから，1.5gには3.116kcal/g×1.5g＝4.674kcalの糖質が含まれる．同様に細粒50%は1回0.6g（300mg÷0.5＝600mg＝0.6g）内服が必要で，3.116kcal/g×0.6g＝1.8696kcalの糖質が含まれる．糖質含有量を計算したい場合，表の右端の列の「糖質含有量（g）」の項を利用して，細粒20%は1g中に糖質0.8gを含むため，1.5g中には0.8g/g×1.5g＝1.2g，同様に細粒50%は1g中に糖質0.5gを含むため，0.5g/g×0.6g＝0.3gの糖質を含んでいることになる．したがってこの場合細粒50%を処方するのが最も糖質を摂取せずにすむことになる．なお，カロナール®の錠剤には糖質が含まれていないため，錠剤を粉砕して処方すれば問題ない

わけではあるが，薬によっては粉砕すると薬効が失われるもの，遮光が必要になるもの，変色するもの，大気中の水分を吸って変質するもの，苦みが強くて服用しにくくなるものがあり，薬剤師と事前に相談する必要がある．また，小児の場合は体重が増加するほど薬剤の内服量が増えるため，粉薬の場合，多くは糖質含有量も増える．カロナール®細粒50%を例にとると，10 kgで0.1 g，20 kgで0.2 g，30 kgで0.3 gと糖質含有量が増え，体重が大きいほどその値は無視できなくなる．したがって，体重の大きい年長児はなるべく錠剤が服用できるようになることが望ましい．

さて，表をご覧いただくとおわかりのように，総熱量と糖質の熱量が非常に近い薬剤が多い．つまり，薬剤の熱量の大部分は糖質が占めると考えてよい．したがって，総熱量が判明しており糖質の熱量が不明なものは，総熱量を糖質の熱量と近似して計算しても大きな違いはないと思われる．

なお，改訂にあたり，一部の薬剤に販売元が変わっているものがあるが，薬剤が変わっていないものは，新規販売元に確認せず改訂前のデータをそのまま掲載している．今回の改訂で，初版以降に新たに発売された薬剤などを追加した．

## 4 各薬効別薬剤処方の注意点

以下，表1～9を参考に概説する．一般論として，同じ成分名の商品の糖質含有量は粉薬＞錠剤である．また，繰り返すが，表の数値は粉薬1 g当たり，または錠剤（カプセル）1錠（カプセル）当たりの量であり，成分名が同じでも成分含有割合が異なる場合（カロナール®細粒20%と50%など）や薬効が同じ

### Pitfall

とくに小児で1回の投薬量が少ない場合，薬局で薬剤師が正確に計量・分包するために表1～9に記載された薬剤全体量に加え，さらに乳糖などの賦形剤を添加して調合することが多い．したがって，ケトン食中の患者またはその主治医は薬局または薬剤師にも糖質を添加しないように伝えておく必要がある．

賦形剤はほとんどが乳糖，でんぷんなどの糖質であるため，賦形剤なしでは正確に計量・分包できない場合，ほかの併用薬剤と合わせて調剤してもらうなど，全体の容量を増やす工夫が必要になる．

でも成分が異なるため全体の投与量が異なる場合（ムコダイン®とムコサール®など）は単純に表の数値のみで比較できないため，投与される薬剤全体量をもとに計算する必要がある．

### a 鎮咳去痰薬，総合感冒薬，解熱鎮痛薬（いわゆる風邪薬）（表1）

解熱鎮痛薬に関して，とくに小児の場合はアセトアミノフェンが推奨されているが，アセトアミノフェンを成分とした粉薬ではアセトアミノフェン「JG」原末，アセトアミノフェン〈ハチ〉が糖質を含んでおらず使用しやすい．鎮咳去痰薬はさまざまな種類のものがあるので医師と相談の上選択する余地がある．

### b 抗アレルギー薬（気管支拡張剤，抗ヒスタミン薬，その他）（表2）

テオフィリン製剤（テオロング®，テオドール®），抗ヒスタミン薬（ニポラジン®からピレチア®までの行の薬剤）はけいれん閾値（けいれんの起こりにくさ）を下げる（けいれんが起こりやすくなる）可能性が示されているものもあるため，主治医以外に処方して

第4章　ケトン食の献立の実践と対応の実際

もらう場合は，あらかじめ主治医と相談されるのが望ましい.

### c　消化器系薬剤（表3）

ケトン食の副作用は悪心，嘔吐，便秘などの消化器系の副作用が多い. また，重症心身障害児・者で胃食道逆流症を合併している患者がケトン食を行なう場合（多くは経管栄養）も想定し，消化管潰瘍に対する薬剤も列記した.

### d　抗菌薬および抗ウイルス薬（表4）

DS, 散剤ともに糖質を多く含んでいるので錠剤を粉砕するのが望ましい. 糖質とは関係ないが，トミロン®，メイアクト®，フロモックス®などのピボキシル基を持つ抗菌薬はカルニチンと結合して体内に取り込まれるため，長期間併用するとカルニチン欠乏に陥りやすく，注意が必要とされている. ケトン食治療中はカルニチンが不足しやすい状態にあるので，なおさら注意が必要である.

### e　抗てんかん薬（表5）

やはり全体として，錠剤またはその粉砕の内服が望ましい. バルプロ酸は多種類のジェネリック薬品がでているが，粉薬の中ではセレニカR®は錠剤も徐放顆粒も糖質を含まない. カルバマゼピンはテグレトール®細粒，フェニトインはアレビアチン®10%散が粉薬の中では糖質含有量は少ない方である. フェノバルビタールではフェノバール®原末は糖質を含まない. クロナゼパムの場合，ランドセン®細粒0.1%も0.5%も1g当たりの糖質含有量は変わらないので同じ成分量で比較すると0.5%の方が糖質含有量を減らすことができる.（成分であるクロナゼパム1mgの処方を考えると，ランドセン®細粒0.1%では薬剤全体量は1mg÷0.001＝1,000mg＝1g,

細粒0.5%では1mg÷0.005＝200mg＝0.2gとなり，細粒0.5%の方が全体量が0.1%の1/5ですむからである.）

### f　抗てんかん薬以外の精神・神経系薬剤（表6）

重症心身障害児・者などは，筋緊張亢進や不随意運動を抑制するために多剤を併用して内服している場合が多い. 経管栄養の患者の場合，テルネリン®，ミオナール®などは糖質の多く含まれる顆粒よりも錠剤の粉砕の方が望ましい. 不眠のため睡眠薬を服用しているてんかん患者も多い. 睡眠薬・抗不安薬として表6に挙げたベンゾジアゼピン系薬剤（セルシン®，ホリゾン®，ベンザリン®，ネルボン®，ニトラゼパム®，セパゾン®，メンドン®，メイラックス®など）は抗てんかん薬として用いられることもある. いずれも散剤は糖質を比較的多く含んでおり，錠剤の粉砕の方が望ましい.

### g　循環器・内分泌薬（表7）

ここに挙げた薬剤をケトン食治療開始時から併用している患者は少ないと思われる. しかし長期治療中に高血圧や脂質異常症などの副作用が出現した場合は降圧剤や脂質異常症治療薬（メバロチン®）などが必要になるかもしれない. また，抗不整脈薬であるメキシチール®はてんかん治療に用いることもある.

### h　漢方薬（表8）

漢方薬は賦形剤と乾燥エキスからなり，両者に糖質が多く含まれている. 乾燥エキス中の正確な糖質の量はわからないが，ツムラの漢方薬は最大に見積もって，熱量1g当たり4kcalと算出している（表内＊）. クラシエ薬品の場合，錠剤と細粒があるが，同じ成分の

薬品は細粒1g当たりの成分量は錠剤3錠分の成分量に該当するため，1日投与量に換算すると細粒と錠剤で糖質含有量はほとんど差がない．たとえば，クラシエ小柴胡湯エキス細粒は1g当たり3.6 kcal，クラシエ小柴胡湯エキス錠は1錠当たり1.3 kcalであるが，細粒1gと同じ成分量を内服するには錠剤は3錠必要なため，結局1.3 kcal/錠×3錠＝3.9 kcal必要な計算となり，1gの細粒の熱量（3.6 kcal）とほとんど違いはない．

## i ビタミン薬およびケトン食治療に併用する薬（表9）

カルシウムの補充のためによく用いられる乳酸カルシウム水和物〔$(C_3H_5O_3)_2Ca \cdot 5H_2O$，分子量308〕には糖質は含まれないが，乳酸分子（$C_3H_6O_3$）は2分子会合するとブドウ糖（$C_6H_{12}O_6$，分子量180）になるため，乳酸カルシウム水和物1gからは理論上最大ブドウ糖0.58 g（＝180÷308）が産生されることになる（しかし，カルシウムのbioavailability＝生体内での利用効率がもっともよいのは乳酸カ

ルシウムであり，カルシウムの補充には適している）．

カルニチン欠乏を補うためのエルカルチン®FFは錠剤・内用液ともに糖質はほとんど含まれていない．高尿酸血症に対する薬剤（ザイロリック®，ベネシッド®，ユリノーム®），腎結石（またはその予防）に対する薬剤（ウラリット®）などは糖質含有量は少ない．

### Pitfall

水薬（シロップ）は糖質が多いので避ける．錠剤・カプセルと粉薬なら一般的に錠剤・カプセルの方が糖質含有量は少ない．錠剤の粉砕は薬効への影響など薬剤師への確認が必要である．粉薬では，必ずしも細粒がDS（ドライシロップ）より糖質含有量が少ないとは限らない．坐薬に含まれる糖質はほとんど吸収されないので，無視してよい．

### 文献

1) 日本食品分析センター：JFRニュース．食品の熱量（エネルギー）についてNo.35, July. 2003.

## 第4章　ケトン食の献立の実践と対応の実際

### 表1 鎮咳去痰薬・総合感冒薬・解熱鎮痛薬（いわゆる風邪薬）

| 製品名 | 一般名(成分) | 販売元 | 糖質の熱量 (kcal)* | 総熱量 (kcal)* | 糖質含有量 (g) |
|---|---|---|---|---|---|
| PL 配合顆粒 | ― | 塩野義製薬 | 1.94 | 1.95 | 0.5 |
| 幼児用 PL 配合顆粒 | ― | 塩野義製薬 | 3.5 | 3.5 | 0.9 |
| カロナール細粒 20% | アセトアミノフェン | あゆみ製薬 | 3.116 | N.D. | 0.8 |
| カロナール細粒 50% | アセトアミノフェン | あゆみ製薬 | 1.936 | N.D. | 0.5 |
| カロナール錠 200 | アセトアミノフェン | あゆみ製薬 | 0.2212 | N.D. | 0.1 |
| カロナール錠 300 | アセトアミノフェン | あゆみ製薬 | 0.168 | N.D. | 0.0 |
| アセトアミノフェン「JG」原末 | アセトアミノフェン | 日本ジェネリック | 0 | N.D. | 0.0 |
| アセトアミノフェン〈ハチ〉 | アセトアミノフェン | 健栄製薬 | 0 | N.D. | 0 |
| ブルフェン錠 100 | イブプロフェン製剤 | 科研製薬 | 0.239 | 0.263 | 0.1 |
| ブルフェン錠 200 | イブプロフェン製剤 | 科研製薬 | 0.391 | 0.43 | 0.1 |
| ブルフェン顆粒 20% | イブプロフェン製剤 | 科研製薬 | 1.219 | 1.399 | 0.3 |
| フロベン錠 40 | フルルビプロフェン製剤 | 科研製薬 | 0.14 | 0.309 | 0.0 |
| フロベン顆粒 8% | フルルビプロフェン製剤 | 科研製薬 | 0.593 | 0.652 | 0.1 |
| アスピリン「ホエイ」 | アスピリン | ファイザー | 0 | 0 | 0.0 |
| アスピリン原末「マルイシ」 | アスピリン | 丸石製薬 | 0 | N.D. | 0.0 |
| アスピリン「ヨシダ」 | アスピリン | 吉田製薬 | 0 | N.D. | 0.0 |
| アスピリン「ケンエー」 | アスピリン | 健栄製薬 | N.D. | N.D. | N.D. |
| アスピリンシオエ | アスピリン | 日本新薬 | 0 | N.D. | 0.0 |
| ボルタレン SR カプセル 37.5 mg | ジクロフェナクナトリウムカプセル | ノバルティスファーマ | 0.428 | 0.428 | 0.1 |
| ボルタレン錠 25 mg | ジクロフェナクナトリウム錠 | ノバルティスファーマ | 0.224 | 0.224 | 0.1 |
| ポンタール細粒 98.5% | メフェナム酸製剤 | 第一三共 | 0 | 0 | 0.0 |
| ポンタール散 50% | メフェナム酸製剤 | 第一三共 | 1.94 | 1.94 | 0.5 |
| ポンタールカプセル 250 mg | メフェナム酸製剤 | 第一三共 | 0.254 | 0.254 | 0.1 |
| ポンタール錠 250 mg | メフェナム酸製剤 | 第一三共 | 0.204 | 0.204 | 0.1 |
| ロキソニン細粒 10% | ロキソプロフェンナトリウム水和物製剤 | 第一三共 | 3.024 | 3.024 | 0.8 |
| ロキソニン錠 60 mg | ロキソプロフェンナトリウム水和物製剤 | 第一三共 | 0.499 | 0.499 | 0.1 |
| ブリカニール錠 2 mg | テルブタリン硫酸塩錠 | アストラゼネカ | 0.55 | 0.55 | 0.1 |
| リン酸コデイン散 1%「ホエイ」 | コデインリン酸塩散 1% | マイラン製薬 | 3.96 | 3.96 | 1.0 |
| リン酸コデイン錠 5 mg「ファイザー」 | コデインリン酸塩錠 | ファイザー | 1.82 | 1.82 | 0.5 |
| コデインリン酸塩散 1%「マルイシ」 | コデインリン酸塩散 1% | 丸石製薬 | 3.96 | N.D. | 1.0 |
| リン酸コデイン散 1%「メタル」 | コデインリン酸塩散 1% | 吉田製薬 | 3.96 | N.D. | 1.0 |
| コデインリン酸塩散 1%「第一三共」 | コデインリン酸塩散 1% | 第一三共 | 3.96 | 3.96 | 1.0 |
| リン酸コデイン散 1%「日医工」 | コデインリン酸塩散 1% | 日医工 | 4 | 4 | 1.0 |
| コデインリン酸塩散 1%「シオエ」 | コデインリン酸塩散 1% | 日本新薬 | 0 | N.D. | 1.0 |
| コデインリン酸塩錠 5 mg「シオエ」 | コデインリン酸塩錠 | 日本新薬 | 1.17 | N.D. | 0.3 |
| コデインリン酸塩散 1%「タケダ」 | コデインリン酸塩散 1% | 武田薬品工業 | 0 | 0 | 0.0 |
| メジコン散 10% | デキストロメトルファン臭化水素酸塩製剤 | 塩野義製薬 | 3.6 | 3.6 | 0.9 |
| メジコン錠 15 mg | デキストロメトルファン臭化水素酸塩製剤 | 塩野義製薬 | 0.09 | 0.09 | 0.0 |
| フスタゾール散 10% | クロペラスチンフェンジゾ酸塩散 | 田辺三菱製薬 | 3.29 | N.D. | 0.8 |
| フスタゾール錠小児用 2.5 mg | クロペラスチンフェンジゾ酸塩錠 | 田辺三菱製薬 | 0.41 | N.D. | 0.1 |
| フスタゾール糖衣錠 10 mg | クロペラスチン塩酸塩錠 | 田辺三菱製薬 | 0.42 | N.D. | 0.1 |
| アスベリンドライシロップ 2% | チペピジンヒベンズ酸製剤 | 田辺三菱製薬 | 3.77 | N.D. | 0.9 |
| アスベリン散 10% | チペピジンヒベンズ酸製剤 | 田辺三菱製薬 | 3.35 | N.D. | 0.8 |
| アスベリン錠 10 | チペピジンヒベンズ酸製剤 | 田辺三菱製薬 | 0.36 | N.D. | 0.1 |
| アスベリン錠 20 | チペピジンヒベンズ酸製剤 | 田辺三菱製薬 | 0.44 | N.D. | 0.1 |
| ムコダイン DS50% | カルボシステインドライシロップ | 杏林製薬 | 1 | 1 | 0.3 |
| ムコダイン錠 250 mg | カルボシステイン錠・細粒 | 杏林製薬 | 0 | 0 | 0.0 |
| ムコダイン錠 500 mg | カルボシステイン錠・細粒 | 杏林製薬 | 0 | 0 | 0.0 |
| ムコソルバン DS3% | アンブロキソール塩酸塩製剤 | 帝人ファーマ | 0 | 0 | 0.0 |
| ムコソルバン L 錠 45 mg | アンブロキソール塩酸塩製剤 | 帝人ファーマ | N.D. | N.D. | 0.1 |
| ムコソルバン錠 15 mg | アンブロキソール塩酸塩製剤 | 帝人ファーマ | 0.4 | 0.4 | 0.1 |
| 小児用ムコソルバン DS1.5% | アンブロキソール塩酸塩製剤 | 帝人ファーマ | 4 | N.D. | 0.0 |
| ムコサール－L カプセル 45 mg | アンブロキソール塩酸塩製剤 | サノフィ | N.D. | N.D. | N.D. |
| ムコサールドライシロップ 1.5% | アンブロキソール塩酸塩製剤 | サノフィ | N.D. | N.D. | N.D. |
| ムコサール錠 15 mg | アンブロキソール塩酸塩製剤 | サノフィ | N.D. | N.D. | N.D. |
| トランサミン錠 250 mg | トラネキサム酸 | 第一三共 | 0.05 | 0.05 | 0 |
| トランサミン錠 500 mg | トラネキサム酸 | 第一三共 | 0 | 0 | 0 |
| トランサミンカプセル 250 mg | トラネキサム酸 | 第一三共 | 0.05 | 0.05 | 0 |
| トランサミン散 50% | トラネキサム酸 | 第一三共 | 0 | 0.95 | 0 |

*錠／カプセル：1 錠／カプセル当たり，粉薬は 1 g 当たり，シロップ／液剤は 1 mℓ 当たり（2017 年 10 月現在）

## G 処方された薬の糖分について

### 表2 抗アレルギー薬（気管支拡張薬，抗ヒスタミン薬，その他）

| 製品名 | 一般名（成分） | 販売元 | 糖質の熱量（kcal）* | 総熱量（kcal）* | 糖質含有量（g） |
|---|---|---|---|---|---|
| ベネトリン錠 2 mg | サルブタモール硫酸塩錠 | グラクソ・スミスクライン | N.D. | 0.38 | 0.1 以下 |
| メプチンドライシロップ 0.005% | プロカテロール塩酸塩水和物ドライシロップ | 大塚製薬 | 3.98 | 3.98 | 1.0 |
| メプチンミニ錠 25 μg | プロカテロール塩酸塩水和物錠 | 大塚製薬 | 0.11 | 0.11 | 0.0 |
| メプチン錠 50 μg | プロカテロール塩酸塩水和物錠 | 大塚製薬 | 0.16 | 0.16 | 0.0 |
| メプチン顆粒 0.01% | プロカテロール塩酸塩水和物顆粒 | 大塚製薬 | 2.94 | 2.94 | 0.7 |
| テオロング錠 100 mg | テオフィリン徐放製剤 | エーザイ | 0.11 | N.D. | 0.0 |
| テオロング錠 200 mg | テオフィリン徐放製剤 | エーザイ | 0.2 | N.D. | 0.1 |
| テオロング錠 50 mg | テオフィリン徐放製剤 | エーザイ | 0.09 | N.D. | 0.0 |
| テオロング顆粒 50% | テオフィリン徐放製剤 | エーザイ | 0 | N.D. | 0.0 |
| テオドールドライシロップ 20% | テオフィリン徐放性製剤 | 田辺三菱製薬 | 1.03 | N.D. | 0.3 |
| テオドール錠 100 mg | テオフィリン徐放性製剤 | 田辺三菱製薬 | 0.54 | N.D. | 0.1 |
| テオドール錠 200 mg | テオフィリン徐放性製剤 | 田辺三菱製薬 | 0.53 | N.D. | 0.1 |
| テオドール錠 50 mg | テオフィリン徐放性製剤 | 田辺三菱製薬 | 0.12 | N.D. | 0.0 |
| テオドール顆粒 20% | テオフィリン徐放性製剤 | 田辺三菱製薬 | 0.82 | N.D. | 0.2 |
| スピロペント顆粒 0.002% | クレンブテロール塩酸塩製剤 | 帝人ファーマ | 2.1 | 2.1 | 0.5 |
| スピロペント錠 10 μg | クレンブテロール塩酸塩製剤 | 帝人ファーマ | 0.3 | 0.3 | 0.1 |
| ホクナリン錠 1 mg | ツロブテロール塩酸塩錠 | マイラン EPD | 0.31 | 0.31 | 0.1 |
| ホクナリンドライシロップ 0.1% 小児用 | ツロブテロール塩酸塩ドライシロップ | マイラン EPD | 4 | 4 | 1 |
| ニポラジン錠 3 mg | メキタジン錠 | アルフレッサファーマ | 0.48 | 0.48 | 0.1 |
| ニポラジン小児用細粒 0.6% | メキタジン小児用細粒 | アルフレッサファーマ | 1.69 | 1.77 | 0.4 |
| ペリアクチン散 1% | シプロヘプタジン塩酸塩水和物散 | 日医工 | 4 | 4 | 1.0 |
| ペリアクチン錠 4 mg | シプロヘプタジン塩酸塩水和物錠 | 日医工 | 0.5 | 0.5 | 0.1 |
| テルギン G ドライシロップ 0.1% | クレマスチンフマル酸塩 | マルホ | N.D. | 3.16 | 0.8 以下 |
| テルギン G 錠 1 mg | クレマスチンフマル酸塩 | マルホ | N.D. | 0.2 | 0.1. 以下 |
| リザベンカプセル 100 mg | トラニラスト製剤 | キッセイ薬品工業 | N.D. | N.D. | N.D. |
| リザベンドライシロップ 5% | トラニラスト製剤 | キッセイ薬品工業 | N.D. | 3.5 | 0.9 以下 |
| リザベン細粒 10% | トラニラスト製剤 | キッセイ薬品工業 | N.D. | N.D. | N.D. |
| ポララミンドライシロップ 0.2% | d－クロルフェニラミンマレイン酸塩製剤 | 高田製薬 | N.D. | N.D. | N.D. |
| ポララミン散 1% | d－クロルフェニラミンマレイン酸塩製剤 | 高田製薬 | N.D. | N.D. | N.D. |
| ポララミン錠 2 mg | d－クロルフェニラミンマレイン酸塩製剤 | 高田製薬 | N.D. | N.D. | N.D. |
| ザジテンカプセル 1 mg | ケトチフェンフマル酸塩カプセル | 田辺三菱製薬 | 1.842 | 1.842 | 0.5 |
| ザジテンドライシロップ 0.1% | ケトチフェンフマル酸塩ドライシロップ | 田辺三菱製薬 | 2.91 | 2.91 | 0.7 |
| セルテクトドライシロップ 2% | オキサトミドドライシロップ | 協和発酵キリン | 3.835 | 4.105 | 1.0 |
| セルテクト錠 30 | オキサトミド錠 | 協和発酵キリン | 0.355 | 0.363 | 0.1 |
| アレグラ錠 30 mg | フェキソフェナジン塩酸塩製剤 | サノフィ | 0.201 | 0.201 | 0.1 |
| アレグラ錠 60 mg | フェキソフェナジン塩酸塩製剤 | サノフィ | 0.402 | 0.402 | 0.1 |
| アレジオンドライシロップ 1% | エピナスチン塩酸塩製剤 | 日本ベーリンガーインゲルハイム | N.D. | N.D. | N.D. |
| アレジオン錠 10 | エピナスチン塩酸塩製剤 | 日本ベーリンガーインゲルハイム | N.D. | N.D. | N.D. |
| アレジオン錠 20 | エピナスチン塩酸塩製剤 | 日本ベーリンガーインゲルハイム | N.D. | N.D. | N.D. |
| クラリチンドライシロップ 1% | ロラタジンドライシロップ | 塩野義製薬 | 3.76 | 3.76 | 0.9 |
| クラリチンレディタブ錠 10 mg | ロラタジン口腔内速溶錠 | 塩野義製薬 | 0.01 | 0.05 | 0.0 |
| クラリチン錠 10 mg | ロラタジン錠 | 塩野義製薬 | 0.35 | 0.35 | 0.1 |
| ザイザル錠 5 mg | レボセチリジン塩酸塩錠 | グラクソ・スミスクライン | N.D. | N.D. | N.D. |
| ザイザルシロップ 0.05% | レボセチリジン塩酸塩シロップ | グラクソ・スミスクライン | N.D. | N.D. | N.D. |
| タベジール錠 1 mg | クレマスチンフマル酸塩製剤 | ノバルティスファーマ | 0.0354 | 0.4 | 0 |
| タベジール散 0.1% | クレマスチンフマル酸塩製剤 | ノバルティスファーマ | 3.96 | 4 | 1 |
| タベジール散 1% | クレマスチンフマル酸塩製剤 | ノバルティスファーマ | 3.91 | 4 | 1 |
| アレロック錠 2.5 | オロパタジン塩酸塩錠 | 協和発酵キリン | 0.32 未満 | N.D. | 0.1 未満 |
| アレロック錠 5 | オロパタジン塩酸塩錠 | 協和発酵キリン | 0.48 未満 | N.D. | 0.1 未満 |
| アレロック OD 錠 2.5 | オロパタジン塩酸塩口腔内崩壊錠 | 協和発酵キリン | 0.24 未満 | N.D. | 0.1 未満 |
| アレロック OD 錠 5 | オロパタジン塩酸塩口腔内崩壊錠 | 協和発酵キリン | 0.352 未満 | N.D. | 0.1 未満 |
| アレロック顆粒 0.5% | オロパタジン塩酸塩顆粒 | 協和発酵キリン | 4 未満 | N.D. | 1 未満 |
| ジルテック錠 5 | セチリジン塩酸塩錠 | 第一三共 | 0.2 | 0.2 | 0.1 |
| ジルテック錠 10 | セチリジン塩酸塩錠 | 第一三共 | 0.27 | 0.27 | 0.1 |
| ジルテックドライシロップ 1.25% | セチリジン塩酸塩ドライシロップ | 第一三共 | N.D. | N.D. | N.D. |
| タリオン錠 5 mg | ベポタスチンベシル酸塩錠 | 田辺三菱製薬 | 0.12 | N.D. | 0 |
| タリオン錠 10 mg | ベポタスチンベシル酸塩錠 | 田辺三菱製薬 | 0.17 | N.D. | 0 |
| タリオン OD 錠 5 mg | ベポタスチンベシル酸塩口腔内崩壊錠 | 田辺三菱製薬 | 0.21 | N.D. | 0.1 |
| タリオン OD 錠 10 mg | ベポタスチンベシル酸塩口腔内崩壊錠 | 田辺三菱製薬 | 0.42 | N.D. | 0.1 |
| アタラックス－P カプセル 25 mg | ヒドロキシジンパモ酸塩 | ファイザー | N.D. | N.D. | N.D. |
| アタラックス－P カプセル 50 mg | ヒドロキシジンパモ酸塩 | ファイザー | N.D. | N.D. | N.D. |
| アタラックス－P ドライシロップ 2.5% | ヒドロキシジンパモ酸塩 | ファイザー | N.D. | N.D. | N.D. |
| アタラックス－P 散 10% | ヒドロキシジンパモ酸塩 | ファイザー | N.D. | N.D. | N.D. |
| アタラックス錠 10 mg | ヒドロキシジン塩酸塩錠 | ファイザー | N.D. | N.D. | N.D. |
| アタラックス錠 25 mg | ヒドロキシジン塩酸塩錠 | ファイザー | N.D. | N.D. | N.D. |
| ヒベルナ糖衣錠 5 mg | プロメタジン塩酸塩錠 | 田辺三菱製薬 | 0.36 | N.D. | 0.1 |
| ヒベルナ糖衣錠 25 mg | プロメタジン塩酸塩錠 | 田辺三菱製薬 | 0.66 | N.D. | 0.2 |
| ヒベルナ散 10% | プロメタジン塩酸塩散 | 田辺三菱製薬 | 3.28 | N.D. | 0.8 |
| ピレチア細粒 10% | プロメタジン製剤 | 高田製薬 | 3.31 | 3.32 | 0.8 |

177

## 第4章 ケトン食の献立の実践と対応の実際

| 製品名 | 一般名(成分) | 販売元 | 糖質の熱量(kcal)* | 総熱量(kcal)* | 糖質含有量(g) |
|---|---|---|---|---|---|
| ピレチア錠(25 mg) | プロメタジン製剤 | 高田製薬 | 0.23 | 0.23 | 0.1 |
| ピレチア錠(5 mg) | プロメタジン製剤 | 高田製薬 | 0.31 | 0.31 | 0.1 |
| キプレスチュアブル錠 5 mg | モンテルカストナトリウムチュアブル錠 | 杏林製薬 | 0.4 | 0.4 | 0.1 |
| キプレス細粒 4 mg | モンテルカストナトリウム細粒 | 杏林製薬 | 1 | 1 | 0.3 |
| キプレス錠 10 mg | モンテルカストナトリウム錠 | 杏林製薬 | 0.4 | 0.4 | 0.1 |
| キプレス錠 5 mg | モンテルカストナトリウム錠 | 杏林製薬 | 0.2 | 0.2 | 0.1 |
| キプレス OD 錠 10 mg | モンテルカストナトリウム口腔内崩壊錠 | 杏林製薬 | N.D. | N.D. | N.D. |
| オノンカプセル 112.5 mg | プランルカスト水和物カプセル | 小野薬品工業 | 0 | 0.34 | 0.0 |
| オノンドライシロップ 10% | プランルカスト水和物ドライシロップ | 小野薬品工業 | 0.28 | 3.54 | 0.1 |
| シングレアチュアブル錠 5 mg | モンテルカストナトリウム チュアブル錠 | MSD | N.D. | N.D. | N.D. |
| シングレア細粒 4 mg | モンテルカストナトリウム細粒 | MSD | N.D. | N.D. | N.D. |
| シングレア錠 10 mg | モンテルカストナトリウム錠 | MSD | N.D. | N.D. | N.D. |
| シングレア錠 5 mg | モンテルカストナトリウム錠 | MSD | N.D. | N.D. | N.D. |
| シングレア OD 錠 10 mg | モンテルカストナトリウム口腔内崩壊錠 | MSD | N.D. | 0.1 未満 | 0 |
| アイピーディカプセル 100 | スプラタストトシル酸塩カプセル剤 | 大鵬薬品工業 | 0 | 0.09 | 0.0 |
| アイピーディカプセル 50 | スプラタストトシル酸塩カプセル剤 | 大鵬薬品工業 | 0 | 0 | 0.0 |
| アイピーディドライシロップ 5% | スプラタストトシル酸塩ドライシロップ | 大鵬薬品工業 | 3.8 | 3.8 | 1.0 |

* 錠/カプセル:1錠/カプセル当たり,粉薬は1g当たり,シロップ/液剤は1mℓ当たり(2017年10月現在)

### 表3 消化器系薬剤

| 製品名 | 一般名(成分) | 販売元 | 糖質の熱量(kcal)* | 総熱量(kcal)* | 糖質含有量(g) |
|---|---|---|---|---|---|
| プリンペラン細粒 2% | メトクロプラミド細粒 | アステラス製薬 | 3.8 | 3.92 | 1.0 |
| プリンペラン錠 5 | メトクロプラミド錠 | アステラス製薬 | 0.29 | 0.29 | 0.1 |
| ナウゼリンドライシロップ 1% | ドンペリドンドライシロップ | 協和発酵キリン | 3.899 | 3.9 | 1.0 |
| ナウゼリン細粒 1% | ドンペリドン細粒 | 協和発酵キリン | 3.768 | 3.858 | 0.9 |
| ナウゼリン錠 10 | ドンペリドン錠 | 協和発酵キリン | 0.391 | 0.399 | 1.0 |
| ナウゼリン錠 5 | ドンペリドン錠 | 協和発酵キリン | 0.293 | 0.3 | 0.7 |
| タンニン酸アルブミン | タンニン酸アルブミン | 丸石製薬 | 0 | 3.78 | 0.0 |
| タンナルビン「ヨシダ」 | タンニン酸アルブミン | 吉田製薬 | 0 | N.D. | 0.0 |
| タンニン酸アルブミン「ケンエー」 | タンニン酸アルブミン | 健栄製薬 | N.D. | N.D. | N.D. |
| アドソルビン原末 | 天然ケイ酸アルミニウム | 第一三共 | 0 | 0 | 0.0 |
| ロペミンカプセル 1 mg | ロペラミド塩酸塩カプセル | ヤンセンファーマ | 0.6888 | 0.6888 | 0.2 |
| ロペミン細粒 0.1% | ロペラミド塩酸塩細粒 | ヤンセンファーマ | 3.9934 | 3.9934 | 1.0 |
| ロペミン小児用細粒 0.05% | ロペラミド塩酸塩細粒 | ヤンセンファーマ | 3.95445 | 3.95445 | 1.0 |
| ミルラクト細粒 50% | β-ガラクトシダーゼ(ペニシリウム)細粒 | 高田製薬 | 1.6 | 2.6 | 0.4 |
| ガランターゼ散 50% | β-ガラクトシダーゼ(アスペルギルス)散 | 田辺三菱製薬 | 0.98 | N.D. | 0.2 |
| ミヤ BM 細粒 | 酪酸菌(宮入菌)製剤 | ミヤリサン製薬 | 3.64 | 3.64 | 0.9 |
| ミヤ BM 錠 | 酪酸菌(宮入菌)製剤 | ミヤリサン製薬 | 1.2 | 1.2 | 0.3 |
| レベニン S 配合散 | ラクトミン・ビフィズス菌製剤 | わかもと製薬 | 3.47 | 3.48 | 0.9 |
| レベニンカプセル | 抗生物質・化学療法剤耐性乳酸菌製剤 | わかもと製薬 | 0.38 | 0.52 | 0.1 |
| レベニン散 | 抗生物質・化学療法剤耐性乳酸菌製剤 | わかもと製薬 | 3.43 | 3.44 | 0.9 |
| ラックビーR 散 | 耐性乳酸菌製剤 | 興和創薬 | 3.96 | 3.96 | 1.0 |
| ラックビー微粒 N | ビフィズス菌製剤 | 興和創薬 | 3.96 | 3.96 | 1.0 |
| ビオフェルミン R 散 | 耐性乳酸菌整腸剤 | ビオフェルミン製薬 | 3.09 | 3.11 | 0.8 |
| ビオフェルミン R 錠 | 耐性乳酸菌整腸剤 | ビオフェルミン製薬 | 0.97 | 0.99 | 0.2 |
| ビオフェルミン錠剤 | ビフィズス菌整腸剤 | ビオフェルミン製薬 | 0.97 | 1.01 | 0.2 |
| ビオフェルミン配合散 | 乳酸菌整腸剤(ラクトミン製剤) | ビオフェルミン製薬 | 3.11 | 3.18 | 0.8 |
| エンテロノン-R 散 | 耐性乳酸菌製剤 | EA ファーマ | 3.7 | 3.8 | 0.9 |
| プルゼニド錠 12 mg | センノシド錠 | 田辺三菱製薬 | 0.314 | 0.314 | 0.1 |
| 酸化マグネシウム「NP」原末 | 酸化マグネシウム | ニプロ | 0 | 0 | 0.0 |
| 酸化マグネシウム細粒83%「ヨシダ」 | 酸化マグネシウム製剤 | 吉田製薬 | 0 | 0 | 0 |
| マグミット細粒 83% | 酸化マグネシウム製剤 | 協和化学工業 | 0.44 | 0.48 | 0.1 |
| マグミット錠 200 mg | 酸化マグネシウム製剤 | 協和化学工業 | 0 | 0.02 | 0 |
| マグミット錠 250 mg | 酸化マグネシウム製剤 | 協和化学工業 | 0.02 | 0.05 | 0 |
| マグミット錠 330 mg | 酸化マグネシウム製剤 | 協和化学工業 | 0.03 | 0.06 | 0 |
| マグミット錠 500 mg | 酸化マグネシウム製剤 | 協和化学工業 | 0 | 0.05 | 0 |
| モニラック原末 | ラクツロース散 | 中外製薬 | 2 | 2 | 0.5 |
| ラキソベロン錠 2.5 mg | ピコスルファートナトリウム水和物錠剤 | 帝人ファーマ | 0.3 | 0.3 | 0.1 |
| ガスター D 錠 10 mg | ファモチジン口腔内崩壊錠 | アステラス製薬 | 0.02 | 0.217 | 0.0 |
| ガスター D 錠 20 mg | ファモチジン口腔内崩壊錠 | アステラス製薬 | 0.03 | 0.297 | 0.0 |
| ガスター散 10% | ファモチジン散 | アステラス製薬 | 3.41 | 3.414 | 0.9 |
| ガスター散 2% | ファモチジン散 | アステラス製薬 | 3.73 | 3.734 | 0.9 |
| ガスター錠 10 mg | ファモチジン錠 | アステラス製薬 | 0.24 | 0.25 | 0.1 |
| ガスター錠 20 mg | ファモチジン錠 | アステラス製薬 | 0.33 | 0.33 | 0.1 |
| ザンタック錠 150 | ラニチジン塩酸塩錠 | グラクソ・スミスクライン | 0 | 0 | 0.0 |
| ザンタック錠 75 | ラニチジン塩酸塩錠 | グラクソ・スミスクライン | 0 | 0 | 0.0 |

## G 処方された薬の糖分について

| 製品名 | 一般名（成分） | 販売元 | 糖質の熱量<br>(kcal)* | 総熱量(kcal)* | 糖質含有量<br>(g) |
|---|---|---|---|---|---|
| タガメット細粒 20% | シメチジン細粒 | 大日本住友製薬 | 3.1 | 3.1 | 0.8 |
| タガメット錠 200 mg | シメチジン錠 | 大日本住友製薬 | 0.004 | 0.017 | 0.0 |
| タガメット錠 400 mg | シメチジン錠 | 大日本住友製薬 | 0.006 | 0.033 | 0.0 |
| オメプラール錠 10 | オメプラゾール錠 | アストラゼネカ | 0.32 | 0.32 | 0.1 |
| オメプラール錠 20 | オメプラゾール錠 | アストラゼネカ | 0.44 | 0.45 | 0.1 |
| オメプラゾン錠 10 mg | オメプラゾール錠 | 田辺三菱製薬 | 0.28 | N.D. | 0.1 |
| オメプラゾン錠 20 mg | オメプラゾール錠 | 田辺三菱製薬 | 0.38 | N.D. | 0.1 |
| タケプロン OD 錠 15 | ランソプラゾール口腔内崩壊錠 | 武田薬品工業 | 0.3 | 0.3 | 0.1 |
| タケプロン OD 錠 30 | ランソプラゾール口腔内崩壊錠 | 武田薬品工業 | 0.46 | 0.46 | 0.1 |
| タケプロンカプセル 15 | ランソプラゾールカプセル | 武田薬品工業 | 0.29 | 0.29 | 0.1 |
| タケプロンカプセル 30 | ランソプラゾールカプセル | 武田薬品工業 | 0.27 | 0.27 | 0.1 |
| マーロックス懸濁用配合顆粒 | ― | サノフィ | 0 | 0.095 | 0.0 |
| マーズレン S 配合顆粒 | アズレンスルホン酸ナトリウム水和物, L-グルタミン | EA ファーマ | 0 | 3.96 | 0.0 |
| マーズレン配合錠 0.5ES | アズレンスルホン酸ナトリウム水和物, L-グルタミン | EA ファーマ | 0.044 | 1.364 | 0.0 |
| マーズレン配合錠 1.0ES | アズレンスルホン酸ナトリウム水和物, L-グルタミン | EA ファーマ | 0.088 | 2.728 | 0.0 |
| ムコスタ錠 100 mg | レバミピド製剤 | 大塚製薬 | 0 | 0.01 | 0.0 |
| ムコスタ顆粒 20% | レバミピド製剤 | 大塚製薬 | 2.46 | 2.8 | 0.6 |
| アルサルミン細粒 90% | スクラルファート水和物製剤 | 中外製薬 | 0.06 | 0.06 | 0.0 |
| ガスモチン散 1% | モサプリドクエン酸塩製剤 | 大日本住友製薬 | N.D. | N.D. | N.D. |
| ガスモチン錠 2.5 mg | モサプリドクエン酸塩製剤 | 大日本住友製薬 | N.D. | N.D. | N.D. |
| ガスモチン錠 5 mg | モサプリドクエン酸塩製剤 | 大日本住友製薬 | N.D. | N.D. | N.D. |
| ナウゼリン OD 錠 5 | ドンペリドン口腔内崩壊錠 | 協和発酵キリン | 0.128 未満 | N.D. | 0 |
| ナウゼリン OD 錠 10 | ドンペリドン口腔内崩壊錠 | 協和発酵キリン | 0.192 未満 | N.D. | 0 |
| ウルソ錠 100 mg | ウルソデオキシコール酸錠 | 田辺三菱製薬 | 0.04 | N.D. | 0.0 |
| ウルソ錠 50 mg | ウルソデオキシコール酸錠 | 田辺三菱製薬 | 0.02 | N.D. | 0.0 |
| ウルソ顆粒 5% | ウルソデオキシコール酸顆粒 | 田辺三菱製薬 | 3.78 | N.D. | 0.9 |
| グリチロン配合錠 | グリチルリチン酸モノアンモニウム・グリシン・DL-メチオニン配合錠 | EA ファーマ | 0.34 | N.D. | 0.1 |

* 錠／カプセル：1錠／カプセル当たり，粉薬は1g当たり，シロップ／液剤は1mℓ当たり（2017年10月現在）

### 表4 抗菌薬および抗ウイルス薬

| 製品名 | 一般名（成分） | 販売元 | 糖質の熱量<br>(kcal)* | 総熱量<br>(kcal)* | 糖質含有量<br>(g) |
|---|---|---|---|---|---|
| ワイドシリン細粒 10% | アモキシシリン水和物散 | Meiji Seika ファルマ | N.D. | N.D. | N.D. |
| ワイドシリン細粒 20% | アモキシシリン水和物散 | Meiji Seika ファルマ | 3 | 3 | 0.8 |
| サワシリンカプセル 125 | アモキシシリン水和物製剤 | アステラス製薬 | 0 | 0.2 | 0 |
| サワシリンカプセル 250 | アモキシシリン水和物製剤 | アステラス製薬 | 0 | 0.45 | 0.0 |
| サワシリン細粒 10% | アモキシシリン水和物製剤 | アステラス製薬 | 3.53 | 3.57 | 0.9 |
| サワシリン錠 250 | アモキシシリン水和物製剤 | アステラス製薬 | 0.03 | 0.3 | 0.0 |
| オーグメンチン配合錠 125SS | クラブラン酸カリウム・アモキシシリン水和物錠 | グラクソ・スミスクライン | N.D. | 0.03 | 0.0 |
| オーグメンチン配合錠 250RS | クラブラン酸カリウム・アモキシシリン水和物錠 | グラクソ・スミスクライン | N.D. | 0.05 | 0.0 |
| クラバモックス小児用ドライシロップ | シロップ用クラブラン酸カリウム・アモキシシリン水和物 | グラクソ・スミスクライン | N.D. | 0.25 | 0.1 以下 |
| ユナシン細粒小児用 10% | スルタミシリントシル酸塩水和物散 | ファイザー | N.D. | N.D. | N.D. |
| ユナシン錠 375 mg | スルタミシリントシル酸塩錠 | ファイザー | N.D. | N.D. | N.D. |
| セフゾンカプセル 100 mg | セフジニルカプセル | アステラス製薬 | 0 | 0.2 | 0.0 |
| セフゾンカプセル 50 mg | セフジニルカプセル | アステラス製薬 | 0 | 0.1 | 0.0 |
| セフゾン細粒小児用 10% | セフジニル細粒 | アステラス製薬 | 3.5 | 3.5 | 0.9 |
| オラスポア小児用ドライシロップ 10% | シロップ用セフロキサジン | アルフレッサファーマ | 3.32 | 3.34 | 0.8 |
| フロモックス小児用細粒 | セフカペンピボキシル塩酸塩細粒 | 塩野義製薬 | 1.53 | 2.59 | 0.4 |
| フロモックス錠 100 mg | セフカペンピボキシル塩酸塩錠 | 塩野義製薬 | 0.27 | 0.27 | 0.1 |
| フロモックス錠 75 mg | セフカペンピボキシル塩酸塩錠 | 塩野義製薬 | 0.2 | 0.2 | 0.1 |
| L －ケフラール顆粒 | セファクロル複合顆粒 | 共和薬品工業 | 0.64 | 0.65 | 0.2 |
| ケフラールカプセル 250 mg | セファクロルカプセル | 共和薬品工業 | 0.08 | 0.08 | 0.0 |
| ケフラール細粒小児用 100 mg | セファクロル細粒 | 共和薬品工業 | 3.08 | 3.08 | 0.8 |
| L －ケフレックス小児用顆粒 | セファレキシン複粒 | 共和薬品工業 | 2.45 | 2.45 | 0.6 |
| L －ケフレックス顆粒 | セファレキシン複粒 | 共和薬品工業 | 0.56 | 0.56 | 0.1 |
| ケフレックスカプセル 250 mg | セファレキシンカプセル | 共和薬品工業 | 0.1 | 0.1 | 0.0 |
| ケフレックスシロップ用細粒 100 | シロップ用セファレキシン | 共和薬品工業 | 3.41 | 3.41 | 0.9 |
| ケフレックスシロップ用細粒 200 | シロップ用セファレキシン | 共和薬品工業 | 3 | 3 | 0.8 |
| トミロン細粒小児用 10% | セフテラムピボキシル細粒 | 大正富山医薬品 | 3.4 | 3.5 | 0.9 |
| トミロン錠 100 | セフテラムピボキシル錠 | 大正富山医薬品 | 0.3 | 0.3 | 0.1 |
| トミロン錠 50 | セフテラムピボキシル錠 | 大正富山医薬品 | 0.6 | 0.6 | 0.2 |
| バナンドライシロップ 5% | シロップ用セフポドキシムプロキセチル | 第一三共 | 3.174 | 3.174 | 0.8 |
| バナン錠 100 mg | セフポドキシムプロキセチル錠 | 第一三共 | 0.086 | 0.086 | 0.0 |
| メイアクト MS 小児用細粒 10% | セフジトレンピボキシル細粒 | 明治製菓 | 2.704 | 2.707 | 0.7 |
| メイアクト MS 錠 100 mg | セフジトレンピボキシル錠 | 明治製菓 | 0.128 | 0.155 | 0.0 |
| ホスミシンドライシロップ 200 | シロップ用ホスホマイシンカルシウム水和物 | 明治製菓 | 2.716 | 2.851 | 0.7 |
| ホスミシンドライシロップ 400 | シロップ用ホスホマイシンカルシウム水和物 | 明治製菓 | 1.488 | 1.623 | 0.4 |

## 第4章　ケトン食の献立の実践と対応の実際

| 製品名 | 一般名（成分） | 販売元 | 糖質の熱量(kcal)* | 総熱量(kcal)* | 糖質含有量(g) |
|---|---|---|---|---|---|
| ホスミシン錠 250 | ホスホマイシンカルシウム水和物錠 | 明治製菓 | 0.094 | 0.161 | 0.0 |
| ホスミシン錠 500 | ホスホマイシンカルシウム水和物錠 | 明治製菓 | 0.187 | 0.322 | 0.0 |
| カナマイシンカプセル 250mg「明治」 | カナマイシン一硫酸塩カプセル | 明治製菓 | 0.368 | 0.395 | 0.1 |
| クラリシッド・ドライシロップ 10% 小児用 | クラリスロマイシンドライシロップ | マイラン EPD | N.D. | 2.4 | 0.6 以下 |
| クラリシッド 50mg 小児用 | クラリスロマイシン錠 | マイラン EPD | N.D. | N.D. | N.D. |
| クラリシッド錠 200mg | クラリスロマイシン錠 | マイラン EPD | N.D. | 0.03 | 0.0 |
| クラリス錠 200 | クラリスロマイシン錠 | 大正富山医薬品 | 0.9 | 1 | 0.2 |
| クラリスドライシロップ 10% 小児用 | クラリスロマイシン製剤 | 大正富山医薬品 | 2.3 | 4.3 | 0.6 |
| クラリス 50 小児用 | クラリスロマイシン錠 | 大正富山医薬品 | 0.2 | 0.3 | 0.1 |
| エリスロシン W 顆粒 20% | エリスロマイシンエチルコハク酸エステル顆粒 | マイラン EPD | N.D. | 1.789 | 0.4 以下 |
| エリスロシンドライシロップ 10% | エリスロマイシンエチルコハク酸エステルドライシロップ | マイラン EPD | N.D. | 3.44 | 0.9 以下 |
| エリスロシンドライシロップ W20% | エリスロマイシンエチルコハク酸エステルドライシロップ | マイラン EPD | N.D. | 3.06 | 0.8 以下 |
| エリスロシン錠 100mg | エリスロマイシンステアリン酸塩錠 | マイラン EPD | N.D. | 0.798 | 0.2 以下 |
| エリスロシン錠 200mg | エリスロマイシンステアリン酸塩錠 | マイラン EPD | N.D. | 1.579 | 0.4 以下 |
| ジスロマック SR 成人用ドライシロップ 2g | シロップ用アジスロマイシン水和物 | ファイザー | N.D. | N.D. | N.D. |
| ジスロマックカプセル小児用 100mg | アジスロマイシン水和物カプセル | ファイザー | N.D. | N.D. | N.D. |
| ジスロマック細粒小児用 10% | アジスロマイシン水和物散 | ファイザー | N.D. | N.D. | N.D. |
| ジスロマック錠 250mg | アジスロマイシン水和物錠 | ファイザー | N.D. | N.D. | N.D. |
| ジスロマック錠 600mg | アジスロマイシン水和物錠 | ファイザー | N.D. | N.D. | N.D. |
| ミノマイシンカプセル 100mg | ミノサイクリン塩酸塩カプセル | ファイザー | N.D. | N.D. | N.D. |
| ミノマイシンカプセル 50mg | ミノサイクリン塩酸塩カプセル | ファイザー | N.D. | N.D. | N.D. |
| ミノマイシン錠 100mg | ミノサイクリン塩酸塩錠 | ファイザー | N.D. | N.D. | N.D. |
| ミノマイシン錠 50mg | ミノサイクリン塩酸塩錠 | ファイザー | N.D. | N.D. | N.D. |
| ミノマイシン顆粒 2% | ミノサイクリン塩酸塩顆粒 | ファイザー | N.D. | 3.72 | 0.9 以下 |
| シプロキサン錠 100mg | 塩酸シプロフロキサシン錠 | バイエル薬品 | N.D. | N.D. | N.D. |
| シプロキサン錠 200mg | 塩酸シプロフロキサシン錠 | バイエル薬品 | N.D. | N.D. | N.D. |
| バクシダール錠 100mg | ノルフロキサシン錠 | 杏林製薬 | 0 | 0 | 0.0 |
| バクシダール錠 200mg | ノルフロキサシン錠 | 杏林製薬 | 0 | 0 | 0.0 |
| 小児用バクシダール錠 50mg | ノルフロキサシン錠 | 杏林製薬 | 0 | 0 | 0.0 |
| オゼックス細粒小児用 15% | トスフロキサシントシル酸塩水和物細粒 | 大正富山医薬品 | 3.9 | 3.9 | 1.0 |
| オゼックス錠 150 | トスフロキサシントシル酸塩錠 | 大正富山医薬品 | 0.8 | 1 | 0.2 |
| オゼックス錠 75 | トスフロキサシントシル酸塩錠 | 大正富山医薬品 | 0.5 | 0.6 | 0.1 |
| クラビット細粒 10% | レボフロキサシン水和物製剤 | 第一三共 | 0.938 | 0.938 | 0.2 |
| クラビット錠 250mg | レボフロキサシン水和物製剤 | 第一三共 | 0 | 0 | 0.0 |
| クラビット錠 500mg | レボフロキサシン水和物製剤 | 第一三共 | 0 | 0 | 0.0 |
| タリビッド錠 100mg | オフロキサシン錠 | 第一三共 | 0.272 | 0.272 | 0.1 |
| ファロムドライシロップ小児用 10% | シロップ用ファロペネムナトリウム | マルホ | N.D. | 2.8 | 0.7 以下 |
| ファロム錠 150mg | ファロペネムナトリウム錠 | マルホ | 0 | 0 | 0.0 |
| ファロム錠 200mg | ファロペネムナトリウム錠 | マルホ | 0 | 0 | 0.0 |
| バクタ配合錠 | スルファメトキサゾール・トリメトプリム製剤 | 塩野義製薬 | 0 | 0 | 0.0 |
| バクタ配合顆粒 | スルファメトキサゾール・トリメトプリム製剤 | 塩野義製薬 | 1.87 | 1.87 | 0.5 |
| バクトラミン配合錠 | トリメトプリム・スルファメトキサゾール製剤 | 中外製薬 | 0.07 | 0.1 | 0.5 |
| バクトラミン配合顆粒 | トリメトプリム・スルファメトキサゾール製剤 | 中外製薬 | 2.07 | 2.1 | 0.5 |
| ザイボックス錠 600mg | リネゾリド錠 | ファイザー | N.D. | N.D. | N.D. |
| ファムビル錠 250mg | ファムシクロビル錠 | マルホ | 0.268 | 0.268 | 0.1 |
| ゾビラックス錠 200 | アシクロビル錠 | グラクソ・スミスクライン | 0 | 0 | 0.0 |
| ゾビラックス錠 400 | アシクロビル錠 | グラクソ・スミスクライン | 0 | 0 | 0.0 |
| ゾビラックス顆粒 40% | アシクロビル顆粒 | グラクソ・スミスクライン | N.D. | 2.04 | 0.5 以下 |
| ビクロックス錠 200 | アシクロビル錠 | 明治製菓 | 0.04 | 0.076 | 0.0 |
| ビクロックス錠 400 | アシクロビル錠 | 明治製菓 | 0.08 | 0.152 | 0.0 |
| ビクロックス顆粒 40% | アシクロビル顆粒 | 明治製菓 | 1.76 | 1.94 | 0.4 |
| バルトレックス錠 500 | バラシクロビル塩酸塩錠 | グラクソ・スミスクライン | 0 | 0 | 0.0 |
| バルトレックス顆粒 50% | バラシクロビル塩酸塩顆粒 | グラクソ・スミスクライン | 0 | 0 | 0.0 |
| タミフルカプセル 75 | オセルタミビルリン酸塩カプセル | 中外製薬 | 0.2 | 0.44 | 0.1 |
| タミフルドライシロップ 3% | オセルタミビルリン酸塩ドライシロップ | 中外製薬 | 0.21 | 0.22 | 0.1 |

＊ 錠／カプセル：1 錠／カプセル当たり，粉薬は 1g 当たり，シロップ／液剤は 1mℓ 当たり（2017 年 10 月現在）

### 表5　抗てんかん薬

| 製品名 | 一般名（成分） | 販売元 | 糖質の熱量(kcal)* | 総熱量(kcal)* | 糖質含有量(g) |
|---|---|---|---|---|---|
| デパケン R 錠 100 | バルプロ酸ナトリウム徐放錠 | 協和発酵キリン | 0.493 | 0.521 | 0.1 |
| デパケン R 錠 200 | バルプロ酸ナトリウム徐放錠 | 協和発酵キリン | 1.02 | 1.043 | 0.3 |
| デパケン細粒 20% | バルプロ酸ナトリウム細粒 | 協和発酵キリン | 2 | 2 | 0.5 |
| デパケン細粒 40% | バルプロ酸ナトリウム細粒 | 協和発酵キリン | 0.2 | 0.2 | 0.1 |
| デパケン錠 100 | バルプロ酸ナトリウム錠 | 協和発酵キリン | 0.119 | 0.157 | 0.0 |
| デパケン錠 200 | バルプロ酸ナトリウム錠 | 協和発酵キリン | 0.041 | 0.094 | 0.0 |
| バレリン錠 100mg | バルプロ酸ナトリウム製剤 | 大日本住友製薬 | 0.2 | 0.21 | 0.1 |

## G 処方された薬の糖分について

| 製品名 | 一般名（成分） | 販売元 | 糖質の熱量 (kcal)* | 総熱量 (kcal)* | 糖質含有量 (g) |
|---|---|---|---|---|---|
| バレリン錠 200 mg | バルプロ酸ナトリウム製剤 | 大日本住友製薬 | 0.34 | 0.36 | 0.1 |
| セレニカ R 錠 200 mg | バルプロ酸ナトリウム徐放性錠剤 | 田辺三菱製薬 | 0 | N.D. | 0.0 |
| セレニカ R 錠 400 mg | バルプロ酸ナトリウム徐放性錠剤 | 田辺三菱製薬 | 0 | N.D. | 0.0 |
| セレニカ R 顆粒 40% | バルプロ酸ナトリウム徐放性顆粒剤 | 田辺三菱製薬 | 0 | N.D. | 0.0 |
| バルプロ酸ナトリウム細粒 40%「EMEC」 | バルプロ酸ナトリウム細粒 | エルメッドエーザイ | 0.79 | 0.79 | 0.2 |
| バルプロ酸ナトリウム細粒 20%「EMEC」 | バルプロ酸ナトリウム細粒 | エルメッドエーザイ | 1.43 | 1.43 | 0.4 |
| バルプロ酸 Na 錠 100 mg「フジナガ」 | バルプロ酸ナトリウム錠 | 第一三共 | 0 | 0 | 0 |
| バルプロ酸 Na 錠 200 mg「フジナガ」 | バルプロ酸ナトリウム錠 | 第一三共 | 0 | 0 | 0 |
| バルプロ酸 Na 徐放顆粒 40%「フジナガ」 | バルプロ酸ナトリウム徐放性顆粒剤 | 第一三共 | N.D. | N.D. | N.D. |
| テグレトール細粒 50% | カルバマゼピン製剤 | 田辺三菱製薬 | 0.888 | 0.888 | 0.2 |
| テグレトール錠 100 mg | カルバマゼピン製剤 | 田辺三菱製薬 | 0.01 | 0.01 | 0.0 |
| テグレトール錠 200 mg | カルバマゼピン製剤 | 田辺三菱製薬 | 0.02 | 0.02 | 0.0 |
| カルバマゼピン細粒 50%「アメル」 | カルバマゼピン製剤 | 共和薬品工業 | 1.892 | 1.892 | 0.5 |
| カルバマゼピン錠 100 mg「アメル」 | カルバマゼピン製剤 | 共和薬品工業 | 0.04 | 0.04 | 0.0 |
| カルバマゼピン錠 200 mg「アメル」 | カルバマゼピン製剤 | 共和薬品工業 | 0.08 | 0.08 | 0.0 |
| アレビアチン散 10% | フェニトイン散 | 大日本住友製薬 | 1 | 3.1 | 0.3 |
| アレビアチン錠 100 mg | フェニトイン錠 | 大日本住友製薬 | 0.18 | 0.19 | 0.0 |
| アレビアチン錠 25 mg | フェニトイン錠 | 大日本住友製薬 | 0.1 | 0.2 | 0.0 |
| ヒダントール散 10% | フェニトイン散 | 第一三共 | 3.068 | 3.068 | 0.8 |
| ヒダントール錠 100 mg | フェニトイン錠 | 第一三共 | 0.386 | 0.386 | 0.1 |
| ヒダントール錠 25 mg | フェニトイン錠 | 第一三共 | 0.357 | 0.357 | 0.1 |
| ヒダントール D 配合錠 | フェニトイン配合錠 | 第一三共 | 0.777 | 0.777 | 0.2 |
| ヒダントール E 配合錠 | フェニトイン配合錠 | 第一三共 | 0.761 | 0.761 | 0.2 |
| ヒダントール F 配合錠 | フェニトイン配合錠 | 第一三共 | 0.744 | 0.744 | 0.2 |
| 複合アレビアチン配合錠 | フェニトイン・フェノバルビタール錠 | 大日本住友製薬 | 0.3 | 0.31 | 0.1 |
| フェノバール原末 | フェノバルビタール | 第一三共 | 0 | 0 | 0.0 |
| フェノバール散 10% | フェノバルビタール | 第一三共 | 3.6 | 3.6 | 0.9 |
| フェノバール錠 30 mg | フェノバルビタール | 第一三共 | 0.346 | 0.346 | 0.9 |
| プリミドン細粒 99.5%「日医工」 | プリミドン製剤 | 日医工 | 0 | 0 | 0.0 |
| プリミドン錠 250 mg「日医工」 | プリミドン製剤 | 日医工 | 0 | 0.052 | 0.0 |
| エクセグラン散 20% | ゾニサミド製剤 | 大日本住友製薬 | N.D. | N.D. | N.D. |
| エクセグラン錠 100 mg | ゾニサミド製剤 | 大日本住友製薬 | N.D. | N.D. | N.D. |
| ゾニサミド散 20%「アメル」 | ゾニサミド製剤 | 共和薬品工業 | 2.964 | 2.964 | 0.7 |
| ゾニサミド錠 100 mg「アメル」 | ゾニサミド製剤 | 共和薬品工業 | 0.092 | 0.092 | 0.0 |
| エピレオプチマル散 50% | エトスクシミド製剤 | エーザイ | 0.5 | N.D. | 0.1 |
| オスポロット錠 200 mg | スルチアム製剤 | 共和薬品工業 | 0.612 | 0.612 | 0.2 |
| オスポロット錠 50 mg | スルチアム製剤 | 共和薬品工業 | 0.153 | 0.153 | 0.0 |
| 臭化カリウム「ヤマゼン」 | 臭化カリウム | 山善製薬 | 0 | 0 | 0.0 |
| 臭化ナトリウム「ヤマゼン」 | 臭化ナトリウム | 山善製薬 | 0 | 0 | 0.0 |
| ガバペン錠 200 mg | ガバペンチン錠 | ファイザー | N.D. | N.D. | N.D. |
| ガバペン錠 300 mg | ガバペンチン錠 | ファイザー | N.D. | N.D. | N.D. |
| ガバペン錠 400 mg | ガバペンチン錠 | ファイザー | N.D. | N.D. | N.D. |
| トピナ錠 100 mg | トピラマート錠 | 協和発酵キリン | 0.187 | 0.195 | 0.0 |
| トピナ錠 50 mg | トピラマート錠 | 協和発酵キリン | 0.224 | 0.229 | 0.1 |
| ラミクタール錠 100 mg | ラモトリギン錠 | グラクソ・スミスクライン | N.D. | 0.05 | 0.0 |
| ラミクタール錠 25 mg | ラモトリギン錠 | グラクソ・スミスクライン | N.D. | 0.01 | 0.0 |
| ラミクタール錠小児用 2 mg | ラモトリギン錠 | グラクソ・スミスクライン | N.D. | 0.01 | 0.0 |
| ラミクタール錠小児用 5 mg | ラモトリギン錠 | グラクソ・スミスクライン | N.D. | 0.02 | 0.0 |
| マイスタン細粒 1% | クロバザム製剤 | アルフレッサファーマ | 3.8 | 3.9 | 1.0 |
| マイスタン錠 10 mg | クロバザム製剤 | アルフレッサファーマ | 0.42 | 0.42 | 0.1 |
| マイスタン錠 5 mg | クロバザム製剤 | アルフレッサファーマ | 0.36 | 0.37 | 0.1 |
| ランドセン細粒 0.1% | クロナゼパム | 大日本住友製薬 | 1.2 | 4 | 0.3 |
| ランドセン細粒 0.5% | クロナゼパム | 大日本住友製薬 | 1.2 | 4 | 0.3 |
| ランドセン錠 0.5 mg | クロナゼパム | 大日本住友製薬 | 0.22 | 0.59 | 0.1 |
| ランドセン錠 1 mg | クロナゼパム | 大日本住友製薬 | 0.22 | 0.59 | 0.1 |
| ランドセン錠 2 mg | クロナゼパム | 大日本住友製薬 | 0.22 | 0.58 | 0.1 |
| リボトリール細粒 0.1% | クロナゼパム | 中外製薬 | 4 | 4 | 1.0 |
| リボトリール細粒 0.5% | クロナゼパム | 中外製薬 | 3.98 | 3.98 | 1.0 |
| リボトリール錠 0.5 mg | クロナゼパム | 中外製薬 | 0.59 | 0.59 | 0.1 |
| リボトリール錠 1 mg | クロナゼパム | 中外製薬 | 0.58 | 0.59 | 0.1 |
| リボトリール錠 2 mg | クロナゼパム | 中外製薬 | 0.58 | 0.58 | 0.1 |
| ディアコミットドライシロップ | スチリペントール製剤 | Meiji Seika ファルマ | 2.25 | 2.25 | 0.6 |
| ディアコミットカプセル 250 mg | スチリペントール製剤 | Meiji Seika ファルマ | 2.1 | 2.1 | 0.5 |
| サブリル散分包 500 mg | ビガバトリン製剤 | アルフレッサファーマ | 0 | 0 | 0 |
| イノベロン錠 100 mg | ルフィナミド製剤 | エーザイ | 0.1 | 0.1 | 0 |
| イノベロン錠 200 mg | ルフィナミド製剤 | エーザイ | 0.2 | 0.2 | 0.1 |
| フィコンパ錠 2 mg | ペランパネル水和物製剤 | エーザイ | 0.27 | 0.27 | 0.1 |
| フィコンパ錠 4 mg | ペランパネル水和物製剤 | エーザイ | 0.53 | 0.53 | 0.1 |
| イーケプラ錠 250 mg | レベチラセタム錠 | 大塚製薬 | 0 | N.D. | 0 |
| イーケプラ錠 500 mg | レベチラセタム錠 | 大塚製薬 | 0 | N.D. | 0 |

第4章　ケトン食の献立の実践と対応の実際

| 製品名 | 一般名(成分) | 販売元 | 糖質の熱量 (kcal)* | 総熱量 (kcal)* | 糖質含有量 (g) |
|---|---|---|---|---|---|
| イーケプラドライシロップ 50% | レベチラセタムドライシロップ | 大塚製薬 | 1 | N.D. | 0.3 |
| トピナ細粒 10% | トピラマート細粒 | 協和発酵キリン | N.D. | 2 未満 | 0.5 未満 |
| トピナ錠 25 mg | トピラマート錠 | 協和発酵キリン | N.D. | N.D. | N.D. |
| ビムパット錠 50 mg | ラコサミド錠 | 第一三共 | 0 | N.D. | 0 |
| ビムパット錠 100 mg | ラコサミド錠 | 第一三共 | 0 | N.D. | 0 |
| アクセノン末 | エトトイン | 大日本住友製薬 | N.D. | N.D. | N.D. |
| クランポール錠 200 mg | アセチルフェネトライド製剤 | 大日本住友製薬 | 0.4 | 0.4 | 0.1 |
| クランポール末 | アセチルフェネトライド製剤 | 大日本住友製薬 | N.D. | N.D. | N.D. |
| ミノアレ散 66.7% | トリメタジオン散 | 日医工 | N.D. | N.D. | N.D. |

* 錠／カプセル：1 錠／カプセル当たり，粉薬は 1 g 当たり，シロップ／液剤は 1 mℓ 当たり（2017 年 10 月現在）

### 表6 抗てんかん薬以外の精神・神経系薬

| 製品名 | 一般名(成分) | 販売元 | 糖質の熱量 (kcal)* | 総熱量 (kcal)* | 糖質含有量 (g) |
|---|---|---|---|---|---|
| ドグマチールカプセル 50 mg | スルピリドカプセル | アステラス製薬 | 0.37 | 0.6 | 0.1 |
| ドグマチール錠 50 mg | スルピリド錠 | アステラス製薬 | 0.1 | 0.1 | 0.0 |
| ドグマチール細粒 10% | スルピリド細粒 | アステラス製薬 | 3.11 | 3.9 | 0.8 |
| ドグマチール細粒 50% | スルピリド細粒 | アステラス製薬 | 1.51 | 2.3 | 0.4 |
| ドグマチール錠 100 mg | スルピリド錠 | アステラス製薬 | 0.04 | 0 | 0.0 |
| ドグマチール錠 200 mg | スルピリド錠 | アステラス製薬 | 0.08 | 0.1 | 0.0 |
| アナフラニール錠 10 mg | クロミプラミン塩酸塩錠 | アルフレッサファーマ | 0.29 | 0.29 | 0.1 |
| アナフラニール錠 25 mg | クロミプラミン塩酸塩錠 | アルフレッサファーマ | 0.23 | 0.23 | 0.1 |
| トフラニール錠 10 mg | イミプラミン塩酸塩錠 | アルフレッサファーマ | 0.28 | 0.28 | 0.1 |
| トフラニール錠 25 mg | イミプラミン塩酸塩錠 | アルフレッサファーマ | 0.229 | 0.229 | 0.1 |
| トリプタノール錠 10 | アミトリプチリン塩酸塩錠 | 日医工 | N.D. | N.D. | N.D. |
| トリプタノール錠 25 | アミトリプチリン塩酸塩錠 | 日医工 | N.D. | N.D. | N.D. |
| デプロメール錠 25 | フルボキサミンマレイン酸塩 | 明治製菓 | 0.055 | 0.057 | 0.0 |
| デプロメール錠 50 | フルボキサミンマレイン酸塩 | 明治製菓 | 0.111 | 0.113 | 0.0 |
| デプロメール錠 75 | フルボキサミンマレイン酸塩 | 明治製菓 | 0.165 | 0.168 | 0.0 |
| パキシル錠 10 mg | パロキセチン塩酸塩水和物錠 | グラクソ・スミスクライン | N.D. | 0.01 | 0.0 |
| パキシル錠 20 mg | パロキセチン塩酸塩水和物錠 | グラクソ・スミスクライン | N.D. | 0.02 | 0.0 |
| リスパダール OD 錠 0.5 mg | リスペリドン口腔内崩壊錠 | ヤンセンファーマ | 0 | 0 | 0.0 |
| リスパダール OD 錠 1 mg | リスペリドン口腔内崩壊錠 | ヤンセンファーマ | 0 | 0 | 0.0 |
| リスパダール OD 錠 2 mg | リスペリドン口腔内崩壊錠 | ヤンセンファーマ | 0 | 0 | 0.0 |
| リスパダール細粒 1% | リスペリドン細粒 | ヤンセンファーマ | 3.7925 | 3.7925 | 0.9 |
| リスパダール錠 1 mg | リスペリドン錠 | ヤンセンファーマ | 0.3526 | 0.3526 | 0.1 |
| リスパダール錠 2 mg | リスペリドン錠 | ヤンセンファーマ | 0.45551 | 0.45551 | 0.1 |
| リスパダール錠 3 mg | リスペリドン錠 | ヤンセンファーマ | 0.683183 | 0.683183 | 0.2 |
| リスパダール内用液 1 mg/mL | リスペリドン内用液 | ヤンセンファーマ | 0 | 0 | 0 |
| セレネース細粒 1% | ハロペリドール | 大日本住友製薬 | 3.9 | 3.9 | 1.0 |
| セレネース錠 0.75 mg | ハロペリドール | 大日本住友製薬 | 0.25 | 0.29 | 0.1 |
| セレネース錠 1.5 mg | ハロペリドール | 大日本住友製薬 | 0.25 | 0.29 | 0.1 |
| セレネース錠 1 mg | ハロペリドール | 大日本住友製薬 | 0.27 | 0.29 | 0.1 |
| セレネース錠 3 mg | ハロペリドール | 大日本住友製薬 | 0.26 | 0.28 | 0.1 |
| セレネース内用液 0.2% | ハロペリドール内用液剤 | 大日本住友製薬 | 0 | 0 | 0 |
| オーラップ細粒 1% | ピモジド製剤 | アステラス製薬 | 3.64 | 3.86 | 0.9 |
| オーラップ錠 1 mg | ピモジド製剤 | アステラス製薬 | 0.26 | 0.26 | 0.1 |
| オーラップ錠 3 mg | ピモジド製剤 | アステラス製薬 | 0.25 | 0.25 | 0.1 |
| エビリファイ錠 12 mg | アリピプラゾール製剤 | 大塚製薬 | 0.58 | N.D. | 0.1 |
| エビリファイ OD 錠 3 mg | アリピプラゾール口腔内崩壊錠 | 大塚製薬 | 0.01 | N.D. | 0 |
| エビリファイ OD 錠 6 mg | アリピプラゾール口腔内崩壊錠 | 大塚製薬 | 0.01 | N.D. | 0 |
| エビリファイ OD 錠 12 mg | アリピプラゾール口腔内崩壊錠 | 大塚製薬 | 0.02 | N.D. | 0 |
| エビリファイ OD 錠 24 mg | アリピプラゾール口腔内崩壊錠 | 大塚製薬 | 0.04 | N.D. | 0 |
| エビリファイ内用液 0.1% | アリピプラゾール内用液 | 大塚製薬 | 1.08 | N.D. | 0.3 |
| ジプレキサ錠 2.5 mg | オランザピン錠 | 日本イーライリリー | 1 未満 | 1 未満 | 0.3 未満 |
| ジプレキサ錠 5 mg | オランザピン錠 | 日本イーライリリー | 1 未満 | 1 未満 | 0.3 未満 |
| ジプレキサ錠 10 mg | オランザピン錠 | 日本イーライリリー | 1 未満 | 1 未満 | 0.3 未満 |
| ジプレキサザイディス錠 2.5 mg | オランザピン口腔内崩壊錠 | 日本イーライリリー | 1 未満 | 1 未満 | 0.3 未満 |
| ジプレキサザイディス錠 5 mg | オランザピン口腔内崩壊錠 | 日本イーライリリー | 1 未満 | 1 未満 | 0.3 未満 |
| ジプレキサザイディス錠 10 mg | オランザピン口腔内崩壊錠 | 日本イーライリリー | 1 未満 | 1 未満 | 0.3 未満 |
| ジプレキサ細粒 1% | オランザピン細粒 | 日本イーライリリー | N.D. | N.D. | N.D. |
| エビリファイ散 1% | アリピプラゾール製剤 | 大塚製薬 | 3.82 | N.D. | 1 |
| エビリファイ散 3 mg | アリピプラゾール製剤 | 大塚製薬 | 0.32 | N.D. | 0.1 |
| エビリファイ散 6 mg | アリピプラゾール製剤 | 大塚製薬 | 0.46 | N.D. | 0.1 |
| コンサータ錠 18 mg | メチルフェニデート塩酸塩徐放錠 | ヤンセンファーマ | 0.028044 | 0.028044 | 0.0 |
| コンサータ錠 27 mg | メチルフェニデート塩酸塩徐放錠 | ヤンセンファーマ | 0.02132 | 0.02132 | 0.0 |
| コンサータ錠 36 mg | メチルフェニデート塩酸塩徐放錠 | ヤンセンファーマ | N.D. | N.D. | N.D. |

## G 処方された薬の糖分について

| 製品名 | 一般名(成分) | 販売元 | 糖質の熱量 (kcal)* | 総熱量 (kcal)* | 糖質含有量 (g) |
|---|---|---|---|---|---|
| ストラテラカプセル 10 mg | アトモキセチン塩酸塩カプセル | 日本イーライリリー | N.D. | N.D. | N.D. |
| ストラテラカプセル 25 mg | アトモキセチン塩酸塩カプセル | 日本イーライリリー | N.D. | N.D. | N.D. |
| ストラテラカプセル 5 mg | アトモキセチン塩酸塩カプセル | 日本イーライリリー | N.D. | N.D. | N.D. |
| ストラテラカプセル 40 mg | アトモキセチン塩酸塩カプセル | 日本イーライリリー | 1 未満 | 1 未満 | 0.3 未満 |
| ストラテラ内用液 0.4% | アトモキセチン塩酸塩内用液 | 日本イーライリリー | N.D. | N.D. | N.D. |
| インチュニブ錠 1 mg | グアンファシン塩酸塩徐放錠 | 塩野義製薬 | N.D. | N.D. | N.D. |
| インチュニブ錠 3 mg | グアンファシン塩酸塩徐放錠 | 塩野義製薬 | N.D. | N.D. | N.D. |
| ダントリウムカプセル 25 mg | ダントロレンナトリウム水和物カプセル | オーファンパシフィック | 0.77 | 0.77 | 0.2 |
| ミオナール錠 50 mg | エペリゾン塩酸塩製剤 | エーザイ | 0.3 | N.D. | 0.1 |
| ミオナール顆粒 10% | エペリゾン塩酸塩製剤 | エーザイ | 2.3 | N.D. | 0.6 |
| リオレサール錠 10 mg | バクロフェン錠 | 田辺三菱製薬 | 0.106 | 0.106 | 0.0 |
| リオレサール錠 5 mg | バクロフェン錠 | 田辺三菱製薬 | 0.08 | 0.08 | 0.0 |
| テルネリン錠 1 mg | チザニジン塩酸塩製剤 | 田辺三菱製薬 | 0.22 | 0.22 | 0.1 |
| テルネリン顆粒 0.2% | チザニジン塩酸塩製剤 | 田辺三菱製薬 | 3.95 | 3.95 | 1.0 |
| ドパストンカプセル 250 mg | レボドパ製剤 | 大原薬品工業 | 0.16 | 0.43 | 0.0 |
| ドパストン散 98.5% | レボドパ製剤 | 大原薬品工業 | 0 | 0 | 0.0 |
| ネオドパストン配合錠 L100 | レボドパ・カルビドパ水和物錠 | 第一三共 | 0.152 | 0.152 | 0.0 |
| ネオドパストン配合錠 L250 | レボドパ・カルビドパ水和物錠 | 第一三共 | 0.206 | 0.206 | 0.1 |
| アーテン散 1% | トリヘキシフェニジル塩酸塩製剤 | ファイザー | N.D. | N.D. | N.D. |
| アーテン錠(2 mg) | トリヘキシフェニジル塩酸塩製剤 | ファイザー | N.D. | N.D. | N.D. |
| 10 mg セルシン錠 | ジアゼパム錠 | 武田薬品工業 | 0.18 | 0.18 | 0.0 |
| 2 mg セルシン錠 | ジアゼパム錠 | 武田薬品工業 | 0.08 | 0.08 | 0.0 |
| 5 mg セルシン錠 | ジアゼパム錠 | 武田薬品工業 | 0.11 | 0.11 | 0.0 |
| セルシン散 1% | ジアゼパム散 | 武田薬品工業 | 3.88 | 3.88 | 1.0 |
| ホリゾン散 1% | ジアゼパム製剤 | 丸石製薬 | 2.83 | 2.845 | 0.7 |
| ホリゾン錠 2 mg | ジアゼパム製剤 | 丸石製薬 | 0.33 | 0.334 | 0.1 |
| ホリゾン錠 5 mg | ジアゼパム製剤 | 丸石製薬 | 0.43 | 0.437 | 0.1 |
| ジアゼパム錠 2 mg「アメル」 | ジアゼパム錠 | 共和薬品工業 | 0.369 | 0.376 | 0.1 |
| ジアゼパム錠 5 mg「アメル」 | ジアゼパム錠 | 共和薬品工業 | 0.357 | 0.364 | 0.1 |
| ジアゼパム散 1%「アメル」 | ジアゼパム散 | 共和薬品工業 | 3.96 | 3.96 | 1 |
| ベンザリン細粒 1% | ニトラゼパム製剤 | 共和薬品工業 | 3.72 | 3.73 | 0.9 |
| ベンザリン錠 10 | ニトラゼパム製剤 | 共和薬品工業 | 0.39 | 0.39 | 0.1 |
| ベンザリン錠 2 | ニトラゼパム製剤 | 共和薬品工業 | 0.54 | 0.54 | 0.1 |
| ベンザリン錠 5 | ニトラゼパム製剤 | 共和薬品工業 | 0.41 | 0.41 | 0.1 |
| ネルボン散 1% | ニトラゼパム製剤 | 第一三共 | 3.96 | 3.96 | 1.0 |
| ネルボン錠 10 mg | ニトラゼパム製剤 | 第一三共 | 1 | 1.344 | 0.3 |
| ネルボン錠 5 mg | ニトラゼパム製剤 | 第一三共 | 1.02 | 1.364 | 0.3 |
| ニトラゼパム錠 5 mg「トーワ」 | ニトラゼパム錠 | 東和薬品 | 0.4 | 0.4 | 0.1 |
| セパゾン散 1% | クロキサゾラム製剤 | 第一三共 | 3.89 | 3.911 | 1.0 |
| セパゾン錠 1 | クロキサゾラム製剤 | 第一三共 | 0.271 | 0.271 | 0.1 |
| セパゾン錠 2 | クロキサゾラム製剤 | 第一三共 | 0.434 | 0.434 | 0.1 |
| 5 mg コントール錠 | クロルジアゼポキシド錠 | 武田薬品工業 | 0.228 | 0.228 | 0.1 |
| 10 mg コントール錠 | クロルジアゼポキシド錠 | 武田薬品工業 | 0.472 | 0.472 | 0.1 |
| コントール散 1% | クロルジアゼポキシド散 | 武田薬品工業 | 3.936 | 3.936 | 1 |
| コントール散 10% | クロルジアゼポキシド散 | 武田テバ薬品 | 3.592 | 3.592 | 1 |
| メンドンカプセル 7.5 mg | クロラゼプ酸二カリウムカプセル | マイラン EPD | N.D. | N.D. | N.D. |
| メイラックス細粒 1% | ロフラゼプ酸エチル | 明治製菓 | 3.76 | 4.03 | 0.9 |
| メイラックス錠 1 mg | ロフラゼプ酸エチル | 明治製菓 | 0.378 | 0.383 | 0.9 |
| メイラックス錠 2 mg | ロフラゼプ酸エチル | 明治製菓 | 0.374 | 0.379 | 0.9 |
| ラボナ錠 50 mg | ペントバルビタールカルシウム製剤 | 田辺三菱製薬 | 0 | N.D. | 0.0 |
| デパス細粒 1% | エチゾラム細粒 | 田辺三菱製薬 | 3.85 | N.D. | 1.0 |
| デパス錠 0.25 mg | エチゾラム錠 | 田辺三菱製薬 | 0.31 | N.D. | 0.1 |
| デパス錠 0.5 mg | エチゾラム錠 | 田辺三菱製薬 | 0.3 | N.D. | 0.1 |
| デパス錠 1mg | エチゾラム錠 | 田辺三菱製薬 | 0.3 | N.D. | 0.1 |
| パキシル錠 5 mg | パロキセチン塩酸塩錠 | グラクソ・スミスクライン | N.D. | N.D. | N.D. |
| パキシル CR 錠 12.5 mg | パロキセチン塩酸塩水和物徐放錠 | グラクソ・スミスクライン | N.D. | N.D. | N.D. |
| パキシル CR 錠 25 mg | パロキセチン塩酸塩水和物徐放錠 | グラクソ・スミスクライン | N.D. | N.D. | N.D. |
| シンメトレル細粒 10% | アマンタジン塩酸塩製剤 | 田辺三菱製薬 | 3.48 | 3.48 | 0.9 |
| シンメトレル錠 100 mg | アマンタジン塩酸塩製剤 | 田辺三菱製薬 | 0 | 0 | 0.0 |
| シンメトレル錠 50 mg | アマンタジン塩酸塩製剤 | 田辺三菱製薬 | 0 | 0 | 0.0 |
| ゾーミッグ RM 錠 2.5 mg | ゾルミトリプタン口腔内速溶錠 | アストラゼネカ | 0.3 | 0.32 | 0.1 |
| ゾーミッグ 2.5 mg | ゾルミトリプタン錠 | アストラゼネカ | 0.48 | 0.49 | 0.1 |
| ロゼレム錠 8 mg | ラメルテオン錠 | 武田薬品工業 | N.D. | N.D. | N.D. |
| アモバン錠 7.5 | ゾピクロン製剤 | 日医工 | N.D. | N.D. | N.D. |
| アモバン錠 10 | ゾピクロン製剤 | 日医工 | N.D. | N.D. | N.D. |
| レンドルミン錠 0.25 mg | ブロチゾラム錠 | 日本ベーリンガーインゲルハイム | N.D. | 0.44 | 0.1 未満 |
| レンドルミン D 錠 0.25 mg | ブロチゾラム口腔内崩壊錠 | 日本ベーリンガーインゲルハイム | N.D. | 0.52 | 0.1 未満 |

\* 錠／カプセル：1 錠／カプセル当たり，粉薬は 1 g 当たり，シロップ／液剤は 1 mℓ 当たり（2017 年 10 月現在）

## 第4章　ケトン食の献立の実践と対応の実際

### 表7 循環器・内分泌薬

| 製品名 | 一般名（成分） | 販売元 | 糖質の熱量 (kcal)* | 総熱量 (kcal)* | 糖質含有量 (g) |
|---|---|---|---|---|---|
| パナルジン細粒 10% | チクロピジン塩酸塩製剤 | サノフィ | 2.788 | 2.833 | 0.7 |
| パナルジン錠 100 mg | チクロピジン塩酸塩製剤 | サノフィ | 0.327 | 0.359 | 0.1 |
| ミケラン LA カプセル 15 mg | カルテオロール塩酸塩徐放性カプセル | 大塚製薬 | 0.41 | 0.58 | 0.1 |
| ミケラン細粒 1% | カルテオロール塩酸塩細粒 | 大塚製薬 | 3.32 | 3.32 | 0.8 |
| ミケラン 5 mg | カルテオロール塩酸塩錠 | 大塚製薬 | 0.3 | 0.31 | 0.1 |
| 小児用ミケラン細粒 0.2% | カルテオロール塩酸塩細粒 | 大塚製薬 | 3.34 | 3.34 | 0.8 |
| ジピリダモール散 12.5%「JG」 | ジピリダモール製剤 | 日本ジェネリック | 3.48 | N.D. | 0.9 |
| ジピリダモール錠 12.5 mg「JG」 | ジピリダモール製剤 | 日本ジェネリック | 0.21 | N.D. | 0.1 |
| ジピリダモール錠 25 mg「JG」 | ジピリダモール製剤 | 日本ジェネリック | 0.41 | N.D. | 0.1 |
| ペルサンチン-L カプセル 150 mg | ジピリダモール製剤 | 日本ベーリンガーインゲルハイム | N.D. | N.D. | N.D. |
| ペルサンチン錠 100 mg | ジピリダモール製剤 | 日本ベーリンガーインゲルハイム | N.D. | N.D. | N.D. |
| ペルサンチン錠 12.5 mg | ジピリダモール製剤 | 日本ベーリンガーインゲルハイム | N.D. | N.D. | N.D. |
| ペルサンチン錠 25 mg | ジピリダモール製剤 | 日本ベーリンガーインゲルハイム | N.D. | N.D. | N.D. |
| リズミック錠 10 mg | アメジニウムメチル硫酸塩錠 | 大日本住友製薬 | 0.3 | 0.3 | 0.1 |
| ペルジピン LA カプセル 20 mg | ニカルジピン塩酸塩カプセル | アステラス製薬 | 0.2 | 0.36 | 0.1 |
| ペルジピン LA カプセル 40 mg | ニカルジピン塩酸塩カプセル | アステラス製薬 | 0.4 | 0.6 | 0.1 |
| ペルジピン散 10% | ニカルジピン塩酸塩製剤 | アステラス製薬 | 3.12 | 3.278 | 0.8 |
| ペルジピン錠 10 mg | ニカルジピン塩酸塩製剤 | アステラス製薬 | 0.26 | 0.267 | 0.1 |
| ペルジピン錠 20 mg | ニカルジピン塩酸塩製剤 | アステラス製薬 | 0.35 | 0.353 | 0.1 |
| インデラル錠 10 mg | プロプラノロール塩酸塩錠 | アストラゼネカ | 0.39 | 0.41 | 0.1 |
| ワソラン錠 40 mg | ベラパミル塩酸塩錠 | マイラン EPD | N.D. | N.D. | N.D. |
| セルベックスカプセル 50 mg | テプレノン製剤 | EA ファーマ | 0.04 | N.D. | 0.0 |
| セルベックス細粒 10% | テプレノン製剤 | EA ファーマ | 1.9 | N.D. | 0.5 |
| セパミット-R カプセル 10 | ニフェジピンカプセル | 日本ジェネリック | N.D. | N.D. | N.D. |
| セパミット-R カプセル 20 | ニフェジピンカプセル | 日本ジェネリック | N.D. | N.D. | N.D. |
| セパミット-R 細粒 2% | ニフェジピン細粒 | 日本ジェネリック | N.D. | N.D. | N.D. |
| セパミット細粒 1% | ニフェジピン細粒 | 日本ジェネリック | N.D. | N.D. | N.D. |
| アダラート CR 錠 10 mg | ニフェジピン徐放錠 | バイエル薬品 | 0.11 | N.D. | 0.0 |
| アダラート CR 錠 20 mg | ニフェジピン徐放錠 | バイエル薬品 | 0 | N.D. | 0.0 |
| アダラート CR 錠 40 mg | ニフェジピン徐放錠 | バイエル薬品 | 0.09 | N.D. | 0.0 |
| アダラート L 錠 10 mg | ニフェジピン徐放錠 | バイエル薬品 | 0.06 | N.D. | 0.0 |
| アダラート L 錠 20 mg | ニフェジピン徐放錠 | バイエル薬品 | 0.06 | N.D. | 0.0 |
| アダラートカプセル 10 mg | ニフェジピンカプセル | バイエル薬品 | N.D. | N.D. | N.D. |
| アダラートカプセル 5 mg | ニフェジピンカプセル | バイエル薬品 | N.D. | N.D. | N.D. |
| ヘルベッサー R カプセル 100 mg | ジルチアゼム塩酸塩製剤 | 田辺三菱製薬 | 0.03 | N.D. | 0.0 |
| ヘルベッサー R カプセル 200 mg | ジルチアゼム塩酸塩製剤 | 田辺三菱製薬 | 0.05 | N.D. | 0.0 |
| ヘルベッサー錠 30 | ジルチアゼム塩酸塩製剤 | 田辺三菱製薬 | 0.5 | N.D. | 0.1 |
| ヘルベッサー錠 60 | ジルチアゼム塩酸塩製剤 | 田辺三菱製薬 | 0.35 | N.D. | 0.1 |
| ロンゲス錠 10 mg | リシノプリル錠 | 共和薬品工業 | 0.2 | 0.2 | 0.1 |
| ロンゲス錠 20 mg | リシノプリル錠 | 共和薬品工業 | 0.2 | 0.2 | 0.1 |
| ロンゲス錠 5 mg | リシノプリル錠 | 共和薬品工業 | 0.1 | 0.1 | 0.0 |
| カプトリル-R カプセル 18.75 mg | カプトプリル持効性製剤 | 第一三共エスファ | 0.003 | 0.005 | 0.0 |
| カプトリル細粒 5% | カプトプリル製剤 | 第一三共エスファ | 3.252 | 3.252 | 0.8 |
| カプトリル錠 12.5 mg | カプトプリル製剤 | 第一三共エスファ | 0.046 | 0.046 | 0.0 |
| カプトリル錠 25 mg | カプトプリル製剤 | 第一三共エスファ | 0.083 | 0.083 | 0.0 |
| エナラプリルマレイン酸塩錠 2.5 mg「オーハラ」 | エナラプリルマレイン酸塩錠 | アルフレッサファーマ | 0.045 | 0.177 | 0 |
| エナラプリルマレイン酸塩錠 5 mg「オーハラ」 | エナラプリルマレイン酸塩錠 | アルフレッサファーマ | 0.091 | 0.35 | 0 |
| エナラプリルマレイン酸塩錠 10 mg「オーハラ」 | エナラプリルマレイン酸塩錠 | アルフレッサファーマ | 0.186 | 0.715 | 0 |
| 硫酸アトロピン「ホエイ」 | 硫酸アトロピン | ファイザー | 0 | 0 | 0.0 |
| メキシチールカプセル 100 mg | メキシレチン塩酸塩製剤 | 日本ベーリンガーインゲルハイム | N.D. | N.D. | N.D. |
| メキシチールカプセル 50 mg | メキシレチン塩酸塩製剤 | 日本ベーリンガーインゲルハイム | N.D. | N.D. | N.D. |
| ラシックス細粒 4% | フロセミド製剤 | 日医工 | 3.472 | 3.472 | 0.9 |
| ラシックス錠 20 mg | フロセミド製剤 | 日医工 | 0.234 | 0.234 | 0.1 |
| ラシックス錠 40 mg | フロセミド製剤 | 日医工 | 0.468 | 0.468 | 0.1 |
| アルダクトン A 細粒 10% | スピロノラクトン細粒 | ファイザー | N.D. | N.D. | N.D. |
| アルダクトン A 錠 25 mg | スピロノラクトン錠 | ファイザー | N.D. | N.D. | N.D. |
| アルダクトン A 錠 50 mg | スピロノラクトン錠 | ファイザー | N.D. | N.D. | N.D. |
| ダイアモックス錠 250 mg | アセタゾラミド製剤 | 三和化学研究所 | 0.16 | 0.2 | 0.0 |
| ダイアモックス末 | アセタゾラミド製剤 | 三和化学研究所 | 0 | 0 | 0.0 |
| メバロチン細粒 0.5% | プラバスタチンナトリウム製剤 | 第一三共 | 3.543 | 3.543 | 0.9 |
| メバロチン細粒 1% | プラバスタチンナトリウム製剤 | 第一三共 | 3.514 | 3.514 | 0.9 |
| メバロチン錠 10 | プラバスタチンナトリウム製剤 | 第一三共 | 0.338 | 0.338 | 0.1 |
| メバロチン錠 5 | プラバスタチンナトリウム製剤 | 第一三共 | 0.259 | 0.259 | 0.1 |
| チラーヂン S 散 0.01% | レボチロキシンナトリウム散剤 | あすか製薬 | 4 | 4 | 1.0 |
| チラーヂン S 錠 100 µg | レボチロキシンナトリウム錠 | あすか製薬 | 0.225 | 0.225 | 0.1 |
| チラーヂン S 錠 25 µg | レボチロキシンナトリウム錠 | あすか製薬 | 0.225 | 0.225 | 0.1 |
| チラーヂン S 錠 50 µg | レボチロキシンナトリウム錠 | あすか製薬 | 0.225 | 0.225 | 0.1 |

*錠／カプセル：1 錠／カプセル当たり，粉薬は 1 g 当たり，シロップ／液剤は 1 mℓ 当たり（2017 年 10 月現在）

# G 処方された薬の糖分について

## 表8 漢方薬

| 製品名 | 一般名(成分) | 販売元 | 糖質の熱量 (kcal)* | 総熱量 (kcal)* | 糖質含有量 (g) |
|---|---|---|---|---|---|
| クラシエ六君子湯エキス細粒 | ー | クラシエ薬品 | 3.7 | 3.7 | 0.9 |
| クラシエ小柴胡湯エキス細粒 | ー | クラシエ薬品 | 3.6 | 3.6 | 0.9 |
| クラシエ小柴胡湯エキス錠 | ー | クラシエ薬品 | 1.3 | 1.3 | 0.3 |
| クラシエ小青竜湯エキス細粒 | ー | クラシエ薬品 | 3.7 | 3.7 | 0.9 |
| クラシエ小青竜湯エキス錠 | ー | クラシエ薬品 | 1.2 | 1.2 | 0.3 |
| クラシエ柴朴湯エキス細粒 | ー | クラシエ薬品 | 3.6 | 3.6 | 0.9 |
| クラシエ半夏瀉心湯エキス細粒 | ー | クラシエ薬品 | 3.7 | 3.7 | 0.9 |
| クラシエ半夏瀉心湯エキス錠 | ー | クラシエ薬品 | 1.3 | 1.3 | 0.3 |
| クラシエ大柴胡湯エキス細粒 | ー | クラシエ薬品 | 3.6 | 3.6 | 0.9 |
| クラシエ大柴胡湯エキス錠 | ー | クラシエ薬品 | 1.3 | 1.3 | 0.3 |
| クラシエ五苓散料エキス細粒 | ー | クラシエ薬品 | 3.8 | 3.8 | 1.0 |
| クラシエ五苓散料エキス錠 | ー | クラシエ薬品 | 1.2 | 1.2 | 0.3 |
| クラシエ麻黄湯エキス細粒 | ー | クラシエ薬品 | 3.8 | 3.8 | 1.0 |
| ツムラ六君子湯エキス顆粒(医療用) | ー | ツムラ | 4* | N.D. | 1.0 |
| ツムラ小柴胡湯エキス顆粒(医療用) | ー | ツムラ | 4* | N.D. | 1.0 |
| ツムラ小建中湯エキス顆粒(医療用) | ー | ツムラ | 4* | N.D. | 1.0 |
| ツムラ小青竜湯エキス顆粒(医療用) | ー | ツムラ | 4* | N.D. | 1.0 |
| ツムラ柴朴湯エキス顆粒(医療用) | ー | ツムラ | 4* | N.D. | 1.0 |
| ツムラ半夏瀉心湯エキス顆粒(医療用) | ー | ツムラ | 4* | N.D. | 1.0 |
| ツムラ大柴胡湯エキス顆粒(医療用) | ー | ツムラ | 4* | N.D. | 1.0 |
| ツムラ五苓散エキス顆粒(医療用) | ー | ツムラ | 4* | N.D. | 1.0 |
| ツムラ麻黄湯エキス顆粒(医療用) | ー | ツムラ | 4* | N.D. | 1.0 |
| ツムラ大建中湯エキス顆粒(医療用) | ー | ツムラ | 4* | N.D. | 1.0 |
| コタロー六君子湯エキス細粒 | ー | 小太郎漢方製薬 | N.D. | N.D. | N.D. |
| コタロー小柴胡湯エキス細粒 | ー | 小太郎漢方製薬 | N.D. | N.D. | N.D. |
| コタロー小建中湯エキス細粒 | ー | 小太郎漢方製薬 | N.D. | N.D. | N.D. |
| コタロー小青竜湯エキス細粒 | ー | 小太郎漢方製薬 | N.D. | N.D. | N.D. |
| コタロー半夏瀉心湯エキス細粒 | ー | 小太郎漢方製薬 | N.D. | N.D. | N.D. |
| コタロー大柴胡湯エキス細粒 | ー | 小太郎漢方製薬 | N.D. | N.D. | N.D. |
| コタロー五苓散料エキス細粒 | ー | 小太郎漢方製薬 | N.D. | N.D. | N.D. |
| コタロー麻黄湯エキス細粒 | ー | 小太郎漢方製薬 | N.D. | N.D. | N.D. |
| コタロー大建中湯エキス細粒 | ー | 小太郎漢方製薬 | N.D. | N.D. | N.D. |
| コタロー葛根湯エキス細粒 | ー | 小太郎漢方製薬 | N.D. | 3.43 | 0.9 |
| コタロー当帰芍薬散エキス細粒 | ー | 小太郎漢方製薬 | N.D. | 3.48 | 0.9 |

* 錠／カプセル：1錠／カプセル当たり，粉薬は1g当たり，シロップ／液剤は1mℓ当たり(2010年8月現在)

## 表9 ビタミン薬およびケトン食治療に併用する薬

| 名称 | 一般名(成分) | 販売元 | 糖質の熱量 (kcal)* | 総熱量 (kcal)* | 糖質含有量 (g) |
|---|---|---|---|---|---|
| 調剤用パンビタン末 | ー | 武田薬品工業 | 3.7 | 3.7 | 0.9 |
| 25 mg アリナミンF糖衣錠 | フルスルチアミン塩酸塩錠 | 武田薬品工業 | 0.72 | 0.72 | 0.2 |
| 50 mg アリナミンF糖衣錠 | フルスルチアミン塩酸塩錠 | 武田薬品工業 | 0.8 | 0.8 | 0.2 |
| 5 mg アリナミンF糖衣錠 | フルスルチアミン錠 | 武田薬品工業 | 0.4 | 0.4 | 0.1 |
| ビタミンB6散10%「マルイシ」 | ビタミンB6剤 | 丸石製薬 | 3.6 | N.D. | 0.9 |
| アデロキシン散10% | ピリドキシン塩酸塩散10% | ゾンネボード製薬 | 3.37 | N.D. | 0.8 |
| アデロキザール散7.8% | リン酸ピリドキサールカルシウム | ゾンネボード製薬 | 3.4 | N.D. | 0.9 |
| メチコバール細粒0.1% | メコバラミン製剤 | エーザイ | 2 | N.D. | 0.5 |
| メチコバール錠250 μg | メコバラミン製剤 | エーザイ | 0.2 | N.D. | 0.1 |
| メチコバール錠500 μg | メコバラミン製剤 | エーザイ | 0.4 | N.D. | 0.1 |
| シナール配合錠 | ビタミンC・パントテン酸カルシウム配合剤 | 塩野義製薬 | 1.05 | 1.05 | 0.3 |
| シナール配合顆粒 | ビタミンC・パントテン酸カルシウム配合剤 | 塩野義製薬 | 2.98 | 2.99 | 0.7 |
| パントシン細粒50% | パンテチン製剤 | 第一三共エスファ | 0.72 | 0.72 | 0.2 |
| パントシン散20% | パンテチン製剤 | 第一三共エスファ | 2.12 | 2.12 | 0.5 |
| パントシン錠100 | パンテチン製剤 | 第一三共エスファ | 0.048 | 0.048 | 0.0 |
| パントシン錠200 | パンテチン製剤 | 第一三共エスファ | 0.096 | 0.096 | 0.0 |
| パントシン錠30 | パンテチン製剤 | 第一三共エスファ | N.D. | N.D. | N.D. |
| パントシン錠60 | パンテチン製剤 | 第一三共エスファ | N.D. | N.D. | N.D. |
| フォリアミン散100 mg／g | 葉酸散 | 武田薬品工業 | 2.394 | 2.394 | 0.6 |
| フォリアミン錠 | 葉酸錠 | 武田薬品工業 | 0.586 | 0.586 | 0.1 |
| チョコラA錠1万単位 | ビタミンA油 | エーザイ | 1.7 | N.D. | 0.4 |
| チョコラA滴0.1万単位／滴 | レチノールパルミチン酸エステル製剤 | エーザイ | 0 | N.D. | 0.0 |
| チョコラA末1万単位／g | 粉末ビタミンA | エーザイ | 2.6 | N.D. | 0.7 |
| アルファロールカプセル0.25 μg | アルファカルシドールカプセル | 中外製薬 | 0 | 0.69 | 0.0 |
| アルファロールカプセル0.5 μg | アルファカルシドールカプセル | 中外製薬 | 0 | 0.68 | 0.0 |
| アルファロールカプセル1 μg | アルファカルシドールカプセル | 中外製薬 | 0 | 0.68 | 0.0 |

## 第4章　ケトン食の献立の実践と対応の実際

| 名称 | 一般名(成分) | 販売元 | 糖質の熱量<br>(kcal)* | 総熱量<br>(kcal)* | 糖質含有量<br>(g) |
|---|---|---|---|---|---|
| アルファロールカプセル 3 μg | アルファカルシドールカプセル | 中外製薬 | 0 | 0.68 | 0.0 |
| アルファロール散 1 μg／g | アルファカルシドール散 | 中外製薬 | 1.97 | 2.22 | 0.5 |
| ワンアルファ錠 0.25 μg | アルファカルシドール製剤 | 帝人ファーマ | 0.3 | 0.3 | 0.1 |
| ワンアルファ 0.5 μg | アルファカルシドール製剤 | 帝人ファーマ | 0.3 | 0.3 | 0.1 |
| ワンアルファ錠 1.0 μg | アルファカルシドール製剤 | 帝人ファーマ | 0.3 | 0.3 | 0.1 |
| ユベラ N カプセル 100 mg | トコフェロールニコチン酸エステル製剤 | エーザイ | 0 | N.D. | 0.0 |
| ユベラ N ソフトカプセル 200 mg | トコフェロールニコチン酸エステル製剤 | エーザイ | 0.03 | N.D. | 0.0 |
| ユベラ N 細粒 40% | トコフェロールニコチン酸エステル製剤 | エーザイ | 0.2 | N.D. | 0.1 |
| ユベラ錠 50 mg | トコフェロール酢酸エステル製剤 | エーザイ | 0.7 | N.D. | 0.2 |
| ユベラ顆粒 20% | トコフェロール酢酸エステル製剤 | エーザイ | 1.9 | N.D. | 0.5 |
| エルカルチン FF 錠 100 mg | レボカルニチン製剤 | 大塚製薬 | 0 | N.D. | 0 |
| エルカルチン FF 錠 250 mg | レボカルニチン製剤 | 大塚製薬 | 0 | N.D. | 0 |
| エルカルチン FF 内用液 10% | レボカルニチン製剤 | 大塚製薬 | 0.01 | N.D. | 0 |
| 乳酸カルシウム「NikP」 | 乳酸カルシウム | 日医工 | 0 | 0 | 0.0 |
| 乳酸カルシウム水和物「ヨシダ」 | 乳酸カルシウム | 吉田製薬 | 0 | N.D. | 0.0 |
| 乳酸カルシウム「ケンエー」 | 乳酸カルシウム | 健栄製薬 | N.D. | 1.73 | 0.4 以下 |
| 乳酸カルシウム「ホエイ」 | 乳酸カルシウム | ファイザー | 0 | 0 | 0.0 |
| フェロ・グラデュメット錠 105 mg | 硫酸鉄徐放錠 | マイラン EPD | N.D. | 0.109 | 0.0 |
| フェロミア錠 50 mg | クエン酸第一鉄ナトリウム製剤 | エーザイ | 0 | N.D. | 0.0 |
| フェロミア顆粒 8.3% | クエン酸第一鉄ナトリウム製剤 | エーザイ | 0.3 | N.D. | 0.1 |
| ザイロリック錠 100 | アロプリノール錠 | グラクソ・スミスクライン | N.D. | 0.28 | 0.1 以下 |
| ザイロリック錠 50 | アロプリノール錠 | グラクソ・スミスクライン | N.D. | 0.14 | 0.0 |
| アロプリノール錠 100 mg「日医工」 | アロプリノール錠 | 日医工 | 0.116 | N.D. | 0.0 |
| ベネシッド錠 250 mg | プロベネシド錠 | 科研製薬 | 0.122 | 0.366 | 0.0 |
| ユリノーム錠 25 mg | ベンズブロマロン製剤 | 鳥居薬品 | 0.28 | N.D. | 0.1 |
| ユリノーム錠 50 mg | ベンズブロマロン製剤 | 鳥居薬品 | 0.31 | N.D. | 0.1 |
| ウラリットー U 配合散 | クエン酸カリウム・クエン酸ナトリウム水和物配合製剤 | 日本ケミファ | 0 | 0 | 0.0 |
| ウラリット配合錠 | クエン酸カリウム・クエン酸ナトリウム水和物配合製剤 | 日本ケミファ | 0.08 | 0.08 | 0.0 |

* 錠／カプセル：1 錠／カプセル当たり，粉薬は 1 g 当たり，シロップ／液剤は 1 mℓ 当たり（2017 年 10 月現在）

# 第5章

## Q&A ／付録

第5章 Q&A／付録

# Q&A

青天目信，藤井達哉，熊田知浩，高田美雪，glut1 異常症患者会

## ① ケトン食に関する一般的な質問 ……… 190

- **Q1** ケトン食の効果と副作用は？ ……… 190
- **Q2** いつまで続けたらよい？ ……… 190
- **Q3** 自宅でケトン食は導入できる？ ……… 190

## ② ケトン食の方法に関連する質問 ……… 191

- **Q1** 緩い修正アトキンズ食でも効果はある？ ……… 191
- **Q2** 糖質を制限するだけもよい？ ……… 191
- **Q3** 調理法と糖質の関係 ……… 191
- **Q4** 糖質制限だけを意識していたら発作が増えました ……… 192
- **Q5** 年齢に応じた蛋白質量が知りたい ……… 192
- **Q6** 食物アレルギーへの対応 ……… 192
- **Q7** ケトン食療法中の検査について ……… 192
- **Q8** MCT オイルのケトン比計算方法 ……… 193
- **Q9** ケトン食療法の自宅での測定 ……… 193

## ③ 食材に関連する質問 ……… 194

- **Q1** 甘味料の選び方は？ ……… 194
- **Q2** 油の選び方は？ ……… 194
- **Q3** 低糖質の食材はどこで手に入る？ ……… 195
- **Q4** 糖質と糖類はどう違う？ ……… 195
- **Q5** ダイエットサプリは使える？ ……… 196

## ④ 副作用に関連する質問 ……… 196

- **Q1** 脂質を多くとるのが心配です ……… 196
- **Q2** 食物繊維やビタミンの不足について ……… 196
- **Q3** 嘔吐の原因，区別，対応，予防策について ……… 197
- **Q4** 低血糖が起きたらどうすればいい？ ……… 197
- **Q5** コレステロール値があがってしまった ……… 197

## ⑤ 体調不良時の対応 ········· 198

**Q1** 体調が悪く，食べられないときの対応は？ ········· 198
**Q2** 体調不良の原因の見分け方は？ ········· 199
**Q3** 主治医以外を受診する際の注意点は？ ········· 199

## ⑥ 食事の工夫に関連する質問 ········· 199

**Q1** ケトン食を嫌がる場合は？ ········· 199
**Q2** 油を上手にとらせたい ········· 200
**Q3** お弁当で油が固まってしまう ········· 200
**Q4** 果物を食べさせたい ········· 201
**Q5** お弁当の工夫 ········· 201
**Q6** 家族の食事と患者の食事 ········· 201
**Q7** お菓子を食べてしまう ········· 201
**Q8** 外食や旅行の際の対応 ········· 201
**Q9** ケトン食を親しか作れない ········· 202

## ⑦ その他 ········· 202

**Q1** 公的補助や支援はある？ ········· 202

第5章　Q&A／付録

# ① ケトン食に関する一般的な質問

## Q1 効果と副作用を具体的に教えてください

**A1** ケトン食療法は，従来の抗てんかん薬が無効でも，有効なことがある食事療法です．最も効いた場合には，発作が完全に消失したり，発作が止まったことで脳の異常な活動がなくなり，認知機能が改善したりすることもあります．場合によっては，抗てんかん薬を減量・中止できることもあります．また，完全に発作が消失しなくても，発作の回数が減る，症状が弱くなるなど改善する場合もあります．もちろんまったく効かない場合もありますし，まれではありますが，かえって発作が悪化することもあります．

　副作用は，検査結果の数値のごく軽い異常で，実質的には問題のないものから，眠気や悪心，嘔吐，便秘，下痢といった日常生活に支障を来たすもの，重症の感染症や不整脈，心筋症など，死亡例のある重症のものまでさまざまです．また，副作用が出現する時期も，ケトン食の導入時や早期にでやすいものや，ある程度時間が経たないと出現しないものなど，合併症の種類により異なります．重症の合併症であっても，自覚症状が乏しく，検査をしないとわからないものもあります．医師の診察を定期的に受けるようにしてください．

**（担当：青天目）**

## Q2 ケトン食はどれくらいの期間続けたらよいのでしょう？

**A2** てんかんの治療目的の場合，通常は2年間程度ケトン食を続行します．その後，ゆっくりとケトン比を下げながら普通食に戻していきます．2年という期間については科学的な根拠はあまりなく，経験論的なものですが，ジョンス・ホプキンス病院のグループは4:1ケトン食を2年（抗てんかん薬なしでも発作が完全に消失した場合は1年）続け，次に3:1にして6か月，その後さらにケトン比を下げて徐々に普通食に戻す方法をとっています．GLUT1欠損症やPDHC欠損症などの代謝疾患の治療目的の場合は，中止することが困難です．ただGLUT1欠損症の場合は，小児期に比べて成人期はケトン比がより少なくてもいいかもしれません（まだエビデンスは乏しいです）．

**（担当：藤井）**

## Q3 自宅にいながら（入院しないで）ケトン食を導入することは可能ですか？

**A3** 欧米のケトン食療法のガイドラインをみると，外来で導入することも不可能ではないと書かれています．ただ，ケトン食療法を多数経験している施設でも，実際には入院でしていることがほとんどです．

　ケトン食療法を導入してから，予想外の合併症が生じることがまれにあります．食事で食べたものを身体で利用できるように消化・分解したり，それを組み立てたり合成したりする途中の過程に問題のある病気を先天代謝異常と呼びます．そうした病気の中には，普段の生活では症状が出ないか，あるいはそれほど大きな問題にはならなくても，ケトン食療法のように，栄養のバランスを大きく変化させると症状が出てくるものがあります．これは事前に予測できないこともあり，後遺症が残ってしまう人もいます．入院していれば，必ず予防できるというわけではありませんが，外来で開始した場合，自宅で適切な対処をすることはそれ以上に難しいと考えられます．現時点では，ケトン食療法を自宅で導入することは避けるべきでしょう．

**（担当：青天目）**

# ② ケトン食の方法に関連する質問

## Q1 緩い修正アトキンス食でも効果があるのでしょうか？

**A1** 「ゆるい修正アトキンス食」の定義にもよると思います．修正アトキンス食の1日炭水化物制限は10～30gですので，「ゆるい修正アトキンス食」とは炭水化物制限30g/日とするなら，効果はあるといえます．ジョンス・ホプキンス病院で，修正アトキンス食を炭水化物10g制限ではじめ，3か月後に20g制限に緩和して継続する群と，20g制限で開始して，3か月後に10g制限にして継続する群で有効性を比較したところ，10g制限開始群の方が3か月時点での有効性は高く（早く効果が現れる），最終的には両群間で差がなかったという結果が得られていますので[1]，治療開始は10g制限で行い，3か月継続時点で有効であれば徐々に炭水化物制限を30g/日まで緩められるのがいいかと思います．もし，「ゆるい炭水化物制限」を50g/日程度（30g/日を超える）と定義するなら，低グリセミック指数食を考えられるといいでしょう．なお，修正アトキンス食と低グリセミック指数食の有効性についての比較研究はおこなわれていないため，どちらが有効性が高いかはわかりません．

（担当：熊田）

1) Kossoff EH et al : A randomized, crossover comparison of daily carbohydrate limits using the modified Atkins diet. Epilepsy Behav. 10: 432-6, 2007

## Q2 糖質を制限するだけも効果がありますか？糖質オフパンなどを食べても構わないのでしょうか？

**A2** 最近ダイエット（減量）目的で糖質制限を行っている人が増えています．一般的に減量目的ならバーンスタイン式ダイエットという緩やかな糖質制限食（1日炭水化物摂取量が120～140g）で十分です．この程度であればケトン体は産生されません．低GI食のような1日50～60g制限あたりがケトン体が産生されるかどうかの分岐点になると考えられています（図1）（低グリセミック指数食では炭水化物制限を50～60g/日にした上にさらに炭水化物の種類を血糖が上昇しにくい低GI値のものに限定し，なおかつ脂質を多めに摂取してようやくケトン体が産生されます）．したがって，ケトン食として機能させるためには糖質制限の程度と，脂質を増やすことが重要です．糖質オフパンも糖質がゼロではないので，ケトン食として決められた糖質の範囲内であれば利用することができます．

（担当：熊田）

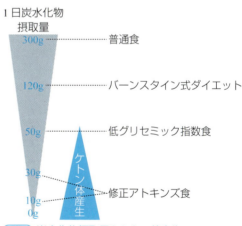

図1 炭水化物摂取量とケトン体産生

## Q3 調理方法によって糖質量は変わりますか？もし変わるのであれば，どの調理方法が一番糖質量を抑えられますか？

**A3** もともと食材に含まれる糖質量は料理によって変化はしません．調理過程の中で，たとえば煮物であれば味付けに調味料が必要になるので調味料分の糖質が増えます．ケトン食は糖質を抑えると同時に脂質を加える必要があります．油料理というと揚げ物を想像しますが，一般的に衣がついてはじめて吸油します．天ぷらやフライにすると衣分の糖質がオーバーします．炒め物や焼き物が比較的糖質量を増やさずに脂質量がアップできる調理方法と考えます．

（担当：高田）

第5章　Q&A／付録

## Q4 導入時，糖質だけに注意するように言われ，脂質は気にしていませんでした．食事療法を開始してから発作が増えています．食事療法は無効なのでしょうか？

**A4** 低糖質ダイエットであれば，修正アトキンズ食に近い状態だったのかもしれません．ただ，修正アトキンズ食は，ケトン食療法と比較すると制限が少ない食事療法ですが，炭水化物の摂取量は1日当たり，10〜20gと大きく制限されています．本当に，そこまで制限されていたのかを確認する必要があります．また，修正アトキンズ食で無効でも，古典的ケトン食療法にしたら有効なこともあります．基本的に脂質を多く摂取したほうが，ケトン体は作りやすくなります．糖質制限だけでうまくいかなかった場合には，脂質の摂取を増やす古典的ケトン食療法の管理の仕方に変えても良いと思います．ただ，自己流で食事療法を行うのは危険なので，管理をしている主治医に相談してください．　　　**（担当：青天目）**

## Q5 蛋白質の取りすぎはよくないと聞いたので，年齢に応じたたんぱく質量があれば知りたいです

**A5** 身体を構成する体蛋白質は日々失われていくため，食事から十分な量を補給する必要があります．さらに身体の成長にも蛋白質が必要なため，成長期の子どもにはその分も見込んでの補給が必要になります．「日本人の食事摂取基準2015年版」において蛋白質摂取基準も示されていますが，ケトン食という治療食においては糖質や脂質の指示量は一般の食事とは大きく異なるため，蛋白質の必要量についても医師から指示を受けてください．また「日本人の食事摂取基準2015年版」において，蛋白質の過剰摂取による健康被害についての明確な報告は十分でないため，耐容上限量は設定されていません．　　　**（担当：高田）**

## Q6 卵などの食物アレルギーがある場合，どのように対応すればよいでしょうか？

**A6** 仮に卵アレルギーと診断された場合でも鶏卵にしか含まれない栄養素はありませんので，他の食材でその栄養素を補うことは可能です．ただケトン食で困るのは卵がもつ特性である「乳化性」「熱凝固性」「泡立性」を調理に生かせないことです．「乳化性」を利用したもので代表的なものがマヨネーズです．これは卵不使用の乳化ドレッシングが市販されており，一般のマヨネーズに比べて脂質が少なめで，糖質が少し多いことを考えて使用すれば問題ありません．しかし「熱凝固性」を利用した茶碗蒸しやプリン，お好み焼き，「泡立性」を利用したケーキやパンなどのケトン食の手づくりが困難になります．ただ年齢とともに原因食物だったものでも症状を起こさずに食べられるようになることもあります（耐性の獲得）．また，生は食べられなくても加熱卵なら食べられることもあります．原因食物の除去がいつまで必要か，正しい診断をアレルギー専門医に確認して定期的に見直すことが必要です．市販されている食材でケトン食においても活用できるものは以前より増えてきましたので，栄養の代替について指導を受けると同時に，加工食品の表示の見方を学ぶことも誤食を防ぐために必要です．　　　**（担当：高田）**

## Q7 ケトン食開始後，定期的に受けなければいけない検査はありますか？検査項目と受けるペースを教えてください

**A7** 検査を受ける目的は主に4つあります．①ケトン食療法の効果を判定するため，②全身状態を知るため，③副作用・合併症を調べるため，そして④今後の治療方針を決めるためです．効果を判定する上で一番大事なのは発作がどのように変化しているかです．てんかん日記などで発作の状態を記録して，医師に渡してください．それ以外に，脳波や尿中・血中ケトン体を測定します．全身状態を知り，副作用・合併症を調べるための検査として，身体測定と血液検査や尿検査があります．特殊な検査として，ビタミンや微

量元素を測定する検査もあります．また，不整脈や心筋症，尿路結石や骨量低下といった合併症を調べるために，心電図や，必要に応じて，心エコーや腎エコー，骨密度の検査も行います．検査のうち，どの項目を行うか，検査の回数を何回するかは，主治医が全身状態を評価して決定します．中には全員に行う必要のない検査もあります．検査の回数は，身体測定は診察のたびに，血液検査と尿検査は，ケトン食を開始してから3か月後，6か月後に行い，その後は半年に1回程度行うのが良いでしょう．ただ，ビタミンや微量元素の評価は年1回程度で良いと考えられます．また脳波や心電図は施設の状況により異なるので一概に言えませんが，こちらも年1回は評価したほうがよいと思われます．

(担当：青天目)

## Q8 MCTオイルとそれ以外の食用油では，同じ脂肪でもケトンを作る力が違うと思いますが，MCTオイルを使う場合でもケトン比の計算方法は同じでしょうか？

**A8** キッセイ薬品工業のマクトンオイル®は，中鎖脂肪酸トリグリセリド(MCT) 85%，長鎖脂肪酸トリグリセリド(LCT) 15%の割合で混合された油です．日清オイリオの日清MCTオイル®は，MCTが100%です．「第2章 B MCTケトン食」の章で書きましたが，同じ重さの脂肪を摂った場合でもMCTはLCTに比べて多量のケトン体を生じるため，こうしたMCTを多く含んだオイルでは，強いケトーシスを得ることができます．ケトン比は，あくまでも脂肪と「炭水化物＋蛋白質」の重量の比で計算するので，MCT主体のオイルを使っていてもケトン比を計算することはできます．しかし，同じ100gの脂肪でも，MCT50g＋LCT50gの場合，MCT30g＋LCT70gの場合，LCTだけ100gの場合では，生じるケトン体の量は違いますので，炭水化物とたんぱく質の量が一定なら，ケトン比は同じでも，ケトーシスの強さは変わってきます．これを逆に考えると，MCTを使う量が日によって違えば，ケトーシスの強さも日によって変わることになります．これでは発作のコントロールは安定しないでしょう．それでは，MCTを使った場合にケトーシスの強さを予測できるような計算式はあるのでしょうか．現時点では，それに当てはまるものはありません．もともと，同じような年齢・体格の患者で同じケトン比のケトン食を食べても，達成できるケトーシスの強さには個人差があります．ケトン比はあくまでも目安であり，最終的には，一人一人に合わせて調節します．MCTを使う場合も，ケトン比とMCTの使用量を一定にして，ケトーシスの強さを何回か測定した方が，正確な食事療法ができるでしょう．

(担当：青天目)

## Q9 ケトン食療法がうまくできているか自宅で判断する方法はありますか？

**A9** ケトン食療法の目的はてんかん発作のコントロールなので，まずはてんかん日記をつけて発作の状態を把握して，医師に伝えられるようにすることです．ケトン食療法によって，十分にケトン体が作れているかどうかを見るためには，比較的簡単な方法として，尿中ケトン体用定性試験紙(ケトスティックス®など)で判定する方法があります．血中ケトン体が十分高くなっているか，完全に判定することはできませんが，とくに発作が出たときに，その原因が，ケトン食療法がうまくいかなくなってケトーシスが崩れたためなのか，ケトン食療法はうまくいっているのに，それ以外の問題で発作が出たのかを推定するのに役に立ちます．

　血中ケトン体濃度を測定できる機械も安価とは言えませんが，入手可能です．$\beta$-ヒドロキシ酪酸($\beta$-ケトンなどと記載されていることもあります)を測定できるものを選びましょう．これまでのケトン食療法のコントロールは，医療機関で測定した場合のケトン体の値を基にしたものなので，家庭でこうした機械を使って測定したデータが増えてくると，ケトン食療法の管理の仕方に新しい工夫ができるようになるかもしれません．ただ，安くはないことと，これまでの知識でもケトン食療法をすることはできるので，購入は必須ではありません．

(担当：青天目)

第5章　Q&A／付録

## ③ 食材に関連する質問

### Q1 甘味料にもいろいろ種類があり中にはあまり体によくないものもあると思います．詳しくわかっていることがあれば教えてください

**A1** 砂糖の代わりとして使用されることが多い甘味料は，アスパルテーム，アセスルファムカリウム，サッカリンナトリウム，スクラロースなどです．甘味料は食品添加物であり，甘さが砂糖の数倍～数百倍強くカロリーが少ないのが特徴です．

　食品添加物は食品衛生法で定義されており，その安全性については国の機関が評価し，安全な物だけが食品添加物に指定されます．また使用量については，国際的な機関が無害と確かめた量の1/100量を，毎日一生食べ続けても安全な量(一日摂取許容量)とし，さらに，この量よりもはるかに少なくなるように使用基準が設けられています．また，甘味料は「大量に摂取するとお腹がゆるくなる場合があります」等表記してあるものもあります．これは甘味料が消化吸収されないため，多量摂取すると一時的に下痢をしてしまうことがあるということのようです．　　　**(担当：高田)**

### Q2 動物性，植物性，短鎖，中鎖，長鎖脂肪酸など，様々な種類の油がありますが，食事に用いる油は何がいいのでしょうか？また油の使い分けはどのように行うのでしょうか？

**A2** 動物性油脂と植物性油脂の違いは，動物性油脂は固形のことが多く，植物性油脂は液体のことが多いということです．専門的には，動物性油脂は飽和脂肪酸が多く，植物性油脂は不飽和脂肪酸が多いと言えます．しかし，植物性油脂でも，ヤシ油やパーム油は飽和脂肪酸が多くて個体ですし，動物性油脂でも魚の油脂は，不飽和脂肪酸が多くて液体です．脂肪酸の中でも，リノール酸や$\alpha$-リノレン酸といった不飽和脂肪酸(炭素数が18)は，人は体内で合成することができず，食事から摂取しないといけないので，必須脂肪酸と言われます．飽和脂肪酸は，動物油脂以外に，チョコレートやココア，ココナツなどに含まれており，大量にとることは，血中脂質の構成を悪化させて，心血管疾患を増加させるため，2016年に世界保健機関から，摂取を制限すべきと言われています．一方，不飽和脂肪酸は植物油や魚油に含まれる脂肪酸です．

　短鎖脂肪酸，中鎖脂肪酸，長鎖脂肪酸は，脂肪酸を作り上げる炭素の長さによる分類で，短鎖脂肪酸は炭素数が6未満，中鎖脂肪酸は6～12，長鎖脂肪酸は13以上です．短鎖脂肪酸は，いずれも不快なにおいを発するので，食用にはなりません．中鎖脂肪酸は，炭素数が8のカプリル酸，10のカプリン酸，12のラウリン酸は，強いにおいはなく，無味です．一般的に食用の油に含まれている脂肪酸は，長鎖脂肪酸です．

　中鎖脂肪酸トリグリセリド(MCT)は，**第2章 B MCTケトン食**の章で述べたように，ケトン体を作りやすい油なので，ケトン食療法の時には，積極的に活用したい油です．ただ，多量にとると腹痛や腹部膨満，下痢などの副作用があるため，慎重にとる必要があります．また，ヒトが必ず食べないといけない必須脂肪酸は，長鎖脂肪酸なので，中鎖脂肪酸だけではいけません．キッセイ薬品工業のマクトンオイル®には長鎖脂肪酸が含まれていますが，日清オイリオの日清MCTオイル®には長鎖脂肪酸が含まれていないので，計算する時には注意が必要です．ただ，MCTオイルは，食べた分は全て中鎖脂肪酸なので，計算はしやすいというメリットもあります．どちらも食事療法をするためには役に立つので，どちらが使いやすいかは，栄養士と相談して決めてください．また，食事を作るのに慣れたら，自分の好みで決めても問題ありません．どちらでも，慣れたら問題なくケトン食を作れます．　　　**(担当：青天目)**

**Q&A**

## Q3 ケトン食を作るのに必要な特殊な食材が買える場所を教えてください

**A3** 食材の購入は店頭販売と通信販売の 2 つが利用できます。薬局、スーパーマーケット、コンビニエンスストアなど店頭で購入できる食材を、表1 に、通信販売で購入できる食材を、表2 にまとめました。

（担当：glut1 異常症患者会）

**表1 店頭で買える食材**

| 購入先（店頭販売） | 商品 |
| --- | --- |
| 薬局 | 人工甘味料、MCT オイル、0 カロリー飲料、0 カロリーゼリー、ノンシュガーチョコレート、低糖質飴、ナッツ類など |
| スーパー | 糖質 0 麺、低糖質麺、こんにゃく麺、おから粉、大豆粉、0 カロリー飲料、0 カロリーゼリー、ノンシュガーチョコレート、ナッツ類など |
| コンビニ | 低糖スイーツ、0 カロリー飲料、0 カロリーゼリー、ナッツ類、低糖パンなど |

**表2 通信販売で買える食材**

| 購入先（通信販売） | 商品 |
| --- | --- |
| 低糖工房 | 調味料、低糖粉、低糖パン、低糖麺、低糖スイーツ、惣菜など |
| 糖質制限ドットコム | 調味料、糖質制限パン、こんにゃく・海藻食品、低糖スイーツ、糖質制限食品など |
| 楽園フーズ（店舗販売あり） | 調味料、砂糖小麦粉 0 パン、大豆麺、砂糖小麦粉 0 スイーツ、大豆チップス、低糖スナック菓子、惣菜など |
| 糖限郷（店舗販売あり） | 低糖・糖質オフパン、低糖スイーツ |
| シャトレーゼ（店舗販売あり） | 糖質カットスイーツなど |
| ヘルシースイーツ工房 マルベリー | 低糖質スイーツ |
| 糖質制限ケーキ専門店 GOOD EATZ by ヘルシ屋 | 糖質制限ケーキ |
| 日清オイリオ オンラインショップ | 中鎖脂肪酸関連食、オイル類など |

通信販売は、三大栄養素の表示がある販売店のみ記載。

## Q4 甘味料の糖質、糖類の違いを教えてください（カロリー 0 と表示されていて、糖類は 0 g でも糖質や炭水化物が 0 g でないものがあります。その場合の判断方法は？）

**A4** 炭水化物の定義については P9 のコラムをご覧ください。"糖質"とは「糖類（果糖、砂糖など）」、「多糖類（でんぷんなど）」「糖アルコール（マルチトール、エリスリトールなど）」、「高甘味度甘味料（アセスルファムカリウムなど）」に分類されます。糖類 0 g と表示されている市販の甘味料は糖類を含まず、糖類以外の糖質から作られています。糖質は、一般的には体の中で 1 g 当たり 4 kcal のエネルギーを産生します。しかし、多くの市販の甘味料は糖アルコールを主原料としていて、体の中でエネルギーを産生しても半分から 1/3 程度です。糖アルコールの中には体内でほとんど利用されずに排出されるものもあり、それを製品の主原料としている場合は、体内でエネルギーを産生しないためカロリー 0 と表示されています。カロリーの表示については、"100 g 当たりのエネルギーが 5 kcal 未満"のものなら「カロリー 0」と表示してもよいことになっています。

（担当：高田）

第5章　Q&A／付録

**Q5** 糖質を吸収しないようにするダイエット用のサプリメントがありますが，それを利用する方法はありませんか？またそういったサプリメント利用に向けての研究はされていますか？

**A5** そのようなサプリメントは科学的な評価がされておらず，実際にどれだけ糖質の吸収が阻害されているのか測定が困難です．したがって，ケトン比の評価もできず，治療の目的を果たせなくする可能性が高いと思われ，お勧めできません．サプリメントではありませんが，糖質の吸収速度が少ない食べ物を選ぶ方法として，低 GI 食があります．しかしこの療法はケトン体を作ることを目的としていませんし（ただし，低 GI ではインスリンが低く抑えられるのでケトン産生の効率が上がるとされる），結局のところ摂取した糖質は吸収されるので，低 GI の炭水化物に変更してもケトン比が上昇するわけではありません．それでは，面倒な食事を作らなくても，内服したらケトン食を食べたのと同じ状態になるようなケトン食錠のような薬剤は将来できるでしょうか？そのような研究は一部で行われていますが，ケトン食がてんかん発作を改善する仕組みは極めて複雑であり，現状ではそのような薬剤の製造は困難です．しかし GULT1 欠損症では，炭素鎖が7つのオイル（トリヘプタノイン）を使った治験が現在米国で行われています（2019 年終了予定）．**（担当：藤井）**

## ④ 副作用に関連する質問

**Q1** 脂質を多く摂ることになりますが，肝機能等，身体への悪影響はないのですか？長期服用のデータはあるのでしょうか？

**A1** 最近，Lancet という権威のある医学雑誌に，炭水化物過剰摂取（全摂取カロリーの 60% 以上）すると心血管障害や死亡リスクが上がる，というデータが掲載されました．これまで高脂質の食事が心血管障害や死亡のリスクを上げると考えられていた（低脂質・高炭水化物食がすすめられていた）のが，真逆の結果で，炭水化物を減らして脂質を増やしたほうがよいとの結果でした[1]．ただし，ケトン食のような極端な高脂質，低炭水化物食については調べられておらず，ケトン食の長期的な影響に関してはわかりません．よく高脂肪食を摂取すると中性脂肪値が上がるのでは，脂肪肝が起こるのでは，と相談されますが，血液中の余剰な炭水化物が中性脂肪となり肝臓に蓄えられて脂肪肝となるので，ケトン食よりむしろ逆の高炭水化物食のほうが肝臓に悪いはずです．実際，文献上もケトン食により脂肪肝を起こした報告はまれです．**（担当：熊田）**

1）Dehghan M et al：Associations of fats and carbohydrate intake with cardiovascular disease and mortality in 18 countries from five continents (PURE): a prospective cohort study. Lancet 390 : 2050-62, 2017

**Q2** 繊維質もビタミンもあまり摂れないわけですが栄養のバランスはサプリか薬品で補えば大丈夫なのですか？

**A2** ケトン食は脂質に偏った食事ですので，どうしても食物繊維や水溶性ビタミン（ビタミン B 群，C など）が不足しやすいです．総合ビタミン剤などの市販のサプリメントを摂取されることをお勧めします．ただし，サプリメントの中には糖質を含むものもあるため，主治医や栄養士と相談の上，選択してください．

なお，薬剤として総合ビタミン剤を病院で処方することも可能です．また水溶性ビタミンの一つであるビオチンは総合ビタミン剤に含まれていないことがあり，特にケトンフォーミュラ®のみを長期使用する場合は欠乏しやすいため別途補充する必要があります（病院で薬として処方できます）．ビオチンが欠乏すると脱毛やステロイド抵抗性の皮膚炎で気づかれます．

**（担当：熊田）**

（野崎章仁ら．ケトンフォーミュラ®の長期使用によるビオチン欠乏症の 2 例．日本小児科学会雑誌．119 : 67-71, 2015）

**Q&A**

## Q3 ケトン食療法中に嘔吐が起きた場合の，考えられる原因とその区別，それぞれの対応や予防策について教えてください．

**A3** ケトン食療法は，もともと嘔吐しやすくなる食事です．血中のケトン体が過度に増えると（ケトアシドーシス），嘔吐しやすくなります．また，脂肪の多い食事では，胃腸の動きが低下して，胃から食道に食物が戻りやすくなります．ケトン食療法の調整が不十分な時期には，こうしたことで嘔吐しやすいことも多いでしょう．ケトン食療法をしている人が嘔吐する場合，こうしたケトン食療法自体の副作用以外に，てんかん発作の症状，感染性胃腸炎といったことが，可能性としては考えられます．

ケトン体は酸性なので，ケトアシドーシスになると酸性になった身体を中性に戻すため，二酸化炭素を多く吐き出そうとして，呼吸が荒くなります．また，尿中ケトンを測定すると，いつも以上に早く色が強陽性に変化することも参考にできるかもしれません．ケトアシドーシスが疑われる場合，対処はリンゴジュース大さじ1杯半，またはオレンジジュース大さじ2杯を飲みます．ケトアシドーシスのときは，それで症状が改善することが多いです．

感染性胃腸炎は冬季に流行することが多く，感染力も著しく高いので，かかる可能性も高いです．嘔吐だけではなく下痢が出現する場合，周辺に胃腸炎の人がいる場合には，可能性が高くなります．食事療法について特に変更をしていないのに，急に嘔吐や下痢が出現した場合には，胃腸炎を疑うほうが良いでしょう．通常，感染性胃腸炎による嘔吐は，半日から1日ほどで改善することが多いです．全然水分が取れず，尿が出ない状態が続く，ぐったりしてしまうなどの症状があるなら，病院を受診しましょう．点滴が必要なこともあります．

てんかん発作の場合は，強直発作や眼球偏視といった他の発作症状が先に起きることが多いので，簡単に区別ができるでしょう．また，発作で嘔吐する患者さんは，だいたい同じパターンで嘔吐するため，保護者も気が付けます．ケトン食療法を導入している人でしょうから，てんかん発作は難治だと思いますし，簡単ではないかもしれませんが，抗てんかん薬の調整が有用かもしれません．

自宅では嘔吐の原因がわからない場合，なかなか改善しない場合には，病院を受診したほうが良いでしょう．最後に，普段から嘔吐しやすい人の予防策として，胃食道逆流が疑われる場合には，消化管運動を改善するために，モサプリドの使用などが検討可能です．病院で相談してみましょう．

**（担当：青天目）**

## Q4 疲労，ストレス，感染症などで低血糖が起きてしまいます．何か対策方法はありますか？

**A4** ケトン体が日頃からしっかりと出ていれば，多少の低血糖状態でも脳はケトン体をエネルギーとして利用できるため慌てる必要はありません．どの程度の低血糖なら許容できるのか，基礎疾患などにより個人差が大きいと思いますので，許容範囲を超えた低血糖が起こったときの対処法をあらかじめ主治医と相談しておくと良いでしょう．なお，低血糖状態を是正しようとすると糖質を補充しないといけないですが，糖質のみを補充した時点でケトン体は消失する可能性があります．私たちは血糖値が 40 mg/dL 以上であれば糖質だけ補充することは行わず，ケトンフォーミュラ®などケトン体を維持した状態で少量でも糖質が含まれる食品を追加で服用してもらっています．

**（担当：熊田）**

## Q5 コレステロール値が上がってしまったときはどのように対処すればよいでしょうか？

**A5** まず，ケトン食療法中に血中脂質に異常をきたす脂質異常症となることはありえると報告されています．しかし，大阪大学の経験では，多くはありません．脂質異常症となるのは，脂質異常症の家族がいる場合が多いです．また，過去の研究では，脂質異常症の多くは一過性で治療中でも回復することが多く，また，ケトン食療法をやめれば，元に戻ります．

脂質異常症の人で治療をする理由は2つあります．中鎖脂肪酸トリグリセリドが 500 mg/dL 以上となった高トリグリセリド血症の人では，急性膵炎のリスクが上がることは示されています．ただ，トリグリセリドを下げる治療をすると急性膵炎を予防できるという研究はありません．一方，LDL コレステロールの上昇は，心血管疾患のハイリスクで，LDL コレステロールを下げる治療を行うと，心筋梗塞や脳卒中と言った心血管疾患による死亡率を下げること

第 5 章 Q&A／付録

ができることは，数多くの研究で示されています．いずれにせよ，最初の治療は生活改善で，脂質と糖質の摂取量を減らし，適度な運動を行うことになります．それでも値が正常化しない場合に，薬物療法を行います．

難治てんかんでケトン食療法をする場合，治療期間が長期に及ぶことはありません．脂質異常症による悪影響が出てくるのは，数十年以上経過してからです．通常の食事でも高コレステロール血症となる人の場合は，小児期から積極的な治療が勧められていますが，ケトン食療法をして脂質異常症となった人については，ケトン食療法をやめたら元に戻る可能性があるため，すぐに食事療法をやめる必要はなく，また脂質異常症に対する治療をすぐに開始する必要もありません．

ただ，GLUT1 欠損症などで，長期間食事療法をする人で脂質異常症となった人で，どのように治療をすべきかということは，これからの課題です．GLUT1 欠損症では，食事の脂肪摂取量を下げることも，運動をしっかりすることも難しいことが多いため，生活改善は難しいです．薬物療法の対象となるかもしれませんが，そういった検討は報告がなく，大阪大学でも経験がないため，今後の課題です．

**（担当：青天目）**

## ⑤ 体調不良時の対応

### Q1 体調が悪く食べられないときはどうしたらいいのでしょうか？

**A1** 食べられない時は脱水状態にならないように水分補給をこまめにする必要があります．お茶や水は糖質を含んでいないため脱水時の使用に適しているようにみえますが，一方で必要な電解質（ナトリウムイオン，カリウムイオンなど）も含まれていないため，お茶や水ばかり多量に摂取すると低ナトリウム血症等の電解質異常をおこし，余計に体調が悪くなります．したがって電解質を含み，糖質を含まない飲み物が望ましいですが，市販のもので上記を満たす商品はありません．当院では糖質を含まない無糖質電解質液の作り方を指導しています[*1]．少しでも食事が摂取できそうな時は，エッグノッグ（牛乳ベースの飲み物，ミルクセーキ）を飲んでいただくことをお勧めしています．エッグノッグはケトン比が 3 ～ 4:1 と適当な値になる飲みやすい飲み物です[*2]．エッグノッグでなくても，ケトンフォーミュラに人工甘味料等で味付けをしてもケトン比を約 3:1 に保ったままで摂取できます．これらのケトン食を摂取できるようなら，無糖質電解質液でなくても，市販のものでなるべく糖質含有量が少ない OS-1®（100 mL 中糖質 2.5 g）やソリタ®T 配合顆粒 2 号（100 mL 中 2.2 g）等を水分補給に少量使用されてもいいかと思います．OS-1®は食品扱いのため薬局等で購入でき，ソリタ®T 配合顆粒 2 号は医薬品のため病院で医師より処方されます．なお，ポカリスエット®（100 mL 中 6.7 g），アクエリアス®（100 mL 中 4.8 g）等の清涼飲料水は一般に糖質含有量が多いため注意が必要です．もし経口摂取が困難な場合は点滴が必要になります．点滴の際には糖質を含まない生理食塩水（または生理食塩水を注射用水で 1/2 に希釈したもの）やビカーボン®などを用いることがのぞましいです．ただし，重症感染症等で食事摂取できない期間が長期化することが予測される場合は，「ケトン」にこだわらず治療を優先し，早く体調を回復させることが重要です．一時的にケトン体産生は低下しても，体調が回復し食事摂取可能になれば元の状態に戻ります．その間発作が再燃する可能性はありますが，体調が回復すればまた発作の状態も体調不良前の状態に戻ることが予想されます．

[*1]：無糖質電解質液の作り方
材料：水 1 L，食塩 5 g（小さじすり切り 1 杯が 6 g），甘味料（パルスイート®カロリーゼロ 1.8 g×4 本またはカロリー 0 ラカント®S 顆粒 20 g）
甘味料は砂糖 20 g 相当の甘さ．少し冷やした方が飲みやすい．Na は 85 mEq/L で，ソリタ®T 配合顆粒 2 号と同じ濃度．
[*2]：エッグノッグ（リンゴ味）の作り方
材料：生クリーム 200 ml，全卵 2 個，100％ リンゴジュース 40 ml，パルスイート® 適量，バニラエッセンス 4 ～ 5 滴
成分：上記で合計 1,033 kcal，炭水化物 11.0 g，たんぱく質 16.3 g，脂質 100.3 g（ケトン比 3.7:1）
作り方：これらを混ぜるだけです．0 カロリーのパルスイートは甘みの好みで適当に調整してください．そのままでも飲めます．冷凍するとシャーベット状でおいしくいただけます．電子レンジで加温するとプリン状になり，冷やして食べられます．

**（担当：熊田）**

**Q&A**

## Q2 不調の原因が低血糖や感染症なのか，それとも GLUT1 欠損症など基礎疾患の症状なのか見分ける方法はありますか？

**A2** ケトン食で普段の状態が安定している患者さんが突然体調不良となった場合，基礎疾患の悪化なのか感染症あるいはケトン食の副作用が原因なのかの区別は必ずしも容易ではありません．ケトン食のケトン比を増加させたばかりの頃に嘔吐を伴う体調不良が出現した場合は，ケトン食の副作用の可能性があり，主治医の判断が必要です．この場合，ケトン比を元に戻せば改善するはずです．ケトン食メニューに変更がなく体調不良となった場合は，副作用よりも感染症や基礎疾患の関与を疑います．GLUT1 欠損症では，基礎疾患そのものの症状が悪化するのは通常空腹時であり，食事を与えるだけで改善したら基礎疾患による体調不良だったと判断できるでしょう．嘔吐下痢症やインフルエンザなどの感染が明らかな場合は，多くの場合感染症そのものによる体調不良ですが，感染症の結果ケトン食を含めて経口摂取が不良となった場合 GLUT1 欠損症では基礎疾患も悪化するので，感染症の症状と基礎疾患症状の悪化が同時に出現すると考えられます．このような場合は，⑤ **Q1**「体調不良でたべられない時の対応」を参照ください． **（担当：藤井）**

## Q3 感染症や怪我などで主治医以外の医師やほかの病院を受診する場合，注意してもらわないといけないことはありますか？

**A3** 尿検査や血液検査を受ける場合，事前に担当医にケトン食治療中であることを伝えておかないと，脱水や代謝性疾患など全く別の病態を疑われる可能性があります．内服薬を処方される場合，なるべく糖質を含まない剤形，製品を選んでもらう必要があります．また薬剤師や薬局にも乳糖等の賦形剤を添加しないよう依頼する必要があります．詳しくは「P171 **第 4 章 G 処方された薬の糖分について**」の章を参照してください（わからない場合は錠剤を粉砕してもらうと，ほぼ糖質は含まれません）．また，脱水等で点滴治療を受ける場合もできるだけ生理食塩水など，糖質を含まない組成の輸液を行うのが望ましいです．いずれにしてもケトン食治療中であることを担当医に告げ，判断がつかない場合は主治医に連絡してもらうよう依頼することが重要です．主治医にあらかじめ，他院受診の際の紹介状を書いてもらうのもよいでしょう． **（担当：熊田）**

## ⑥ 食事の工夫に関連する質問

## Q1 ケトン食を嫌がり，食べてくれません．よい工夫の仕方があれば教えてください

**A1** (1)調理の工夫：食べやすい大きさにし，患者の好きな食材や味付けにするとよい．
(2)見た目（盛り付け）の工夫：ケトン食では利用することが難しい食材（糖質の多い食材）の代替品を使うことで，見た目を普通食に近づける（**表3**）．食べたくなるような盛り付けなども工夫するとよい．
(3)脂質摂取量の増加：脂質の多い補食（おやつ）を利用し，1 日の脂質量を増やす．
　例：低糖質デザートで生クリームなど脂質も多いシュークリーム・ロールケーキ，脂質の多いナッツ類，チーズ，生クリームを使った手作りデザートなど
(4)精神的なサポート：P160 **第 4 章 C 参照**． **（担当：glut1 異常症患者会）**

199

## 第5章 Q&A／付録

**表3**

| | 食材 | 入手先 | 料理 | ポイント |
|---|---|---|---|---|
| 粉 | ケトンフォーミュラ®* | 医師 | ハンバーグ | 家族と同じハンバーグに混ぜる(パン粉のつなぎは入れない) |
| | | | 卵料理 | 生クリーム・マヨネーズをいれるとさらに脂質がアップする |
| | 低糖質の粉 | 通販 | パン/ホットケーキ/お好み焼きなど | 100円均一のレンジで作れるシリーズなどで患者の好きな味や、見た目の工夫をする (フランクフルト/たい焼き/ワッフル/卵焼き/蒸しパンなど) |
| | サイリウム | 通販 | 片栗粉の代用 | |
| パン | 低糖質パン(パン粉) | 通販 | パン | パン粉作り(コロッケ・トンカツなどフライ物に活用) |
| | | コンビニ | | 低糖パンを冷凍してミキサーなどで砕き、乾煎り |
| 米 | こんにゃく米 | 通販 | ごはん | お米と混ぜて炊く |
| 麺 | こんにゃく麺/おから麺/豆腐麺 | 通販 | ラーメン/スパゲッティ/焼きそば/鍋など | 家族と同じ様に食べられる |
| | | スーパーなど | | |

＊：ケトンフォーミュラ®は、適応疾患、対象年齢などにより処方されないこともある.

## Q2 油のとらせ方はどのように工夫したらよいでしょうか？

(1) 様々な種類の脂質を使い分けることで、味や風味が単調にならないように工夫する(表4).
(2) 脂質の種類を使い分け、ケトン体が効率良く生成されるように工夫する. 中鎖脂肪酸油(MCTオイル)や動物性油脂、植物性油脂など、患者の好みや体調等に合わせて使い分ける.
(3) 油を混ぜても味覚に違いがわかりにくい食材に混ぜる.
　例：納豆に混ぜる(MCTオイル・ごま油など)、卵に混ぜて卵焼きやスクランブルエッグにする(生クリーム・ケトンフォーミュラ®・バターなど)、市販のドレッシングに混ぜる(MCTオイル・ごま油・オリーブオイルなど).

**(担当：glut1異常症患者会)**

**表4** 脂質の使い分け

| 脂質の種類 | 入手先 | 使用法 | 工夫・注意点 |
|---|---|---|---|
| MCTオイル | 薬局・通販 | 料理・飲み物など等に混ぜる | 熱は加えない |
| ココナッツオイル | スーパーなど | 炒めものなど | 炒め物に使用、味が単調にならない様に変えて使用 |
| オリーブオイル | | | |
| ごま油 | | | |
| バター | | 炒めもの・パンなどにつける | |
| 生クリーム | | ホイップ・料理に混ぜる | デザートなど |

## Q3 弁当の油分の多いおかずが冷めると固まってしまうのですが、冷めてもおいしく食べられるようにするにはどうしたら良いですか？

学校やレストランなどに協力してもらえる場合は、極力温かい状態にして食べられるようにします(P165 第4章 E 参照). それが難しい場合は、冷めても固まりにくい油(サラダ油、MCTオイルなど)を使用することで対応します. 脂の多い肉などは一度素揚げしてから炒めたり、味付けたりすることで冷めても脂が固まりにくくなります.

**(担当：glut1異常症患者会)**

## Q&A

### Q4 果物を食べさせたいのですが，何か工夫できることがあれば教えてください

**A4** 一番は食事自体の糖質を抑えて（場合によっては前後の食事で糖質を調整し）果物に回すことですが，それ以外に果物を食べる際には，患者のケトン比に合った脂質を補うことで全体のケトン比を合わせることができます．果物はなるべく糖質が少ないもの（ベリー系など）にして，可能であればホイップを添えるなど脂質も同時にとる工夫をするといいでしょう．
例：果物 50 g とケトンフォーミュラ®15 g でケトン比は 1:1 程度
　　果物 50 g と生クリーム 20 g でケトン比は 1.5:1 程度
*果物によって糖質量，たんぱく質量は変わるのであくまでも目安．　　　　　**（担当：glut1 異常症患者会）**

### Q5 お弁当を作る際の工夫があれば教えてください

**A5** ケトン食の特性上，油が多くなりますが，冷めて固まった油を残しては意味がありません．対応として，保温機能のあるランチジャーの利用や，保温器などを置いてもらうことなどが考えられます．学校などに事前にお弁当を冷蔵したり，温めたりできるかを確認することも必要です．P165 **第 4 章 E 給食への対応**および，⑥ **Q3** を参照してください．　　　　　**（担当：glut1 異常症患者会）**

### Q6 一緒に食べる家族とは違う食事を用意する必要がありますが，食事内容で何か工夫できることはありますか？

**A6** できるだけ家族と同じメニューをアレンジするといいでしょう．例えば，味付けが塩コショウやしょうゆのみの場合は，調理後に別途 MCT オイルやマヨネーズなど脂質の高いものを加えることで対応できます．また，味付けに糖質の多い調味料を使う際は，その直前まで一緒に調理するなどして，手間を減らすことができます．P160 **第 4 章 C 家族と違うメニューを特別に作る工夫**を参照してください．

**（担当：glut1 異常症患者会）**

### Q7 お菓子などを食べてしまい，それをやめられません

**A7** ケトン食を始めた当初は，欲しがりそうな食べ物は目に入れないように配慮するとよいでしょう．ケトン食による治療効果を実感できる場合には，食事療法の意義を改めて説明するとともに，本人の理解・納得を得るようにしましょう．
　また，ケトン食中でも食べられる手作りのお菓子や，市販の低糖質のお菓子の中から本人の好みのお菓子を見つけ，そちらに移行するように促します．　　　　　**（担当：glut1 異常症患者会）**

### Q8 外食や旅行の際にケトン食として作った食事以外のものを食べさせる場合，どのような工夫や注意が必要ですか？

**A8** 旅行の際，コテージやコンドミニアムなど，台所があって調理できるところに宿泊し，現地でケトン食を調理するのも 1 つの方法です．ファミリーレストラン等で，炭水化物，たんぱく質，脂質の量が推定できる料理（グリルチキン，温野菜等）を注文し，MCT オイル，マヨネーズ，生クリーム，バター，人工甘味料などを持参し，不足分の脂質をこれらの調味料を添加することで補うことで普段のケトン食に近づけることは可能です．（あらかじめ事情を説明して店の許可は取っておいた方がいいでしょう．）　　**（担当：熊田）**

201

第5章　Q&A／付録

**Q9** 現在，親のみが日常の食事の管理をしているので，家族が食事を作れなくなった場合，食事療法を続けることが難しくなります．食事療法自体を支援してもらえる方法はないのでしょうか？

**A9** 母親が家を空けないといけない場合や病気等で倒れたときに困ってしまいます．その際，父親が代わりに料理できたり，祖父母等の親戚がピンチヒッターとして助けてくれたりできるでしょうか．もしそれが可能な環境であれば，万が一の緊急事態に備えて，ケトン食のレシピや作り方，注意点等をノートに記載して，それを見れば誰でも同じものが作れるようにしておくとよいでしょう．

　作り置きを冷凍保存していざというときに備えておくのもよいでしょう．最近，低炭水化物食品(小麦ふすまを用いたふすまパン，ヌードル，スナック，ケーキなど)がインターネットやコンビニエンスストア，スーパーで購入できます．普段から買い物などの際にいざという時に使える商品を探しておくとよいでしょう．使ってよいかどうか不安な時は成分表の内容を記録して主治医か栄養士にご相談ください．

　仮に，母親が入院などで長期間家を空けないといけなくなった場合，普段かかっている病院に相談し，家族が食事を作れない期間入院し，病院でケトン食を提供してもらうのも1つの方法です．ただし，あらかじめ主治医に，そういう形での入院が可能か相談しておく必要があります．もしあなたのかかりつけの病院での対応が不可能なら近くで可能な施設があるか主治医に探してもらいましょう．対応可能な施設に事前に紹介状等を持って受診し了解を得ておく必要があります．ただし，現時点でそのような施設は少ないと思います．

　また，急に入院してもその日からケトン食のメニューを提供できる施設は少なく，事前に数日間の猶予は必要です．ですので，急に家族が食事を作れなくなったときに2〜3日間はしのげるように利用できる食材を準備しておきましょう．

(担当：熊田)

## ⑦ その他

**Q1** 食事療法をすることで普通食に比べ食費が余分にかかりますが，何か経費の補助はあるのでしょうか？

**A1** ケトンフォーミュラ®(明治乳業)はケトン食用の特殊ミルクで，主治医が母子愛育会総合母子保健センターの特殊ミルク事務局に連絡し申請することで，病院を通じて無料で提供を受けることができます．それ以外の食材については直接補助がでる制度は残念ながらありません．

(担当：熊田)

第5章 Q&A／付録

# 付録　てんかん治療における　　ケトン食療法導入簡易マニュアル

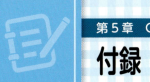

図1を参考に各ケトン食療法を検討する．各種ケトン食療法の特徴は表1にわかりやすくまとめた．

## 1 準　備

1 **栄養士と相談**：ケトン食に関する情報共有．
2 **道具**：はかり（0.1 g〜1 g 単位），尿中ケト

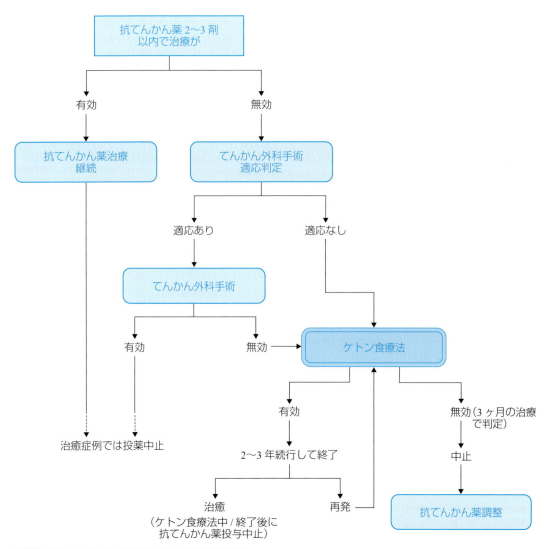

図1　てんかん治療におけるケトン食療法の適応

203

第5章　Q&A／付録

**表1　各種ケトン食療法の特徴**

| | 古典的ケトン食 | 修正アトキンズ食 | MCTケトン食 |
|---|---|---|---|
| 食材自由度 | 低い | 高い | 高い |
| 古典的ケトン食と比較した際の | | | |
| 　有効性 | ― | 同等 | 同等 |
| 　忍容性 | ― | 高い | 高い |
| 乳児例・経管栄養例での導入 | 容易 | 推奨しない | 推奨しない |
| 備考 | | | バルプロ酸内服例，慢性下痢例は適応外 |

ン体用定性試験紙(ケトスティック
ス®など)，てんかん日記．

**3 材料：**

**1)　古典的ケトン食でケトンフォーミュラ®
や MCT 含有オイルを併用する場合**

(1)ケトンフォーミュラ®は主治医が特殊
ミルク事務局に事前にオーダー．

(2)MCT 含有オイル(マクトンオイル®な
ど)は必要なら家族が購入する．

**2)　修正アトキンズ食の場合**

特別な食材は不要．

**3)　MCT ケトン食の場合**

(1)ケトンフォーミュラ®は主治医が特殊
ミルク事務局に事前オーダー．

(2) MCT 含有オイル(マクトンオイル®な
ど)は必要なら家族が購入．

# 2 ケトン食の設定

**1)　古典的ケトン食の場合**

(1)ケトン比：通常の難治てんかんでは 3:1
〜 4:1．肥満児や乳児・思春期では 3:1．

(2)摂取カロリー：①現在の食事内容から
栄養士が算出，②日本人の食事摂取基
準から算出．

(3)蛋白質摂取量：日本人の食事摂取基準
から算出．最低 1 g/kg/日．

(4)水分摂取量：制限なし．

(5)サプリメント：設定したメニューから

必要量を栄養士が計算．

**2)　修正アトキンズ食の場合**

(1)炭水化物 10 g/日制限．

(2)摂取カロリー：①現在の食事内容から
栄養士が算出，②日本人の食事摂取基
準から算出．

(3)蛋白質摂取量：制限なし．

(4)水分摂取量：制限なし．

(5)サプリメント：設定したメニューから
必要量を栄養士が計算．

**3)　MCT ケトン食の場合**

(1)一日総摂取カロリー中，MCT50%，
LCT21%，炭水化物 19%，たんぱく質
10%(ただし蛋白質は最低 0.8 〜 1.2 g/
kg/日)．食事のとり方は 1 日 6 回食．

(2)摂取カロリー：①現在の食事内容から
栄養士が算出，②日本人の食事摂取基
準から算出．

(3)たんぱく質摂取量：最低 0.8 〜 1.2 g/kg/
日．

(4)水分摂取量：最大でも標準摂取量程度
にとどめる．

(5)サプリメント：設定したメニューから
必要量を栄養士が計算．

# 3 導　入

**1)　古典的ケトン食の場合**

(1)導入前の検査・評価項目は，**表2**のス

ケジュール表を参照.

(2)開始は入院で行う.

(3)通常は絶食せずに，1:1，2:1 と漸増する方式で導入.

(4)導入後安定するまでは，脱水や低血糖に注意.

(5)患者教育：①栄養士　食材の選び方，ケトン食の調理法・計算法.

②医　師　発作出現時の観察点と対応，体調不良時の対応.

(6)導入後発作が消失しなくても，3 カ月は調整を続ける.

### 2)　修正アトキンズ食の場合

(1)導入前の検査・評価項目は，古典的ケトン食と同じ.

(2)開始は入院で行う.

(3)絶食せずに炭水化物 10 g/日制限で開始.

(4)食べられないなど，うまく導入できなければ炭水化物 30 g/日制限から開始し，20 g/日，10 g/日，と制限を強めていく方式で導入.

(5)導入後安定するまでは，脱水や低血糖に注意.

(6)患者教育：①栄養士　食材の選び方，修正アトキンズ食の調理方法・計算方法.

②医　師　発作出現時の観察点と対応，体調不良時の対応.

(7)導入後発作消失したら，徐々に炭水化

### 表2　ケトン食外来フォロースケジュール

| | ケトン食導入前 | 開始後1ヵ月 | 3ヵ月 | 6ヵ月 | 9ヵ月 | 1年 | 1年半 | 2年 |
|---|---|---|---|---|---|---|---|---|
| 発作重症度の評価 | ● | ● | ● | ● | ● | ● | ● | ● |
| ケトン食内容の評価(栄養士) | | | | | | ● | | ● |
| 体重測定 | ● | ● | ● | ● | ● | ● | ● | ● |
| 身長測定・成長曲線 | ● | | | ● | | ● | | ● |
| 脳波 | ● | | | | | ● | | ● |
| 心電図・胸部 X 線 | ● | | | | | | | |
| 末梢血 | ● | ● | ● | ● | | ● | ● | ● |
| 一般生化学* | ● | ● | ● | ● | | ● | ● | ● |
| 血液ガス(静脈血で可) | ● | ● | ● | ● | | ● | ● | ● |
| 血中ケトン体 | ● | ● | ● | ● | | ● | ● | ● |
| ミネラル評価(鉄, Cu, Zn, Se) | ● | | | ● | | ● | | ● |
| 脂質評価(LDL，HDL，FFA) | ● | | | | | ● | | ● |
| 検尿, 尿化学(Cr，Ca) | ● | | ● | ● | | ● | ● | ● |
| 骨塩定量**<br>ビタミン・カルニチン評価 | | | | 2 年以上施行する見込みの時に評価 | | | | |

*一般生化学として，電解質，Ca，Mg，IP，TP，Alb，肝機能・腎機能，脂質のうち TC，TG
**骨塩定量は小児の基準値がないため，各人の経時的な変化で評価となる

患者氏名＿＿＿＿＿＿＿＿＿　主治医＿＿＿＿＿＿　栄養士＿＿＿＿＿＿
てんかん診断名＿＿＿＿＿＿＿＿＿＿＿＿＿＿＿＿＿＿＿＿
ケトン比＿＿＿＿＿　摂取カロリー＿＿＿＿kcal/日
ケトンフォーミュラ使用量＿＿＿g/日　定期診察時に渡すフォーミュラ＿＿缶
マクトンオイル併用　有　・　無　マクトンオイル使用量＿＿＿g
(MCTケトン食の場合)　水分摂取目安量＿＿＿ml/日
発作悪化への対応のチャートに対するコメント＿＿＿＿＿＿＿＿

物制限緩和(30 g/日まで)可能.

(8)発作が消失しなくても 3 カ月は調整を
続ける.

### 3) MCT ケトン食の場合

(1)導入前の検査・評価項目は, 1)古典的
ケトン食と同じ.

(2)開始は入院で行う.

(3)絶食せずに ketogenic shake(p.70 参照)
を目標カロリーの 1/3 量を 6 回飲み,
問題がなければ 2/3 量に増量して 6 回
飲み, 問題なければ通常量の固形の
MCT ケトン食を開始.

(4)導入後安定するまでは, 下痢や嘔吐,
腹痛といった消化器症状, 脱水や低血
糖に注意.

(5)下痢や嘔吐が起き, 過剰なケトーシス
によるものでなければ, MCT を 10%
ずつ減らし, その分のカロリーは LCT
で補う. MCT の再増量は外来でゆっく
りと行う.

(6)患者教育：①栄養士　食材の選び方,
MCT ケトン食の調理方
法・計算方法.
②医　師　発作出現時の観
察点と対応, 体調不良時
の対応.

(7)MCT の増量は, 1 食当たり 0.1 〜 1.0 g

の MCT を追加し 2 〜 3 日ごとに増量.
副作用がなければ, 炭水化物を減らして,
MCT は最大 72% まで増量可能.

(8)発作が消失しなくても 3 カ月は調整を
続ける.

## 4 | 維 持 (外来診察・フォロー)

診察の頻度は, 1 〜 3 カ月おき. 診察時の
評価項目は, 表2 を参照.

### ＜診察のポイント＞

(1)発作の変化(発作頻度, 発作型, 持続時
間).

(2)ケトン食の有効性判定(血中ケトン体採
血).

(3)身体計測(成長曲線をつける).

(4)合併症管理.

(5)ケトンフォーミュラ®の準備(特殊ミル
ク事務局への申請).

## 5 | 終 了

### 1) 難治てんかんの場合

発作消失後 2 年間維持. その後ケトン比を
漸減して終了(図2).

付録　ケトン食療法導入簡易マニュアル

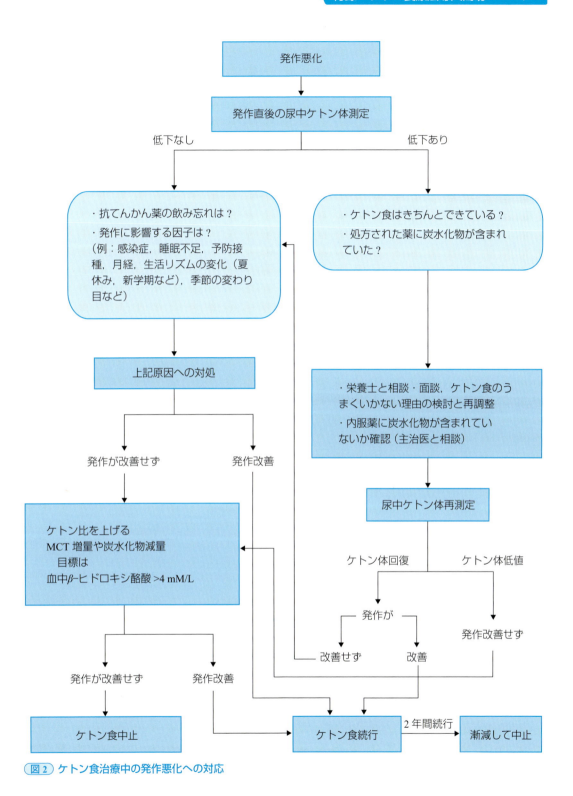

図2　ケトン食治療中の発作悪化への対応

# 索　引

**和　文**

## あいえお

アセト酢酸（ACA）………………… 4，78
易感染性 …………………………………… 39
インスリン ……………………………… 33
栄養士 ……………………………………… 22
栄養成分表 ……………………………… 25
エクセル ………………………………… 58
嘔吐 ……………………… 54，168，197

## か

外食 ……………………… 34，163，201
過剰なケトーシス …………… 36，169
合併症 …………………………………… 35
カルニチン ………………… 29，91，174
カルニチン欠乏症 …………………… 12
カロリー計算 ………………………… 26
肝機能障害 …………………… 38，52
勧告 ……………………………………… 20
患者教育 ………………………………… 31

## きく

給食 ……………………………… 72，166
急性疾患 ………………………………… 167
急性膵炎 ………………………………… 38
急性脳症におけるてんかん重積状態 …… 82
工夫 ……………………………… 160，163
グルコース・トランスポーターⅠ型 …2，88

## け

経口補液 ………………………………… 169
血液脳関門 ……………………………… 88

## ケト

ケト原性アミノ酸 …………………… 6
ケトスティックス …………………… 21
ケトン合成 ……………………………… 5
ケトン指数 ……………………………… 7
ケトン食の禁忌 ……………… 12，77
ケトン食の適応 ……………… 11，77
ケトン体 ……………………… 4，45
ケトン体産生 ………………………… 33
ケトン体産生異常 …………………… 13
ケトン代謝 ……………………………… 5
ケトン比 …………… 7，8，23，99
ケトンフォーミュラ … 16，21，53，98，155
下痢 ……………………………… 54，168

## こ

高コレステロール …………………… 85
高尿酸血症 ……………………………… 37
骨量減少 ………………………………… 41
古典的ケトン食 ……………… 16，20
献立表 …………………………………… 160

## さし

最低3か月 ……………………………… 85
サプリメント ………………… 28，58，196
脂質異常症 ……………………………… 42
持続血糖モニタリング測定 ………… 71
修学旅行 ………………………………… 164
修正アトキンズ食 ……… 17，56，116
集団生活 ………………………………… 34
宿泊学習 ………………………………… 164
出血傾向 ………………………………… 39
消化器症状 ……………………………… 37

症状の変動 ················· 88
食品交換表 ············ 101, 106
食品構成表 ················ 102
食物繊維 ················· 25
ジョンス・ホプキンス病院 ······ 56, 167
心筋症 ··················· 40
腎結石 ··················· 42

## すせ

水分摂取量 ················· 28
ストレス ················· 162
成長障害 ················· 41
成分量 ·················· 172
絶食 ················· 23, 91
セレン欠乏症 ··············· 40

## たち

代謝性アシドーシス ·········· 37, 57
体調不良 ················· 167
脱水 ················· 35, 168
炭水化物 ················· 25
蛋白質摂取量 ··············· 27
中鎖脂肪酸トリグリセリド（MCT）
·················· 20, 23, 50
中止 ··················· 35
超難治のてんかん重積状態 ········· 82

## て

低カルニチン血症 ············· 40
低グリセミック指数食 ····· 17, 66, 117
低血糖 ·············· 36, 57, 169
低蛋白血症 ················ 38
電解質異常 ················ 37
てんかん治療食 ·············· 76
てんかん日記 ··············· 22
点頭てんかん ··············· 76

## と

糖原性アミノ酸 ··············· 6
糖原病 ··················· 95
糖質 ··················· 25
糖質の含有量 ··············· 171

## なにねの

難治てんかん ············· 2, 11
日本 GI 研究会 ··············· 64
乳児期のケトン食療法 ··········· 46
乳児重症ミオクロニーてんかん ······ 81
尿中ケトン体 ·········· 21, 22, 34
眠気 ··················· 37
脳腫瘍 ··················· 95
脳波 ··················· 44

## はひ

配慮 ·················· 162
バルプロ酸 ·············· 51, 91
ビタミン B 群 ··············· 28
ビタミン D ················ 28
ビタミン不足 ··············· 40
ピボキシル基 ·············· 174
ピルビン酸 ················ 93
ピルビン酸カルボキシラーゼ欠損症 ····· 13
ピルビン酸脱水素酵素欠損症 ······ 12, 93
ピルビン酸脱水素酵素複合体 ········ 93

## ふへ

副作用 ··················· 13
腹痛 ··················· 54
賦形剤 ··············· 172, 173
不整脈 ··················· 40
弁当 ·················· 165

**209**

## まみ

マサチューセッツ総合病院 ……………… 66
ミオクロニー失立てんかん ……………… 81

## らりれ

ランダム化比較試験 ……………………… 56
旅行 ………………………… 34，163，201
レシピ …………………………………… 119

## 欧文・記号

### ％

％DRI（％ dietary reference intake）………… 61

### A B

Angelman 症候群 ………………………… 67
β-ヒドロキシ酪酸（BHB）………… 4，22，78
BMI ……………………………………… 62

### G I K L

GI（glycemic index）値 …………………… 64
GLUT1(glucose transporter 1）欠損症
　………………………… 12，14，88

### I

IGF-1（insulin-like growth factor-1）………… 41
K/AK ……………………………………… 7
Kossoff …………………………………… 56
Lennox-Gastaut 症候群 …………………… 82

### M W

MCT（medium chain triglyceride）… 20，23，50
MCT オイル ……………… 16，72，91，99
MCT ケトン食 …………………… 16，50
Woodyatt ………………………………… 7
Woodyatt の式 …………………………… 10

- **JCOPY** 〈(社)出版者著作権管理機構 委託出版物〉
  本書の無断複写は著作権法上での例外を除き禁じられています。
  複写される場合は，そのつど事前に，(社)出版者著作権管理機構
  （電話 03-3513-6969，FAX03-3513-6979，e-mail：info@jcopy.or.jp）
  の許諾を得てください。
- 本書を無断で複製（複写・スキャン・デジタルデータ化を含みます）
  する行為は，著作権法上での限られた例外（「私的使用のための複
  製」など）を除き禁じられています。大学・病院・企業などにお
  いて内部的に業務上使用する目的で上記行為を行うことも，私的
  使用には該当せず違法です。また，私的使用のためであっても，
  代行業者等の第三者に依頼して上記行為を行うことは違法です。

---

# ケトン食の基礎から実践まで　改訂第 2 版
## 〜ケトン食に関わるすべての方へ〜

ISBN978-4-7878-2320-5

2018 年 5 月 11 日　改訂第 2 版第 1 刷発行

2011 年 3 月 20 日　初版第 1 刷発行

| | |
|---|---|
| 編 集 者 | 藤井達哉 |
| 編集協力者 | 永井利三郎 |
| 発 行 者 | 藤実彰一 |
| 発 行 所 | 株式会社　診断と治療社 |
| | 〒 100-0014　東京都千代田区永田町 2-14-2　山王グランドビル 4 階 |
| | TEL：03-3580-2750（編集）　03-3580-2770（営業） |
| | FAX：03-3580-2776 |
| | E-mail：hen@shindan.co.jp（編集） |
| | eigyobu@shindan.co.jp（営業） |
| | URL：http://www.shindan.co.jp/ |
| 印刷・製本 | 広研印刷 株式会社 |

© Tatsuya FUJII, 2018. Printed in Japan.　　　　　　　　　　　　　　　　　　　　　［検印省略］
乱丁・落丁の場合はお取り替えいたします。